U0392558

中药飘香

（上）

刘玉良 主编

李如辉　黄双英　陶　林 副主编

浙江工商大学出版社
ZHEJIANG GONGSHANG UNIVERSITY PRESS
·杭州·

图书在版编目（CIP）数据

中药飘香 / 刘玉良主编 .— 杭州：浙江工商
大学出版社，2020.10
ISBN 978-7-5178-3813-5

Ⅰ . ①中… Ⅱ . ①刘… Ⅲ . ①中药学 Ⅳ . ① R28

中国版本图书馆 CIP 数据核字（2020）第 066784 号

中药飘香
ZHONGYAO PIAOXIANG

刘玉良 主编

李如辉　黄双英　陶　林 副主编

责任编辑	王　耀　沈明珠
封面设计	林朦朦
责任印制	包建辉
出版发行	浙江工商大学出版社
	（杭州市教工路 198 号　邮政编码 310012）
	（E-mail：zjgsupress@163.com）
	（网址：http://www.zjgsupress.com）
	电话：0571-88904980，88831806（传真）
排　版	杭州红羽文化创意有限公司
印　刷	浙江全能工艺美术印刷有限公司
开　本	710mm×1000mm 1/16
印　张	35.25
字　数	614 千
版印次	2020 年 10 月第 1 版　2020 年 10 月第 1 次印刷
书　号	ISBN 978-7-5178-3813-5
定　价	99.00 元（全二册）

版权所有　翻印必究　印装差错　负责调换
浙江工商大学出版社营销部邮购电话　0571-88904970

编委会

主　编　刘玉良

副主编　李如辉、黄双英、陶　林

编　委　（以姓氏笔画为序）

　　　　　王梦蕾、闫　鑫、吴玉婷、应月波、

　　　　　沈　趣、沈梦愔、张文丰、陈珏颖、

　　　　　陈德塔、周子薇、胡凌云、秦　思

前言

中药学是中华传统文化百花园中的一朵奇葩，植根于广博深厚的传统文化的土壤之中。而中药学自古以来就和诗词歌赋、对联谜语、传说典故联系在一起，成为一大特色性文化景观。中药的文化内涵极其丰富，寓意深刻，朦胧含蓄，耐人回味。举中药的药名为例，无论是正名还是别名，都蕴含着诸多文化气息，展现出无限的意境美。因此，笔者采取以文传药、以药品文、药文交融的编撰思路，以高等中医院校《中药学》教材所选中药为编写纲目，立足于结合几乎所有和中药有关的中国古代文学作品和中华传统文化形式，如药名来源趣谈趣闻、中药命名趣记、别名异名蕴意、中药名歇后语、中医名言、诗词歌赋、小说戏曲、成语谚语、俗语俚语、对联谜语、文学典故、历史人文逸事、中药民间传说故事、中药拾趣、中药之最、中药养生歌、药性歌扩及注解曲、记、信、楹联等相关知识，以及部分民俗运动等各方面人文要素和一些经典中药知识，等等。对其中三百一十四种中药，参考当今已经出版的中药学科普著作，借助上述艺术题材进行趣味性解释与科普性宣传，并且配以精美的插图。本书注重通俗性、形象性、趣味性、知识性、科学性、文化性、实用性和可读性的巧妙结合，力求内容全面丰富而简洁凝练。

本书借此对中药知识进行医文交融的阐释和讲解，以向广大读者宣传中药知识，尽可能以最为丰富多彩的内容与形式将各种中药的文化意蕴和药性功效传达给读者，让读者在了解中医药为中华民族的繁衍生息所做出的贡献的同时，欣赏中医药的灿烂文化。此中首要的是对各中药的基本功效做简明扼要的交代，让读者不仅获得准确丰富的中药学知识，而且能够自己选用一些药食同源的保健性中药。

虽然有些故事显然是人为杜撰而成，但是这并不妨碍我们以此故事作为助记和趣读，并从中欣赏人们所寄予的真善美的良知和老百姓对中医药的美好情感，也可折射出不同历史时期的光芒。本书对其中的每一味中药均尽量采用多种文化形式予以丰富生动的文化艺术方面的点缀、阐释和趣解，使读者能够更深入、更到位地了解中医学理论知识内涵和其中文学艺术与中医学的交融，从而获得文学艺术享受和中药学知识熏陶的双重收获。

由于笔者酷爱中医，一直从事中医学的教学、科研和临床事业，所以，积累了些许浅得和零星感悟，在书中也尽量以通俗趣味的表达展示在读者的眼前。并结合个人对某一味中药的印象感悟、生活学习经历中的情感予以人性化的文学描述，尽可能地让每一味中药透发出浓浓的人文情感和生活情趣，使之更接地气地融入读者的心里。

中药中绝大多数为植物类药物，这些茁壮成长于大自然的天然植物，本身就散发着质朴的清香。而其经过祖先辛勤的探索，发挥了巨大的养生防病、治病救人的神奇效用后，便更加充满了甘淡悠然、沁人心脾的独特馨香。这还不算，当经历了历史文化长河的洗礼后，历代文人医者用韵味悠远的诗词歌赋、工整押韵的成语对联、令人神往的奇闻逸事及通俗贴切的谚语俗话将其修饰加工后，则更会让我们与之悲喜幽怨，令人回味无穷，带给了我们更为丰富深邃、绵远悠长的中药幽韵。此书可以使读者劳逸结合，学娱并行，在愉悦的身心享受之中获得知识，并且印象深刻、理解透彻。读者品读此书，会嗅到一股融合了多方面知识的特有的中药馨香，故名之为《中药飘香》。

本书面向社会各界人士，适合于各个年龄段和各行业的读者，尤其是广大中医药和传统文化爱好者；也适合作为中医药专业人员的临床用书，且可以作为中医药大学学生学习中药的辅导书。另外，本书还非常适合社会各界有兴趣了解中医药和对中医药养生保健与调养感兴趣的中老年朋友，也可以作为广大群众茶余饭后的消遣怡情之书。

本书在编写过程中，得到了众多专家、教授的悉心指导，也得到了多位在校研究生、本科生的大力协助，在此一并表示感谢。

由于作者水平有限，书中错误与不当之处在所难免，敬请各位读者批评指正，以求今后再版时修正。

编　者

2019 年 9 月

目 录

C 51

D ………………………………………79

E **113**

F **119**

J..195

K **225**

L **233**

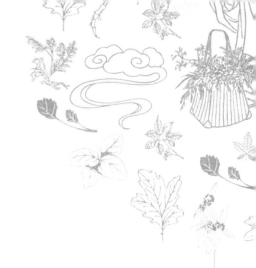

A

一 阿魏 —— 强烈蒜臭气异常，善杀诸虫辟诸毒

阿魏，为伞形科植物新疆阿魏、阜康阿魏的树脂。

【别名】 熏渠、魏去疾。时珍曰：夷人自称曰阿，此物极臭，阿之所畏，故名。

【药性】 味苦、辛，性温。归脾、胃经。

【功效】 消积、散痞、杀虫。

【主治】 肉食积滞、瘀血症瘕、腹中痞块、虫积腹痛。

相传魏武帝曹操忙于国事，思虑过度，不思饮食，头痛难忍，经诸多御医医治均不见效，被杀者很多。后又请来一医，他认为武帝之病乃思虑过度所致，须转其思念方可治之。于是，他用阿魏一味药，吩咐务必时常嗅之不可间断，半月即愈。后人谓之"魏去疾"。

谚语：黄芩无假，阿魏无真。

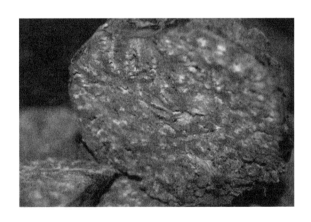

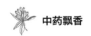

 艾叶 —— 温中散寒阳中阳，祛病保健美名扬

艾叶，为菊科植物艾的干燥叶。

【别名】艾、冰台、艾蒿。

【药性】味辛、苦，性温，有小毒。归肝、脾、肾经。

【功效】温经止血、散寒止痛、调经、安胎，外用祛湿止痒。

【主治】吐血衄血、崩漏、月经过多、少腹冷痛、经寒不调、宫冷不孕、脘腹冷痛、胎动不安、胎漏下血、皮肤瘙痒等。

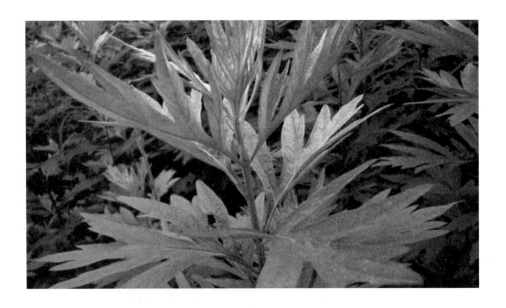

　　艾叶气清香，具升阳之性，味苦、辛，有辛散除湿之功，密披白毛，有清风止痒之能。其刈于五月初五，阳中之阳，纯阳之物也。正如时珍所说："可以取太阳真火，可以回垂绝元阳。服之则走三阴，而逐一切寒湿，转肃杀之气为融和；灸之则透诸经，而治百种病邪，起沉疴之人为康泰，其功亦大也。"其为暖血温经、行气开郁之药。

　　在中国民俗里有清明插柳、端午插艾的习俗，也有在房屋前后栽种艾草，祈求吉祥的习俗。"端"，即事物之初始，是"初"之意。午，十二地支之一。农历以地支纪月，至五月为午，因此称五月为午月。"午"与"五"同音，端午即初五。原义为每月初五日，据说唐玄宗八月初五日生，有人为了讨好皇帝，避"五"字讳，此后，"端五"改为"端午"。端午后来特指五月初五。农历五月，气温升高，天气暑热，病原繁殖，容易患病，人们挂艾叶、悬菖蒲、佩香囊、喝雄黄酒，在于避毒、驱邪、防病、健身，安度暑日。

艾又名艾蒿，尤以李时珍家乡所产蕲艾最有名。其茎、叶都含有挥发性芳香油，可驱蚊蝇、虫蚁，净化空气。中医学上以艾入药，温暖气血、祛除寒湿。艾叶以陈久者为佳，故又名陈艾。

艾叶用于治病已有两千多年的历史。在战国时期《五十二病方》中就记载有艾叶的功效与用法，以后在历代本草中均有记载。我国盛产优质艾叶的湖北蕲州，至今还流传着"家有三年艾，郎中不用来"的谚语，更有不少地方种艾，家家收藏艾叶。孟子曰："七年之病，求三年之艾。"这足可见艾叶的药用价值。

艾叶是中医用来治疗虚寒性疾病的常用药物，主要是治疗妇科的出血病症。民俗在端阳节悬挂艾叶于门口，也是为了达到辟邪避秽的目的。为什么人们将艾叶作为辟邪之物呢？古人认为：以艾为虎形，或剪彩为小虎，以驱邪却鬼，悬于户上，可禳毒气。

有一次，黄巢率领军队打到河南邓州城。为了能够更好地了解地形，他乔装成老百姓去察看地形。这时，迎面走来了一个农村妇女，手拉着一个两三岁的小男孩，怀里却抱着一个五六岁的大男孩，随着逃难的人群西行。黄巢很纳闷，便上前去询问。那村妇说："县衙今天挨门传令，说黄巢马上要血洗邓州，大家快逃命吧！"黄巢又问："那你为什么拉着小的，却抱着大的？"村妇答道："大的这个孩子，父母都已经被乱军杀死，如今只剩下这棵独苗了。小的这个是我的亲生儿子，万一黄巢追来，我宁肯丢掉自己的孩子，也要留下邻家的这棵独苗。"

黄巢听了，为村妇的大义所感动，他对村妇说："我黄巢专和官府作对，决不伤害无辜百姓！"说着，他拔出佩剑一挥，砍倒路边两株艾草，交给村妇说："大嫂，你快快回城传话，让穷人门上都插上艾叶，有这个记号，保管不会受到伤害。"这个消息很快传遍了全城，当晚穷人家的门上都插上了艾叶。

第二天正好是五月初五，农民起义军攻下了邓州、杀了县官，但老百姓没有受到一点伤害。从此，端午节插艾叶可避免灾祸的说法就一直流传到今天。

冬天用艾叶泡脚好处多，因寒从脚下起，睡前泡个脚，对脚凉怕冷非常有用，具体用法是把艾叶与其他散寒的药物配伍，用大火煮开，然后泡上半个小时就可以了。寒冬时，体质较弱和患有慢性病者，采用中草药泡脚，既保健又驱寒。艾叶具有保暖、促进血液循环的作用。艾叶的主要作用是止血，善治妇科出血，如月经过多、崩漏，将其捣绒，做成艾条、艾炷，用来灸治，可使热气内注，达到散寒的目的。针灸科所用的灸法用药就是艾叶制成的。艾灸的作用机制，是通过艾灸在燃烧过程中产生的热效应，传递到经络系统，调动人体的免疫功能，作用于人体五脏六腑、四肢百骸的病变部位。因艾叶具有温行气血的作用，可以将其做成艾叶枕头，用来预防和治疗颈椎病、感冒、面神经麻痹，还可以将其捣成绒状，垫于鞋内，预防脚气、足癣、冻疮等。

古民谣云："五月五日午，天师骑艾虎。蒲剑斩百邪，鬼魅入虎口。"相传古时农历五月初五这一天，魔鬼横生，伤害百姓，钟馗善擒妖魔，为民除害，以菖蒲之叶为剑，以艾编织为虎，斩妖驱魔，天下得以太平。人们为纪念他，五月初五，家家门户遍插艾香，有人采艾扎成人形，俗称艾人，或剪成艾虎形，贴以艾叶，美称为艾虎。

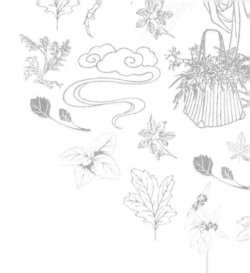

B

三 巴豆 —— 人人皆知巴豆泻，却使疮疥痣疣灭

巴豆，为大戟科植物巴豆的种子。本品出巴蜀而形如菽豆，故名。

【别名】 双眼龙、江子、猛子树、八百力、芒子。

【药性】 味辛，性热，有大毒。归胃、大肠经。

【功效】 峻下冷积、逐水退肿，祛淤利咽、外用蚀疮。

【主治】 寒积便秘、小儿乳食停积、腹水鼓胀、二便不通、痛肿脓成未溃、恶疮疥癣、疣痣等。

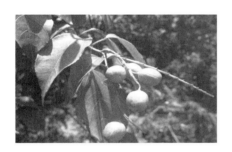

传说晋中某村有个姓朱的地主，有良田百亩、瓦房千间，村中百十户人家都是他家的佃农。村中有个无赖，不务正业，却善梁上之术，经常到朱老财家偷东摸西，且屡屡得手。

朱财主因家中今日少金，明日丢银，十分气恼。于是，他就拿护院长工出气，责骂其无能。长工被打急了，灵机一动，告诉朱老财说："我家祖传'避邪金丹'，服下后邪不能侵身，窃贼不敢接近。"说着掏出一包巴豆，让老财每晚服两粒，说这样做，保证窃贼不会再来。至晚，老财服下两粒巴豆，一袋烟工夫觉腹痛阵阵，肚中碌碌作响，继而泻如水下，难以自止；一夜水泻不停，没有合眼，只拉得头晕肢软，眼冒金花。天亮又吊打长工，长工冤枉说："虽然老爷拉了几泡稀，但窃贼却没有偷你的东西呀！"老财一琢磨，有理呀！"金丹"还确实管用。此后，老财每晚都吃金丹，每晚都不停地跑厕所，每晚就没有再丢东西。这个故事虽然滑稽可笑，但它说的正是巴豆所具有的峻下之性。

巴豆性热味辛，禀阳而性刚烈，善推荡脏腑。巴豆为泻下之物，多服则伤人阴，但也可以止泻，乃发千古之秘方。

李时珍是明代著名的中医药学家。在李时珍家乡的邻县，有一位六十多岁的老太太，患腹痛溏泻病已经有五年多了。平时，只要一吃生冷或油腻的食物或瓜果梨，立即就肚子痛得受不了，腹泻更加加重而不止。此病不仅影响生活质量，对身体尤其不利，老人常年被病痛折磨，身体也非常虚弱。为了根治此病，老太太看过许多医生，各位医生都认为是普通的腹泻病，就都

依从常理开方，让她服用有调脾、升提、止泻、收涩等功效的药物治疗。老人遵从医嘱抓药吃了非但腹泻未能消除，反而更加严重。难道没救了？老人和家里人深感绝望，抱头痛哭。

后来，有人告诉老妇人的家人说蕲春县李时珍大夫治疗一些不治之症常有妙方。于是，他们赶紧把李时珍请到家里看病。李时珍为老人把脉后发现脉象沉滑，断定是"脾胃久伤，冷积凝滞"之症，老人的脾胃长时间受到伤损导致冷积凝滞，才引起腹泻不止。腹泻仅仅是病症的外在表现，其主要原因是冷积凝滞，只有去除冷积，才能从根本上根治此病。李时珍大胆开出药方，让病人服用五十丸巴豆丸。但在人们的观念中，巴豆一直是一味辛热而且有毒的泻药，历代本草书都说要慎用。古代名医陶弘景说，巴豆最能泻人。怎么治泻反而用泻药，这岂不是要出人命啊？所以药方一出，许多老医生立马质疑并强烈反对，有人搬出医书理论来责问李时珍：巴豆本为泻药，老人家所患正是腹泻，以攻下药治泻下病，岂不怪异之极！一时间大家都说他是胡闹，乱开方子，周围也渐渐有风言风语说李时珍是不学无术的庸医，病人亲属也将信将疑，对药方很不放心。李时珍知道，巴豆虽然是一味具有强烈泻下作用的药物，但行医实践却发现它"峻用则有戡乱劫病之功，微用亦有抚缓凋中之妙"。巴豆用量小能止泻，关键在于"配合得宜"，把握好用量，而且它能祛除冷凝结滞在肠道里的停积物，而这个病人正是由于肠道里的"冷积凝滞"才造成腹泻的，所以他选择用热下的办法除寒止泻。李时珍经过反复试验，甚至有时自己也吃巴豆，掌握了用药的度，因此他对自己的药方很有信心，并一再坚持和劝说老妇人的家人。此时，其他人提不出更为有效的治疗方案，只好采取李时珍的药方，老太太胆战心惊地服用了这味争议四起的药。

没想到服药后，病人连续两天没有腹泻，气色也一天好过一天，慢慢地，油腻食物和瓜果蔬菜也可以自由食用了，最后奇迹般地痊愈了。一时间，谣言自动消除，人们奔走相告，大家对李时珍不得不佩服得五体投地，李时珍的名气越来越大。

李时珍在这一病例的后面总结说，治病要勇于打破常规，不为常法所束缚，而关键在于诊断正确，用药恰当，所谓"妙在配合得宜，药病相对尔"。意思是说，必须全面掌握药物的性能和功效，灵活地加以配合，做到对症下药，才能取得理想的效果。巴豆止泻遂成为后世通因通用的特殊用药方式流传下来。

清代高鼓峰曰："大黄去积，水荡之也；巴豆去积，火燎之也。"

四 八角莲 —— 叶有八角形似莲，解毒尤擅蛇虫缠

八角莲，为小檗科植物八角莲的根茎及叶。

【别名】独脚莲、八角金盘、山荷叶、鬼臼、一碗水（陕西）。本品叶如初生荷叶，边出八角，故名。

【药性】味甘、苦，性凉，有小毒。归肺、肝经。

【功效】清热解毒、活血化瘀。

【主治】毒蛇咬伤、跌打损伤，外用治虫蛇咬伤、痈疮疔肿、淋巴结炎、腮腺炎、乳腺癌。

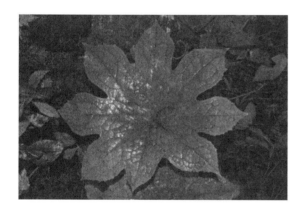

八角莲根茎呈结节状，形如肺中之物，且气微而浮，善入肺经。正如汪昂所云，药之为物，各有形、性、气、质，其入诸经，有因形而相类者，有因性相从者，有因气相求者，有因质相同者。其色黄味苦也，应入脾经，具清热解毒、化痰散结、祛瘀消肿之功，尤解蛇毒功著。

相传有一少妇，名叫金魁莲，貌似天仙，有羞月之容。婚后不久，欲回娘家。正值雨天，她打了一把雨伞独自回去。路上被一毒蛇缠住，她奋力与蛇搏斗，终于把毒蛇打死，可她的一条腿却被蛇咬了数口，不能行走，侧卧于地。雨越下越大，从早上等到天黑，路上竟没一个行人，最终她腿肿肉腐，蛇毒攻心而死。雨过天晴，她化作一棵小草。这草的根及根茎为腿所化，横生于地，蛇咬部分形成凹点作臼状；身化为茎，直立于田野；伞化为叶而有八角；头上戴的花开于伞化的叶下。人们为怀念她，就给这草取名为八角莲或金魁莲。因其花开于叶下，又称之为羞天花或叶下花。她为了解除世人中蛇毒之苦，为后人留下了专治蛇毒的良药"八角莲"。故有谚语云："识得八角莲，可与蛇共眠。"

五 菝葜 —— 菝葜又名金刚藤，抗癌消肿效真行

菝葜，为百合科植物菝葜的根茎。《本草纲目》云："江浙人谓之菝葜根，亦曰金钢根，楚人谓之铁菱角。"

【别名】金刚根、王瓜草。

【药性】味酸，性涩。

【功效】祛风湿、利小便、消肿毒。

【主治】关节疼痛、肌肉麻木、泄泻、痢疾、水肿、淋病、疔疮、肿毒、瘰疬、痔疮等。

相传过去有一道士，每年除夕夜至乡村居户，各赠药一剂，将菝葜纳入红袋，浸置井中，元旦自水中取出，和酒饮之，则不染瘟疫，名曰屠苏酒，即去邪气而可苏之意。传西楚霸王项羽患病，曾用此而治愈，后人又称其为"霸王引"。

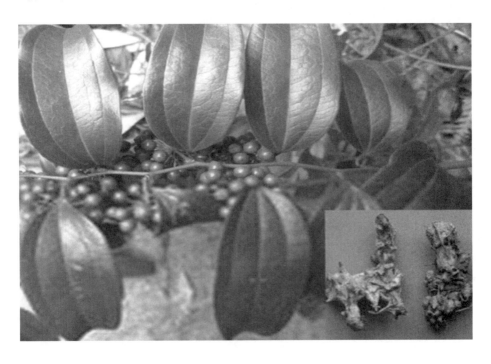

六 白果——千年神树生白果，益肺定喘小便缩

白果，为银杏科植物银杏的干燥成熟种子。本品种子核果状，色白，故名。

【**别名**】银杏、树又被标为公孙树、鸭掌树。

【**药性**】味甘、苦、涩，性平，有毒。归肺、肾经。

【**功效**】敛肺定喘、止带缩尿。

【**主治**】咳喘痰多、带下白浊、遗尿尿频。

《本草名释与传说》中有"《纲目》云：'银杏，宋初始著名，而修本草者不收，近时方药亦时用之。其气薄味厚，性涩而收敛，益肺气，定喘嗽，缩小便，又杀虫消毒。然食多则收令太过，令人气壅胪胀昏顿。故《物类相感志》言银杏能醉人，而《三元延寿书》言昔有饥者，同以白果代饭食饱，次日皆死也。'"

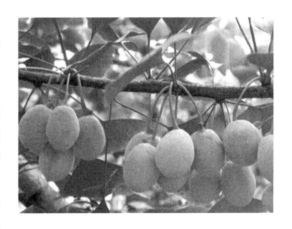

白果有止咳平喘、收敛固涩之作用，尤能缩小便。古时考秀才、举人、进士之类时，限制考生出来大小便，为防止万一，考生常自带煮熟的白果，间而食之，以截小便，倒也见效。

相传浦城县一村中有白果树，世传以为仙人所植，其枝垂生，鲜果熟时不生于枝节，唯于树身肿成大块，破之可取一三斗，多至石余。视之与果一样，果虽小但味则同。

宋代杨万里有《银杏》诗，诗云："深灰浅火略相遭，小苦微甘韵最高。未必鸡头如鸭脚，不妨银杏伴金桃。"

宋代梅尧臣《宣州杂诗二十首》诗，形象地描述了银杏树枝叶繁茂、果实累累之状："高林似吴鸭，满树蹼铺铺。结子繁黄李，炮仁莹翠珠。神农本草阙，夏禹贡书无。遂压葡萄贵，秋来遍上都。"

白果树为银杏科乔木，它是世界上古老的树种之一，是三亿年前的活化石。在一亿七千万年前气候温暖的上白垩纪时期，白果树曾遍布全球，直到三千万年前，由于北极冰川的南下，许多植物被灭绝。由于我国大陆上的"山地冰川"地形（冰川有不相连接的地方），部分地方成为植物的"避难所"，使它（除白果树外尚有银杉、水杉、杜仲等）成为我国独有果树。银杏树确为树木中的老寿星，一般能生长一千多年，所以又叫它"公孙树"。外国人称银杏为"东方的圣树"。

　　银杏之名及其入药的记载首见于元代吴瑞《日用本草》。李时珍《本草纲目》列入果部，曰："（银杏）原生江南，叶似鸭掌，因名鸭脚。宋初始入贡，改呼银杏，因其形似小杏而核色白也。"从宋朝起白果有了银杏之名。欧阳修有诗曰："绛囊初入贡，银杏贵中州。"

　　传说，很久以前有一位姓白的穷人家的姑娘，从小就给财主放羊，受尽人间苦难。有一次白姑娘在山坡上捡到一枚奇异的果核，宝贝似的赏玩了几天舍不得扔掉，最后把它种在常去放羊的一个山坳里。经过几年的精心照料，这颗神奇的种子逐渐长成了大树，每年秋天都会结满黄澄澄的果子。一天，白姑娘赶着羊群来到了这棵大树下，突然连续咳嗽了几十声，痰涌咽喉吐咽不下，顿时昏迷过去。这时，只见从大树上飘下来一位美丽的仙女，手里拿着几颗从树上摘下的果子，取出果核，搓成碎末，一点一点地喂进白姑娘口中，片刻，痰就不涌了。白姑娘睁开眼睛，那仙女朝她笑了一下，就飞上大树不见了。诧异的白姑娘立刻从地上爬起来，从树上摘下许多果子，带回村里，送给生病的人吃，治好了许多咳喘病人。白果能治疗咳喘的消息一传十，十传百，渐渐在百姓之中传开了。后来，人们干脆把"白姑娘送的果子"称作白果。

七　白花蛇 —— 祛风通络止风痉，疥癣瘰疬顽疾轻

白花蛇，为蝰科动物五步蛇的干燥全体。

【药性】味甘、咸，性温，有毒。归肝经。

【功效】祛风、通络、止痉。

【主治】风湿顽痹、麻木拘挛、中风口歪、半身不遂、小儿惊风、抽搐痉挛、破伤风、麻风疥癣、瘰疬恶疮等。

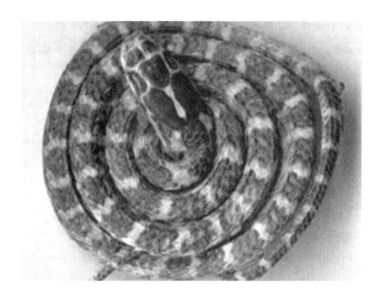

　　李时珍为了搞清白花蛇的形态，验证书本记载，来到了蕲州城北的龙蜂山捕蛇（白花蛇为蕲州特产），只听得有人唱道："白花蛇，谁叫尔能辟风邪，上司索尔急如火，州中大夫只逼我，一时不得皮肉破。"随着歌谣而来的是几个肩背竹篓的捕蛇人，他们正朝着几棵石楠藤走去，据说白花蛇爱吃石楠藤的叶，所以石楠藤也就成了白花蛇的"家"，日夜盘缠。捕蛇人发现白花蛇后，立即从地上捞起一把沙土，对准白花蛇撒去。说来也奇，白花蛇遇到沙土，真像面粉遇水一样，缩成了一团。捕蛇人立即上前用木叉往白花蛇的颈部叉去，另一手抓住蛇体的后部，这时白花蛇再也无法施威了。李时珍上前仔细观察了白花蛇的形态，只见蛇头大似三角形，嘴里长着四颗长牙，背上有二十四块斜方格，腹部还有斑纹，与一般的蛇，确实不一样。接着，捕

蛇人将蛇挂在路旁的小树上，用刀剖其腹，去其内脏，盘曲后装进了竹篓。据说，将蛇烘干后，才能当药用。李时珍记录了捕蛇过程中的每一个细节活动，不仅补充了本草书，也为后来编写《白花蛇传》提供了重要材料。几年后，李时珍又根据白花蛇的祛风特性，制成了专治半身不遂和中风的"白花蛇酒"。现代药理分析证明白花蛇的提取物具有镇静、镇痛，扩张血管和降压作用。

据传从前有一个人得了一种病，遍身疮疹，毛落眉目花，周身皮肤奇痒，抓之溃烂成疮，别人都非常讨厌他，将他赶到野外一个废弃的酒店作坊的草棚中去住。草棚中有半缸没有卖完的剩酒，他每天就饮缸中的酒，过了一段时间，他的癞疮竟然奇迹般地好了。后来人们发现在他饮酒的缸内有一条白花蛇，已经泡得皮肉腐烂。

这时人们才明白，原来是这白花蛇酒治好了他的癞疮。这事一传十，十传百，有人后来又得了同样的病，就用白花蛇泡酒饮，也同样得到了满意的结果。于是，医学家们就在药物书上增添了白花蛇能治大风疥癞、暴风瘙痒的记载。

八 白花蛇舌草 —— 花开白色叶蛇舌，热毒淋疸遇之折

白花蛇舌草，为茜草科植物白花蛇舌草的干燥全草。

【别名】 蛇利草、蛇总管、竹叶菜、蛇舌癀、细叶柳子。

【药性】 味微苦、甘，性寒。归胃、大肠、小肠经。

【功效】 清热解毒、利湿通淋。

【主治】 痈肿疮毒、咽喉肿痛、毒蛇咬伤、热淋涩痛、湿热黄疸等。

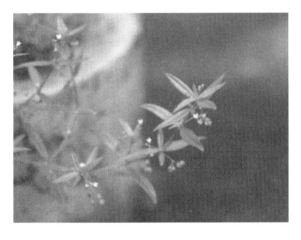

从前，有一位名医，受邀去为一个重病的人诊治。病人胸背憋痛，低热羁缠，咯吐秽脓，众医不效。名医诊病阅方，一时找不到恰当的治疗方法。疲乏间伏案小睡，忽见一位白衣女子飘然而至，说："此君乃是大好人，乐善怀仁，惠及生物，见有捕蛇者，他即买下放生，先生务必精心施治，救他一命。"名医向白衣女讨教良方，白衣女说："请随我来。"他随白衣女来到户外，白衣女却飘然而去。在白衣女所站的地方竟有一条白花蛇，蛇舌伸吐处出现丛丛小草。正惊奇间，名医被脚步声惊醒，原是病人家属来请先生用饭。名医说："且慢，请随我来。"名医和病人家属来到户外，果见埂坎边长着许多梦中所见的那种开着小白花的纤纤小草。于是便采了些，嘱即煎服。病人服后果然觉得胸宽了许多。次日连服逾斤，病便痊愈。名医查遍当时的历代本草，也未查出这种小草属于何药。他感而吟诗："白花蛇舌草纤纤，伏地盘桓农舍边。自古好心多善报，灵虫感德药流传。"

谚语：家有蛇舌草，不怕长虫咬。

九 白及 —— 补肺止血效堪奇，收涩敛疮可生肌

白及，为兰科植物白及的干燥块茎。

【**别名**】甘根、冰球子。本品根白色，连及而生，故名。

【**药性**】味苦、甘、涩，性微寒。归肺、胃、肝经。

【**功效**】收敛止血、消肿生肌。

【**主治**】咯血吐血、外伤出血、疮疡肿毒、皮肤皲裂、烧烫伤。

白及：白，金也；及，至也。金至斯坚，故主痈肿疮疽，死肌痹缓。其形坚，质极黏腻，可作糊，性涩而收，敛疮生肌，可补肺叶破损，而止血。治跌扑折骨皲裂之症，皆因收敛之性也。

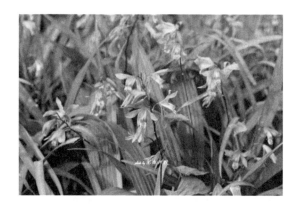

古代有位会稽将官，保护皇帝从关外回京，一路上杀了十几名番将，眼看来到山海关口，突然又冲出六名番将，围拢过来。这将官请皇帝先行一步，自己断后迎敌，终因疲劳过度，寡不敌众，被敌人砍了四刀。但他还稳坐在马背上，冲杀了回来，来到关前，一声大吼，马竟跃上城头。番将追来又用箭射，这将官又中了一箭。

皇帝很感动，马上命太医抢救，血止，就是肺被箭射穿，呼吸困难，嘴里吐血，病情危急。皇帝下令张贴榜文，征召天下能医之人。随即，一位老农拿着几株叶像棕榈叶、根像菱角肉的中草药，献给皇帝道："把这药烘干研成粉，一半冲服，一半外敷。"将官用药后果然痊愈。皇帝要封老农做官他不要，赏他银子他不受。老农笑道："我什么也不要，只请您把这味药叫太医院编入药书，公布天下，治救众生。"皇帝赞许，问药叫何名。老农答："还没有取名，请皇帝赐名。"皇帝想了想，问："你叫何名？"老农道："我叫白及。"皇帝笑道："那就给它取名'白及'吧。"从此，白及这味药就流传了下来。也有人说老农分文不取，送药治病，又叫它为"白给"，后人写成了"白及"。白及为治疗肺胃出血的特效药。

一○　白蔹 —— 药性辛苦略微寒，疮痈肿毒瘰疬颺

白蔹，为葡萄科植物白蔹的干燥块根。

【别名】白根、白脸、昆仑。

【药性】味苦，性微寒。归心、胃经。

【功效】清热解毒、消痈散结、敛疮生肌。

【主治】痈疽发背、疔疮、瘰疬、水火烫伤、手足皲裂等。

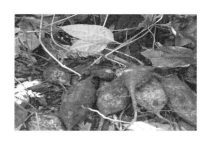

白蔹也叫猫儿卵。很久以前，有一个县太爷，生了个漂亮的女儿。女儿长得恍若天人，说不定将来还能被选进宫当妃子，到时候金家就能飞黄腾达了，所以县太爷非常疼爱女儿。女儿一天天长大，也一天比一天漂亮，可把县太爷高兴得不得了。

县太爷的女儿从小怕猫。有一天，大家正在沏茶喝的时候，不知哪来的一只野猫，跳进屋子里来，把县太爷女儿吓得魂都差点丢了，慌乱之中，打翻了茶几，里面的开水溅到了脸上，把一边脸烫伤了，又红又肿。这下可如何是好，脸都毁容了，女儿伤心欲绝，县太爷也是心急如焚，赶忙叫人去请大夫，同时，派人去抓住那只该死的野猫。

大夫过来后，看了看小姐的伤势，道："贵千金的烫伤并不算严重，只要外用一种叫猫儿卵的中药就可以了。"一听到有"猫"字，小姐不自主地颤抖了一下，惊恐地望着窗外野猫逃去的方向，说什么也不肯用这种中药。"我家女儿自幼怕猫，如今，又因为一只野猫受惊致伤，恐怕女儿心里的阴霾更加重了，只怕是不会接受这'猫儿卵'了，还有其他办法没有？"县太爷如是说。大夫想了想，说："这样啊，那就用另外一种叫'白脸'的中药吧，这种药治疗烫伤也有很好的效果，并且还有美白的效果。"于是，县太爷女儿按照大夫的交代，用了这叫"白脸"的草药，不出十日，就把烫伤治好了。大夫自然也得到了县太爷的重赏。其实，这味叫"白脸"的草药就是人们所说的"猫儿卵"，只不过是为了说服县太爷女儿用药换了个名罢了。人们也觉得叫"白脸"比"猫儿卵"好听且吉利，就叫这种草为"白脸"。后来，人们为了表明这只是一种草，就改成了"白蔹"。

白芍 —— 芍药花开色银白，专治血虚肝亢来

白芍，为毛茛科植物芍药的干燥根。醋白芍又名醋炒白芍、醋芍。为白芍片用米醋喷淋，用文火微炒入药者，偏于敛肝止痛、养血止血。焦白芍又名焦芍、白芍炭。为白芍片用武火炒至焦黑，存性，取出用清水灭尽火星，然后晾干入药者，偏于敛血止血。

【**药性**】味苦、酸，性微寒。入肝、脾经。

【**功效**】养血调经、敛阴收汗、柔肝止痛、平抑肝阳。

【**主治**】血虚萎黄、月经不调、胸腹胁肋疼痛、四肢挛急、自汗盗汗、肝阳上亢、头痛眩晕等。

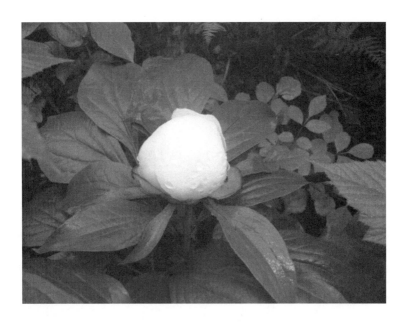

东汉神医华佗在其后宅辟药园、凿药池、建药房、种药草，广为种植、加工中药材并传授技术。但每味药他都要仔细品尝，弄清药性后，才用到病人身上。

有一次，一个外地人送给华佗一棵芍药，他就把它种在了屋前。华佗尝了这棵芍药的叶、茎、花之后，觉得平平常常，似乎没有什么药性。

一天深夜，华佗正在灯下看书，突然听到有女子哭声。华佗颇为纳闷，推门走出去，却不见人影，只见那棵芍药。华佗心里一动：难道它就是刚才

哭的那个女子？他看了看芍药花，摇了摇头，自言自语地说："你自己全身上下无奇特之处，怎能让你入药？"转身又回屋看书去了。谁知刚刚坐下，又听见那女子的啼哭声，出去看时，还是那棵芍药。华佗觉得奇怪，喊醒熟睡的妻子，将刚才发生的事给她描述了一遍。妻子望着窗外的花木药草说："这里的一草一木，到你手里都成了良药，被你用来救活了无数病人的生命，独这株芍药被冷落一旁，它自然感到委屈了。"华佗听罢笑道："我尝尽了百草，药性无不辨得一清二楚，该用什么就用什么，没有错过分毫。对这芍药，我也多次尝过了它的叶、茎、花，确实不能入药，怎么说是委屈了它呢？"事隔几日，华夫人血崩腹痛，用药无效。她瞒着丈夫，挖起芍药根煎水喝了。不过半日，腹痛渐止。她把此事告诉了丈夫，华佗才知道他确实委屈了芍药。

后来，华佗对芍药做了细致的试验，发现它不仅可以止血、活血，还有镇痛、滋补、调经的效果。

谚语：闭经还须归芍（行气活血当然重要，补血调血是治病求本）。

一二 白头翁 —— 花朵犹如老者首，解毒止痢白头翁

白头翁，为毛茛科植物白头翁的干燥根。本品近根处有白茸，状似白头老翁，故名。

【**别名**】野丈人、胡王使者、粉乳草。

【**药性**】味苦，性寒。归胃、大肠经。

【**功效**】清热解毒、凉血止痢。

【**主治**】热毒血痢、阴痒带下等。

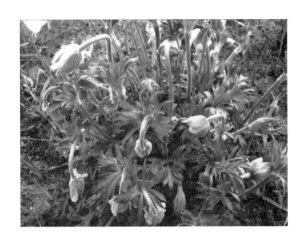

古代中原与西域连年战争，民不聊生。胡王为修好，决定派使者前往中原，一白发老臣 —— 胡王的岳父自愿前往。由于路途遥远且又险峻，未到京城即死于途中，随从只好就地掩埋。他们克服千辛万苦到达京城，见到皇上，完成了和好使命。当皇上听到胡王岳父为修好死于途中时，即命大臣前去老臣墓地，悼念这位友谊使者。只见老臣墓地，遍生紫色花草，密布白色长柔毛，正似这位白头老翁。为纪念这位老臣，遂把这草叫作白头翁，又名胡王使者、野丈人等。

相传，秦代有个农夫突然腹痛下痢，捂着肚子去远处求医。途中突然昏倒在地。正巧一位满头白发的老翁拄着拐杖路过，问明原因后，用拐杖指着路旁的一种野草说："这种草的根茎能治你的病。"说完，飘然而去。那个农夫按照白发老人的指点采食那种野草，果然，很快腹痛减轻，下痢次数也减少了，几天之后病便痊愈了。

第二年，村里很多人闹痢疾，那个农夫扛着锄头来到原来的地方，挖回几大捆自己曾服食过的那种野草，煎汤给乡亲们喝，果然疗效都很好。当乡亲们问起这药草的来历时，农夫便述说了巧遇老翁的往事。此后，为了纪念那位白头老翁，人们就给这种草药起名为"白头翁"。

传说唐代诗人杜甫困守京华之际，生活异常艰辛，往往是："残杯与冷炙，到处潜悲辛。"一日早晨，杜甫喝下一碗两天前的剩粥，不久便呕吐不止，腹部剧痛难耐。但他蜗居茅屋，身无分文，根本无钱求医问药。这时，一位白发老翁刚好路过他家门前，见此情景，十分同情，询问完病情后说道："你稍待片刻，待老夫采药来为你治疗。"过不多久，白发老翁采摘了一把长着白色柔毛的野草，将其煎汤让杜甫服下。杜甫服完之后，病痛慢慢消除了，数日后痊愈。因"自怜白头无人问，怜人乃为白头翁"，杜甫就将此草起名为"白头翁"，以表达对那位白发老翁的感激之情。

白头翁有个特点，即全株密披白色的长柔毛。特别是它的花，花萼长得像花瓣一样，蓝紫色的花萼上也披上了白色的柔毛，每逢四五月间，它便开出鲜黄色的小花朵来。它还有两个有趣的别名，一个叫"毛姑朵花"，一个叫"老公花"。

一三 白薇 —— 阴虚发热血尿淋，疮痈蛇伤用白薇

白薇，为萝摩科植物白薇或蔓生白薇的干燥根和根茎。

【别名】春草、芒草、白徽、嫩白薇。

【药性】味苦、咸，性寒。归胃、肝、肾经。

【功效】退虚热、凉血清热、利尿通淋、解毒疗疮。

【主治】阴虚发热、产后虚热、骨蒸劳热、温邪伤营发热、热淋、血淋、疮痈肿毒、毒蛇咬伤、咽喉肿痛、阴虚外感等。

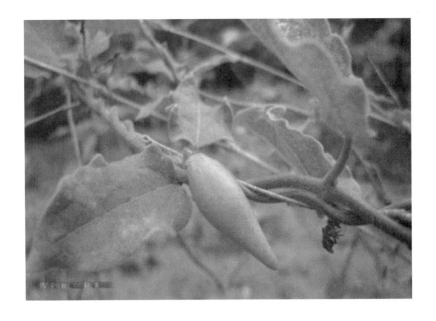

战乱年间，打了败仗的兵，和土匪差不多，烧杀掳掠，无恶不作。

这一年，又打起仗来，邻近几个村子的人全跑光了，只有一个生病的人跑不了，他的妻子只好在家陪他。两口子明知军队一过来准没好事儿，但也只能听天由命了。

这天夜里，妻子正在煎药，忽听有人敲门："大哥，开门呀，救救我吧！"那声音很凄惨，妻子把门打开，只见一个衣帽不整的士兵，一进门便跪下恳求道："大哥大嫂，快救命！""你这是怎么啦？""我们败啦！弟兄们死的死，逃的逃，就剩我一个人。大哥借我一套旧衣服换吧，不然被抓去就

得杀头。"病人很是同情，就叫妻子找一套衣服给他换了。病人的妻子还把大兵换下的军服扔进了门外的水坑。没过多久，一队人马杀过来，放火把房子烧了才走。等这伙人走远，逃难的大兵帮着病人的妻子把火扑灭，又抢出一些粗重家具。然后，他哭着说："大哥大嫂，你们为了救我才受害，真是太对不起你们了。"病人说："甭提了，反正我这病也没法治，过一天是一天！""你得了什么病？""浑身发热，手脚无力。""多久啦？""躺了整整一年。""请过医生没有？""请过好多位了，吃什么药也治不好。"落难的大兵走上前，切了一下病人的脉。过了会儿，他说："这病我能治。等天亮我就去找药。"第二天，大兵挖回几棵叶子椭圆形、开紫褐色花的野草，说："大嫂，你把草根洗干净，煎了给大哥吃。然后照样多挖一些，让大哥多吃几天，病一定会好。""谢谢你啦！""谢什么？多亏你们夫妻救了我。时候不早，我得走啦！"病人急忙说："留个名字吧！以后咱们就当朋友来往。""我叫白威。只要不死，一定会再回来看你们。"说完，落难的大兵走了。

病人的妻子煎好了药，丈夫吃完觉得浑身舒服了许多。以后，又连吃了一个月，他的病终于痊愈。可是，过了许多年白威也没回来。为了纪念白威，就用他的名字称呼他传的药草，不过，写成字就变"白薇"了。

一四 白鲜皮 —— 内服可治湿热毒，外洗疮癣风皆无

白鲜皮，为芸香科植物白鲜的干燥根皮。

【别名】拔毒牛、白藓皮、臭根皮、山牡丹。

【药性】味苦，性寒。归脾、胃、膀胱经。

【功效】清热燥湿、祛风解毒。

【主治】湿热疮毒、黄水淋漓、风疹、湿疹、疥癣、湿热黄疸尿赤、风湿热痹等。

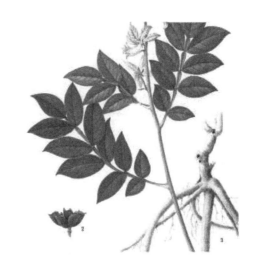

传说很久很久以前，长白山下住着八户人家。八户人家只有一头老黄牛，是孤老棒子邢老大家的。

一年夏天，邢老大背上长了一个大疮，不软不硬，长得老高，红得发紫。邢老大疼得黑夜白天不能睡觉，出山找过多次郎中，吃药也不见效，再用偏方治疗，还是不管用。那个疮还是越来越大，疼得邢老大躺不下，坐不稳，就满院子溜达。

这天晚上邢老大忍着剧烈的疼痛，去给老黄牛喂草，一边拌着料，一边对老黄牛说："牛兄弟，我怕是不行了，活不多久了。我死后，你自己投奔个好人家吧。要是你投错了人家，你可就得下汤锅了。"邢老大说着说着，心里不是个滋味，就吧嗒吧嗒地往下掉眼泪。

"邢老大哥，别哭，我有办法。"邢老大忽然听到有人说话。噢！这是谁在说话，声音又低又粗，就像在眼前说的。邢老大往身前身后找，连个人影也没有看到。

"邢老大哥，是你牛兄弟跟你说话哩。"老黄牛说，"我不能多说话，你长的是个毒疮，再有四天就要命了。你赶快叫人把我杀了，埋在土里，三天

后就能长出一种草来，挖出它的根儿，放在石头上，捣黏糊了，敷疮上，一顿饭工夫就能破头，把毒水拔出来，慢慢就好了。别不舍得我，你要死了，我也没法活。"

邢老大一听要杀牛，忙说："牛兄弟，可别这么说！杀一个救一个，有什么意思！"老黄牛说："不光救你一个，有了这种草，就能传开，能治各种的毒疮毒疖呢。"

邢老大摇摇头说："那也舍不得你。把你杀了，我还怎么活？"邢老大说死也不干，气得老黄牛不说话了，伸出舌头舔舔邢老大的手。邢老大迷迷糊糊地回到屋里，倒在炕上就睡了。

邢老大这一觉睡得好香，多少日没睡个好觉了，一直睡到日头出来。他醒了，想起昨晚跟老黄牛唠嗑的事儿，也顾不得疮疼，急忙去看会说话的老黄牛。

邢老大一到牛槽子边，就大哭起来。原来，老黄牛要救邢老大，跳上牛槽子，把缰绳一圈圈缠到脖子上，再跳下来，就这么吊死了。

老黄牛一死，邢老大的疮疼得更厉害了。头一天，坐不住躺不下。第二天满头冒大汗。第三天发了好几回昏。到了第四天，就人事不省，光有出气没有进气了。

大伙急忙到埋牛的地方去看，果真长出一种草，一人多高，大拇指粗的秸秆，长了不少杈，大大的叶子黑绿黑绿的。挖开土，就看见黄色的根子，又粗又长，还有一股药味儿。拿回去捣黏糊了，敷在邢老大的疮上，不到一个时辰，邢老大醒了，疮也破头了，淌出些又腥又臭的毒水，不几天就封了口。

这种草繁殖生长得也快，几年工夫就是一大片。消息也传开了，这个挖一棵，回去栽在屋后山坡上；那个来抠一根，回去栽在房前河边上。没有多久，山前岭后，江左江右，都有了，大伙就把这种能治毒疮的草药叫作"拔毒牛"，因为是牛变的，又能把毒拔出来。后来叫白了，就成了"巴古牛"了。

一五 白药子 —— 外黑内白入肺肾，清热凉血痰毒瘰

白药子，为防己科植物金线吊乌龟的块根。

【**别名**】白药、白药根。

【**药性**】味微苦。归肾、肺经。

【**功效**】凉血解毒、止痛、清热清痰。

【**主治**】咽痛喉痹、咳嗽、吐血、衄血、金疮出血、热毒痈肿、瘰疬。

从前，会稽有一个佃农，名叫白福。因为天旱，收成不好，他交不出租子。可是财主却不放过，天天来催，白福一急，抢起树棒，把催租人的腿打断了。他自己知道惹下了祸，没法藏身，就连夜逃走。最后他来到了云南的丛山之中，就在一个山洞里住了下来。那里的猴子特别多，住的时间一久，猴子也不躲避他了。白福还

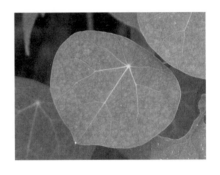

经常跟着猴子一道外出寻觅山果吃，找山泉饮。猴子最喜欢攀山登峰，摇树荡枝，整天东蹦西跳，有时从树上滑下，腿跌断了。白福发现老猴子常常找来许多草叶，放在嘴里细细嚼烂，涂在骨折或有伤口的地方，不仅能止血、收口、长肌肉，还能把骨头接好。白福看得很仔细。他就依着那些草的样子，采集了许多，把它们晒干又研成粉末。猴子摔伤了，就用这粉末替他们搽，竟然也好了。一晃十余年过去了，白福思家，回到了家乡。由于时间长了，财主也就不再追究以前的事了。他就用带回来的粉末给人治病。因为他的药很灵，治好了不少人的骨折，白福的名字，便在会稽一带流传开来。后来，白福收了徒弟，把制药的方法传给他。白福死后，这味草药就流传了下来。以后又几经提炼，如今已经成为伤科外敷内服的两用特效伤药。人们为了纪念白福，就称这种药为"白药"。

一六 白芷 —— 蕙芷传达中华美，善治鼻炎名都梁

白芷，为伞形科植物白芷或杭白芷的干燥根。

【**别名**】芷、香白芷。

【**药性**】味辛，性温。归肺、胃、大肠经。

【**功效**】解表散寒，祛风止痛，宣通鼻窍，燥湿止带，消肿排脓。

【**主治**】风寒感冒、头痛、眉棱骨痛、牙痛、风湿痹痛等多种疼痛症，以及鼻塞流涕、疮痈肿毒和带下症等。妙记：白芷同志发疯失踪了。白纸，白芷；同志，通、止，通窍止痛；发疯，发散风寒；失，湿，燥湿止带；踪，肿，消肿排脓。

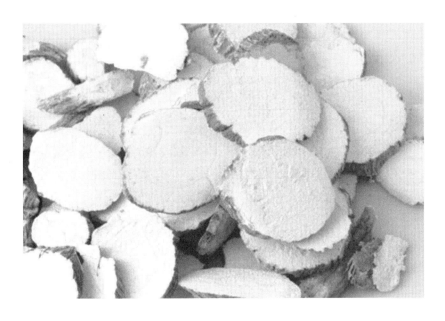

"澧兰沅芷"一词，出自战国·楚·屈原《九歌·湘夫人》："沅有芷兮澧有兰。"沅、澧都是水名，兰、芷都是香草，比喻高洁的人品或高尚的事物或良好的环境。而这里的"芷"即白芷。

单方一味白芷称为都梁丸。王璆《百一选方》有一则故事：王定国病头风，至都梁求名医杨介医治。杨介让他连服三丸药，即时病愈。恳求其方，原来是用香白芷一味，洗晒为末，炼蜜丸弹子大，每嚼一丸，以清茶或荆芥汤化下。王定国遂将此药命名为都梁丸。

据说北宋初年，南方有一富商的女儿，每逢行经腹痛剧烈，致形体日衰。富商欲带她往京都寻求名医，到汴梁时女儿经期适至，腹痛难忍。正遇一采药老人，仔细询问病情后，老人从药篓中取出白芷一束相赠，嘱咐洗净水煎饮服。富商谢过，按法煎制，一煎服了痛缓，二煎服了痛止，再服几剂，次月行经安然无恙。从此，妇女行经不舒，即煎服白芷，在民间广为流传。

古时，有一位年过三十岁的秀才，时常感到头沉重并伴有头痛。可相继请来了数位医生，服药后丝毫未见效果。友人给他介绍了一位湖北省巫山专治头痛的名医诊治。诊治过后，秀才接过医生从药箱中取出的小拇指头大小的药丸，医生嘱其慢嚼后，用荆芥汤送下。当秀才把药丸放入口中慢慢地咀嚼时，有一种特殊的香气直通鼻窍，使人感到一股清新之气直达脑海，好不惬意。翌日下午，秀才的脸上终于露出了安然无恙的表情。他暗自揣摩，原先经数位医生诊治都无法解除的头疼，现在只靠几粒药丸即止住了头疼，真是名不虚传的名医。遂向医生问道："其药神效，立竿见影，可否告知药名？"名医从药箱拿出一株完整草药，答道："您所服的药丸就是用此草根茎加工而成，此药代代相传，但名字早已失传。您知识渊博，请为它起个名字吧。"秀才说："现在您让我给这个草药起个名字，真让我从心里高兴。我也不知道这种草叫什么，如果真是要给它命名，就叫它'香白芷'，您看如何？让我简单地解释一下它的含义。'香'是这种草药本身具有的独特香气；'白'是这种药材的颜色；最后一字'芷'嘛，即所谓最初长出的根的意思。"医生听了秀才的话，拍手大笑起来。就这样，叫作"香白芷"的镇痛药，从此以后，成了巫山的特有药材，并在全国各地被广泛地使用了。

楚辞《七谏·沉江》写道："不顾地以贪名兮，心怫郁而内伤；联蕙芷以为佩兮，过鲍肆而失香。"这句话是讲祖先维护中华民族团结美德的根——蕙芷。古文有："坯堂已构，蕙芷长埋，铭兹懿德，寄之不朽。"蕙兰和白芷在尧、舜、禹时被审纫成一对，称为"蕙芷"，代表着中华民族上下五千年的文明历史，在传统意识中被视为中华民族秀丽山河与繁荣昌盛、领土完整与民族团结的象征和标志。"蕙芷"是中国文化的精华，是中国和人民本身的象征。歌曰：解表散寒又祛风，燥湿止带消脓肿。善通鼻窍能止痛，都梁丸中配川芎。

谜语：鹅毛大雪不下了——白芷；打开书信半字无——白芷。

一七 白术 —— 健脾利水是代表，止汗安胎为圣药

白术，为菊科植物白术的干燥根茎。

【**别名**】于术、浙术、吴术、片术、苍术等。

【**药性**】味甘、苦，性温。归脾、胃经。

【**功效**】健脾益气、燥湿利水、止汗、安胎。

【**主治**】脾虚少食、腹胀泄泻、痰饮眩悸、水肿、带下、气虚自汗、脾虚胎动不安。

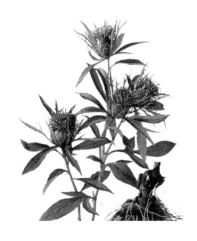

北宋靖康之变后，大宋的江山已处于风雨飘摇之中，皇亲大都被金兵俘虏，死的死，散的散，剩下的只有几个。皇帝赵构（1107—1187 年，字德基，宋徽宗第九子）晚年时，好不容易才从太祖的第七代子孙中挑选出孝宗（名赵昚，1127—1194 年，初名伯琮，后改名玮，赐名无，字元永）继位，所以对他恩宠有加。一次，宋孝宗患腹泻，一天连泻几次，太医们治疗了几天也不见起色，急坏了赵构，到处为孝宗寻医问药。当他听说杭城有一位叫严防御的郎中医术高明，就急忙招他进宫。严防御替孝宗诊过脉后说："这是脾虚泻泄，应用健脾的方法治疗。"就把白术、茯苓二药磨成粉末，让孝宗吞服，仅吃了几次病就好了。赵构大喜，赏给他一块金字招匾。这件事当时震动杭城，到严防御这里看病的人络绎不绝，以至于人们把他居住的地方专门命名为"防御巷"（在今杭州小营巷一带），而严防御所用的白术、茯苓这两味药，自古以来就是浙江的道地药材。

《神仙传》云，陈子皇得到饵术的秘方，服之长寿，去霍山修炼。其妻姜氏得疲病，想起丈夫采术之法，服后百病自愈。登山取术，走崖登壁，不息不汲，颜色气力，如二十岁时。

相传南阳文氏，其先祖乃汉中人，战乱时逃到华山中避难。饥困难忍，

有二人教他食术。吃后遂不饥，数十年乃还乡，颜色更少，气力转胜，村人不敢相认。故术一名山精。

传说南极仙境有只仙鹤，衔着一枝药草，想把它种植在人间最好的地方。仙鹤来到了天目山麓上空，看到下界有一块靠山、傍水、向阳和避风的盆地，便降落下来，把口里衔着的药草种了下去。仙鹤日里除草松土和浇水，夜里就垂颈俯首守护在旁。日子一长，仙鹤竟化成了一座小山，人称"鹤山"。

有一年，鹤山附近发生一场大瘟疫，不少人染病在床。这一天，正是九月重阳，秋高气爽。於潜街头，来了一位姑娘，白衣白裙，上面绣朵朵菊花和点点朱砂。她摆了摊叫卖白术。有个药店老板见有利可图，就全部收购了下来。果然，这白术奇效无比，人们个个摆脱了病魔。药店老板发了一笔大财。他贪得无厌，想起姑娘临走时说家住鹤山，便入山寻找，可找来找去，找不着一户人家。老板娘知道这事，心生一计，对着老板耳朵如此这般一说，把老板说得眉开眼笑。

转眼到了第二年重阳，那白姑娘又来卖白术了。这一次，老板显得百般殷勤，搬凳献茶。白姑娘一坐定，老板娘偷偷地用针穿了一根红线，别在了姑娘的衣裙上。白姑娘收了钱就走，老板却带了一个伙计，悄悄地跟了上去。白姑娘顺着一条荒芜的羊肠小道往山坡上走，走着走着，忽然不见了。老板和伙计急忙满山寻找，在山岗找着了一株穿着红线的药草，香味扑鼻。老板开心极了，说："好！这个活宝贝可落到我手里了！"大声叫喊伙计："快！快！拿锄头来。"谁知一锄头掘下去"啪"的一声闪出一道金光，刺瞎了老板的眼睛。那株千年老白术就无影无踪，再也找不着了。以后，再没有人见到那白衣姑娘。

於潜鹤山所产的白术，特别珍贵，你若切开来看一看，还有朱砂点和菊花般的云头形状哩！

白术之乡：浙江省磐安县。

一八 百合 —— 百年好合百事合，养阴润肺百脉合

百合，为百合科植物卷丹百合、细叶百合的干燥肉质鳞叶。

【药性】味甘，性寒。入心、肺经。

【功效】养阴润肺、清心安神。

【主治】阴虚燥咳、劳嗽带血、虚烦惊悸、失眠多梦、精神恍惚等。

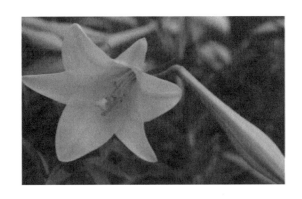

百合花素有"云裳仙子"之称。百合在插花造型中可做焦点花、骨架花。它属于特殊型花材。产地及分布：中国、日本、北美和欧洲等温带地区。百合花花姿雅致，叶片青翠娟秀，茎干亭亭玉立，是名贵的插花新秀。

传说撒旦变成毒蛇，诱惑亚当和夏娃吃下禁果，犯下了人类的原罪。亚当和夏娃因此被逐出伊甸园，他们因悔恨而哭泣，悲伤的泪水滴落在地面上，化成洁白的百合。世间万物不可能全是蜜，正如如此完美无瑕的百合花，却是从无比的凄美中孕育而生的。

百合花，是一种从古到今都受人喜爱的世界名花。它原来出生于神州大地，由野生变成人工栽培已有悠久历史。早在公元4世纪时，人们只作为食用和药用。及至南北朝时期，梁宣帝发现百合花很值得观赏，他曾作诗云："接叶有多种，开花无异色。含露或低垂，从风时偃仰。"赞美它具有超凡脱俗、矜持含蓄的气质。至宋代种植百合花的人更多。大诗人陆游也利用窗前的土丘种上百合花，咏曰："芳兰移取遍中林，余地何妨种玉簪。更乞两丛香百合，老翁七十尚童心。"时至近代，也不乏喜爱百合花者。宋庆龄生前对百合花就深为赏识，每逢春夏，她的居室都经常插上几枝。当她逝世的噩耗传出后，她生前的美国挚友罗森大夫夫妇，立即将一盆百合花送到纽约的中

国常驻联合国代表团所设的灵堂，以表达对她深切的悼念。

因它的种头由近百块鳞片抱合而成，古人视其为"百年好合""百事合意"的吉兆。故历来许多情侣在举行婚礼时都要用百合来做新娘的捧花。除了这种好兆头之外，它那副端庄淡雅的芳容也十分可人。它植株挺立，叶似翠竹，沿茎轮生，花色洁白，状如喇叭，姿态异常优美，能散出隐隐幽香，被人誉为"云裳仙子"，故在国际花卉市场上长期走俏，历久不衰。

百合乃甘凉柔润之品，性滑利，色白入肺经，功在益气而兼利气，养正而更能祛邪，润肺以治肺痨久咳，肺朝百脉，肺气足则营血可养，心神可安，治虚烦之惊悸，又可治百合病。百合病者，百脉一宗，悉致其病也，相当于现代医学之神经官能症及某些传染病恢复期虚弱的表现。

在法国，百合花是古代法国王室权力的象征。相传，法兰克王国第一个国王克洛维洗礼时，上帝用百合花给他做贺礼。后来，法兰克王国分裂，发展成为法兰西。法国人为纪念他们的始祖，从 12 世纪起便把百合花作为国徽图案。

在美国犹他州，人们传说古时有一年闹灾荒，居住在那里的印第安人没有粮食吃，连野草也吃光了，靠挖地下的百合充饥，才得以生存下来。从那时起，犹他州的人们把百合看成神圣的东西，作为州的标记，还从法律上规定不管任何情况，禁止在长有百合的地里打仗。

唐代王维写诗道："冥搜到百合，真使当重肉。果堪止泪无，欲纵望江目。"诗中提到百合一味，其根如蒜，味似山薯，养阴润肺，清心安神，且能止涕泪。

谚语：润肺止咳嗽，快用百合粥。

一九 柏子仁 —— 柏树精华养心神，润肠通便止汗归

柏子仁，为柏科植物侧柏的干燥成熟种仁。

【**药性**】味甘，性平。归心、肾、大肠经。

【**功效**】养心安神、润肠通便、止汗。

【**主治**】阴血不足、虚烦失眠、心悸怔忡、肠燥便秘、阴虚盗汗等。

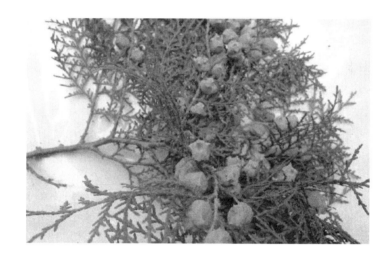

相传在汉武帝当政时，终南山中有一条便道，为往来客商马帮的必经之路。有一年，人们说山中出了个长发黑毛怪，其跳坑跨涧，攀树越岭，灵如猿猴，快似羚羊，于是人心惶惶，商贾非结伙成群不敢过山。

消息传到了当地县令耳中，县令怀疑是强盗耍的花招，于是便命令猎户围堵怪物，谁知捕获的怪物竟然是一个中年毛女。据毛女说，她原来是秦王的宫女，秦王死后逃入终南山，正当饥寒交迫无以充饥时遇到一白发老翁，教她食用柏子仁柏汁，初时只觉苦涩难，日久则觉得满口香甜，舌上生津，以至于不饥不渴，身轻体健，夏不觉热，冬无寒意，时逾百多岁仍不见老。毛女服柏子仁长寿的消息一出，世人便争相服用。

二〇 败酱草 —— 能使病人墓头回，肠痈肺痈一并催

败酱草，为败酱科植物黄花败酱、白花败酱的干燥全草。

【别名】 鹿肠、野苦菜、山白菜、黄花草、鸡肠子草。

【药性】 味辛、苦，性微寒。归胃、大肠、肝经。

【功效】 清热解毒、消痈排脓、祛瘀止痛。

【主治】 肠痈肺痈、痈肿疮毒、产后瘀阻腹痛。

在无数中草药中，"墓头回"的名字十分奇特，意从墓头返回之意。其实该药的命名还真有这个意思。相传有一位走方郎中手拿摇铃行走四方给人治病。当他走到一个村庄时，恰逢一家人办理丧事，众人正抬着棺材往坟地走。郎中仔细一观察，发现地上有滴滴鲜血

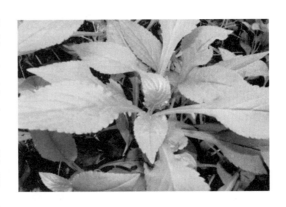

的痕迹，便随棺而行，直至墓地，询问后方知棺中是一成年女子，因阴道出血不止而死。郎中说："鲜血淋漓，从棺而出，说明还存一线生机。能否开棺治疗？"死者家属听说还有救治希望，大喜，立即开棺。郎中即用一种无名小草，浓浓地煎了一锅，滤汁给病人缓缓灌入，不到一个时辰，病人苏醒，出血停止，又经一番治疗，渐趋康复。

这种小草叫什么名字呢？因病人从墓头抬回，就命名为"墓头回"。现在已经知道，"墓头回"是多年生草本植物败酱草的根。败酱有异叶败酱和糙叶败酱之分，每年秋季采挖，去净茎苗及泥土，晒干，就是中药材墓头回；若用鲜药，可用包括根、茎、叶的全草，洗净泥土，煎汤内服。

二一 板蓝根——叶名大青根板蓝，功效亦同凉血斑

板蓝根，为十字花科植物菘蓝的干燥根。

【别名】靛青根、蓝靛根、板兰根、兰根、蓝根。

【药性】味苦，性寒。归心、胃经。

【功效】清热解毒、凉血利咽。

【主治】瘟疫时毒、发热咽痛、温毒发斑、痄腮、烂喉丹痧、丹毒、痈肿等。

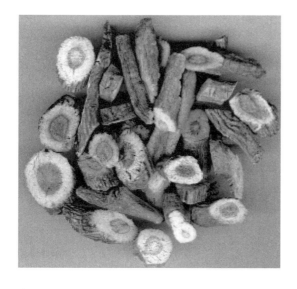

传说，东海龙王和南海龙王在从天宫述职返回龙宫的路上，看见人间尸横遍野，又惊又疑，经打听原来是瘟疫流行造成的。

两位龙王着急了，连忙商量对策。宅心仁厚的南海青金龙主动请缨，发誓不除掉瘟疫，决不回龙宫。南海龙王十分高兴，便派他去与东海龙子勠力同心，除灭瘟疫。东海龙王的小龙孙紫银龙得知消息，便蹦蹦跳跳来到老龙王面前，硬要龙王爷答应他随青金龙叔叔到人间去。龙王爷正愁找不到龙子去人间，便一口答应了。青金龙和紫银龙辞别龙王，扮作郎中模样，来到人间。叔侄俩先到药王菩萨那里取了药种子，遍地撒播，又教人们细心料理药苗。

不久，药苗发芽，苗壮成长，长得像湖边芦苇一样茂盛。叔侄俩教人们用这种药苗的根煎水给患者服用。这种药疗效神奇，患者一个个迅速康复了。于是，人间无论男女老少，都把青金龙和紫银龙奉若神灵，待若上宾。叔侄俩深受感动，决定永留人间，专心防治瘟疫。转眼到了八月十五，晚上，叔侄俩来到海边，双膝跪地，叩谢龙王的养育之恩，然后，携手没入海边的神药丛里变成了两株特别苗壮的药苗。人们知道这药苗是龙子龙孙叔侄

俩变的，便把它叫作"龙根"。后世医家们著书时把它改称为"板蓝根"。板蓝根的消疣作用尤佳，将板蓝根、香附、木贼草、薏苡仁同用，可以治疗诸如扁平疣、痤疮、黄褐斑等疾病，而单独应用的效果要差一些。

相信很多人都还记得 2014 年播出的《古剑奇谭》中的一句台词："我原本是山中一棵包治百病的板蓝根。"事实上，板蓝根包治百病的说法并不是那个时候才出现的。每当有大的传染病流行，如非典、埃博拉，抑或是禽流感，板蓝根都成为抢手货。

但板蓝根属大寒之品，人在健康状态下过多服用板蓝根，会伤及脾胃，反而易引发疾病，所以，那种没病想着喝点板蓝根来防病的做法是不对的。即便有病，服用板蓝根也一定要适量，不要多服久服，服用时间最好别超过三天。特别需要注意的是，以下人群对板蓝根有所禁忌：体虚而无实火热毒者忌服，脾胃虚寒者慎用。

同源中药材大青叶：清凉寒阔叶，黄疸疹斑疗。解毒除瘟尽，舒咽肿痛消。

谚语：板蓝根，解热毒，感冒黄疸不用愁。

二二 半边莲（附药：半枝莲）—— 花开如同半边莲，半枝莲称韩信草

半边莲，为桔梗科植物半边莲的干燥全草。

【别名】急解索、半边花、细米草、瓜仁草、长虫草。

【药性】味辛，性平。归心、小肠、肺经。

【功效】清热解毒、利尿消肿。

【主治】疮痈肿毒、蛇虫咬伤、鼓胀水肿、湿热黄疸、湿疮湿疹等。

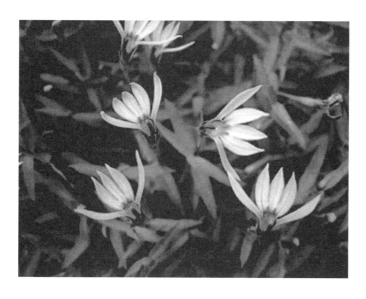

在江南田野，常可见一种小草，它开浅紫色小花，花形就像半边莲花似的。所以，人们叫它"半边莲"。传说这还是观音留下来的呢！相传观音从普陀紫竹林到寿昌大慈岩，途中经过蓝溪砚山脚下某村庄，听见有凄凄惨惨的哭泣声，俯视凡间，一茅舍里几个小孩扑在母亲身上哭号，原来她被毒蛇咬伤，已昏迷不醒。观音便从坐盘上摘下一朵莲花，将半朵莲花涂擦在蛇伤处，没有多久，伤口便流出了许多毒汁，病人也苏醒过来了。观音临走时，还把剩下的半朵莲花留下。不料，一阵暴风骤雨之后，这半朵莲花竟在田野生长起来，人们从此称它为"半边莲"。

附药：半枝莲

半枝莲，为唇形科植物半枝莲的干燥全草。又名韩信草。常用于治疗跌打损伤、吐血、咯血、脓肿痔疮等疾病。"韩信草"这个名字是怎么来

的呢？

相传，汉朝开国元勋大将军韩信幼年丧父，青年丧母，家境贫寒，靠卖鱼苦苦度日。一天，韩信在集市卖鱼时，被几个无赖打了一顿，卧床不起。邻居赵大妈来送饭照料，并从田地里弄来一种草药，给他煎汤服用，没过几天，他就恢复了健康。

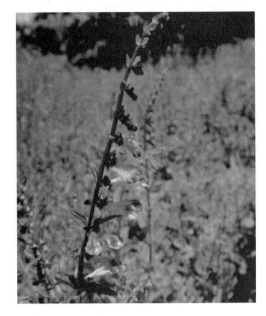

后来，韩信入伍从军，成为战功显赫的将军。他非常爱护士兵，每次战斗结束后，伤员都很多，他一面看望安慰，一面派人到田野里采集赵大妈给他治伤的那种草药。采回后，分到各营寨，用大锅熬汤让受伤的士兵喝，轻伤者三五天就好，重伤者十天半月痊愈，战士们都非常感激韩信。

大家听说韩信也不知道这种草药叫什么名字，于是，就想给这种草药起个名字，有人提议叫"韩信草"，于是，"韩信草"的名字就这样叫开了，并一直流传至今。

谚语：味苦性凉半枝莲，主治癌肿与肝炎。蛇伤痈疖和肾炎，急找此药水来煎。

二三 半夏——生于五月名半夏，化痰散结止呕咳

半夏，为天南星科植物半夏的干燥块茎。

【**别名**】地文、水玉、守田、示姑、羊眼半夏。

【**药性**】味辛，性温，有毒。归脾、胃、肺经。

【**功效**】燥湿化痰、降逆止呕、消痞散结。

【**主治**】湿痰寒痰、咳喘痰多、痰饮眩悸、风痰眩晕、痰厥头痛、呕吐反胃、胸脘痞闷、梅核气、痈疽肿毒、瘰疬痰核、毒蛇咬伤。

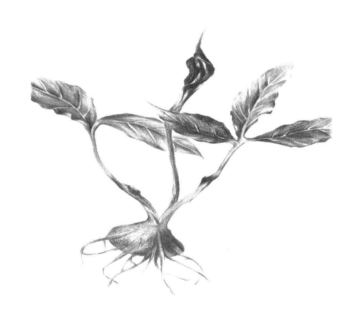

半夏，生于夏至日前后。此时，一阴生，天地间不再是纯阳之气，夏天也过半，故名半夏。《礼记·月令》云："五月半夏生。"本品生块茎盖当夏之半，故名。《四民月令》云："五月，芒种节后，阳气始亏，阴气将萌。"半夏虽禀赋于阳，而用于阴，虽味辛辣，性温而有毒，盖主半表半里之症而入阴脏。半夏能主痰饮及腹胀者，为其体滑而味辛，性湿也，涎滑能润。

相传在很久以前，有位叫白霞的姑娘，她在田野里割草时，挖到了一种植物的地下块茎。由于饥饿难耐，她就试着将块茎放在嘴里咀嚼，想拿它填饱肚子。谁知吃完就吐了起来，她赶快嚼块生姜止呕，呕吐止住了，谁知连

久治不愈的咳嗽都治好了。于是，白霞就用这种药和生姜一起煮汤给乡亲们治咳嗽，效果甚好。但这种植物块茎含浆液丰富，要清洗好多次才能使用。一天，白霞在河边清洗这种药的时候，不慎滑入河中丧命。当地人为了纪念她，就把这种药命名为"白霞"。后来，人们又发现白霞在夏秋季节采收，加上时间的推移，就逐渐把"白霞"改成"半夏"了。

相传有一名医，因家务事与其姑闹不和，久未去姑家。后来他为了和好，在麦收之后，主动到姑家看望，以示友好。不去则已，到其姑家一看，只见其面色萎黄，消瘦许多。姑姑见侄到来，泪如泉涌，诉其思念之情、得病之由。这位名医知其病由，又加诊脉，认为乃气结壅滞而致痰湿凝结，胸膈胀满之症。但几经用药，未见其效。其实这位医生知道该用半夏而未敢用，怕有毒而有误解，不得已，乃重用半夏，以香油炒过，为末，配以他药，几服之后，病情就大有好转。姑侄重新和好。人们为记住这件事，就将半夏称作"示姑""和姑"，并每至麦收之后要亲自到亲戚家去看望一遍，互相问候。至今还保留"看麦罢"的风俗习惯。

《本草纲目·四十八卷·鹧鸪》记载了一例用生姜解半夏之毒的案例："杨立之通判广州，归楚州。因多食鹧鸪，遂病咽喉间生痈，溃而脓血不止，寝食俱废，医者束手。适杨吉老赴郡，邀诊之，曰：但先啖生姜一斤，乃可投药。初食觉甘香，至半斤觉稍宽，尽一斤始觉辛辣，粥食入口，了无滞碍。此鸟好啖半夏，毒发耳，故以姜制之也。"这是讲鹧鸪喜食半夏，而杨立之又喜食鹧鸪，以至于其间接中毒，导致咽喉间生痈，而生姜长于解半夏之毒，故而达到治疗效果。这种间接致病又间接用药的方法是很有特点的。

温痰之最——半夏。谚语：莫嫌半夏小，化痰功效好。谜语：五月初五——半夏。

二四 贝母——类分川浙形似贝，化痰止咳效如神

贝母，为多年生百合科草本植物贝母的地下鳞茎。贝母有两种，一名川贝母，一名浙贝母。

【别名】大贝、象贝、青贝、尖贝。

【药性】川贝母味甘、苦，性微寒；浙贝母味苦，性寒。归肺、心经。

【功效】川贝母长于润肺化痰，浙贝母长于清火散结。

【主治】川贝母多用于肺虚久咳、痰少咽燥；浙贝母多用于咳嗽、疮痈肿毒。

《本草乘雅半偈》云："根形如贝，色白味辛，以金为用，肝之肺药，肺之肝药也，以太阴肺主开，厥阴肝主阖，靡不取决于少阳胆主枢者。"唐人记其事云："江左尝有商人，左膊上有疮如人面，亦无他苦。商人戏以酒滴口中，其面赤色。以物食之，亦能食，多则膊内肉胀起。或不食，则一臂痹焉。有名医教其历试诸药，金石草本之类，悉无所苦，至贝母，其疮乃聚眉闭口。商人喜，因以小苇筒毁其口中，数日成痂，遂愈，然不知何疾也。"《本经》言为金疮，此岂金疮之类欤？

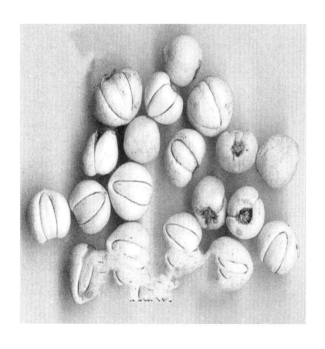

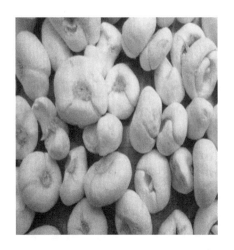

相传在很久以前，有位贤惠美丽的女子结婚后与丈夫相亲相爱，但美中不足的是她一直没有生育。婆婆认为她"命硬"，逼着她与丈夫离婚。一天，她正在暗暗垂泪，正巧有个郎中走过，得知此情就给她搭脉，并告诉她丈夫说："你妻子不会生孩子，并非她命硬，而是体内有痰结之故，我现在教你认一种草药，只要每天煎汤服，保证三个月后怀个胖娃娃。"第二天，其丈夫就按照吩咐，每天上山挖取那种草药的地下鳞茎，煎汤给妻子服用，一连服了三个月，妻子果然怀了孕，一年后生了个活泼可爱的男孩，全家都高兴极了。人们也都纷纷打听那种草药的名称，因为这种药帮助母亲生了宝贝儿子，所以就叫它"贝母"。

贝母被称为清痰之最、天府之宝（川贝）。川贝之乡为四川省松潘县，浙贝之乡为浙江省象山县。

二五 荜茇——气香味辛性热温，温中止痢治呃频

荜茇，为胡椒科植物荜茇的干燥近成熟或成熟果穗。

【**别名**】荜拨、毕驳。

【**药性**】味辛，性热。归胃、大肠经。

【**功效**】温中散寒、下气止痛。

【**主治**】脘腹冷痛、呕吐泄泻、寒凝气滞、胸痹心痛、头痛牙痛。

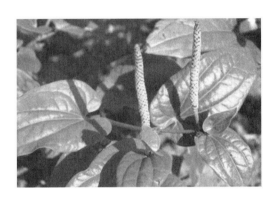

唐代贞观年间，太宗李世民因患痢疾而腹痛腹泻，苦不堪言，以致食欲大减，身体消瘦，卧床不起。御医们绞尽脑汁，凡所知能用于痢疾的药物都用了，但唐太宗的病情却丝毫没见好转，这下可急坏了大臣和太监，连连发出诏令悬赏征集能医治太宗痢疾的药方。

当时，长安城中有位叫张宝藏的民间医生，他曾使用民间单方治好过自己的顽固性痢疾，当见到诏令后，他便把这个验方献给了宫廷。御医用此方先煎了一剂自己服，见无明显不良反应，这才又煎了一剂给太宗服。太宗服药后腹痛腹泻很快好转，真是药到病除。太宗甚是高兴，便赐予张宝藏五品官。唐太宗看荜茇似桑葚，而药效如神，便赐名为"椹圣"。唐代诗人刘禹锡获此验方后，曾多次试用于痢疾的治疗，效果显著，他便将此方载入他撰写的《传信方》。

荜茇止痢，这一验方至今仍在民间流传，其具体用法是：荜茇十克，牛奶五百毫升，同煎至二百五十毫升，去荜茇，服牛奶，空腹顿服，每日一剂，连续三天。

二六 鳖甲 —— 鳖性喜静甲滋阴，软坚散结除热蒸

鳖甲，为鳖科动物鳖的背甲。

【药性】 味咸，性微寒。归肝、肾经。

【功效】 滋阴潜阳、退热除蒸、软坚散结。

【主治】 热病伤阴、阴虚阳亢、手足瘛疭、虚风内动、闭经、症瘕积聚等。

清代光绪皇帝自幼羸弱多病。青年时一天清晨，忽觉腰椎中间疼痛，俯仰皆痛，不能自已。次日晨起，腰椎左侧疼痛更重，稍一转动即觉满腰牵拉，疼痛难忍，其后竟一日甚于一日。宫中太医绞尽脑汁为其治病，但他药吃了不少却未见一丝起色。光绪

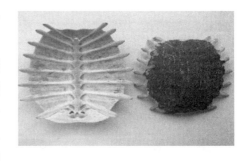

皇帝斥责太医道："屡服汤剂，寸效全无，名医伎俩，不过如此，亦可叹矣。"后诏谕天下，征集贤士。一民间医家听说皇帝的病后，急忙进宫，声称能治光绪帝的病。他号脉之后，开出了一张药方，只见药方上画了一只鳖，其旁写道：将此背甲与知母、青蒿水煎服，连服一个月。光绪帝半信半疑，便试服之，不想一个月后，他的病情果然有所好转。

民间草医何以能药到病除呢？主要是他看准了病情，能对症下药。原来光绪帝年幼时曾患肺结核，从症状上看很可能是结核扩散转移到了腰椎引起腰椎疼痛。中医学称结核为"骨蒸"。这三味药中，知母滋肾降火，对阴虚骨蒸盗汗有良效；青蒿能清热降火，可退骨蒸劳热，也是治疗骨蒸的要药；而鳖甲在治疗骨蒸方面，也有独到的作用。

二七 槟榔 —— 民歌多唱采槟榔，健胃驱虫气通扬

槟榔，为棕榈科植物槟榔的干燥成熟种子。

【别名】 宾门、仁频、仁榔、洗瘴丹、仙瘴丹、螺果。

【药性】 味苦、辛，性温。归胃、大肠经。

【功效】 杀虫消积、行气利水、截疟。

【主治】 绦虫病、蛔虫病、姜片虫病、虫积腹痛、积滞泻痢、里急后重、水肿、脚气肿痛、疟疾等。

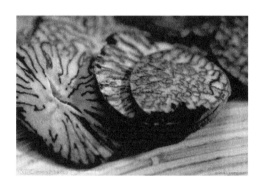

在海南岛，相传槟榔是炎帝女儿宾的郎君的化身。宾的郎君在一次与恶魔搏斗中不幸战死，于是在埋葬他的地方化成了一片常绿乔木，结果累累。宾就采摘这种果实装在荷包里，形影不离地挂在胸前，以示对郎君的无比怀念。以后，传说人们吃了这种果实就不怕妖魔，这种树便被叫作槟榔树了（即取"宾的郎君"之意）。至今海南黎族男女青年结婚那天，仍沿袭互赠槟榔以示爱情的传统。越南妇女也有一个习惯，即从结婚那天起，就开始吃鲜槟榔，一直吃到牙齿由洁白转绯红，再至墨黑为止，以示其对郎君的忠贞，以黑了的牙齿为证。

槟榔果自古以来就是中国东南沿海各省居民迎宾敬客、款待亲朋的佳果，因古代敬称贵客为"宾"、为"郎"，"槟榔"的美誉由此得来。槟榔也有仁频、宾门等多种称谓。中国台湾、海南，以及印度等地，仍保留着嚼食槟榔的习惯。

海南一带用槟榔待客的风俗，古来有之，早在《南方草木状》（槟榔篇）中已有"广交人凡贵胜族客，必先呈此果"的记载。《南方草木状》为晋代嵇含撰，成书于304年，是我国最早的一部植物学专著。宋代《岭外代答》一书，则写道："客至不设茶，唯以槟榔为礼。"古往今来，海南人把槟榔作为上等礼品，认为"亲客来往非槟榔不为礼"。八百多年前，贬居海南岛的诗人苏东坡就曾描绘黎家少女口含槟榔头插茉莉花的情景。可见海南人种槟

榔、吃槟榔的风俗历史悠久。湖南长沙人也爱吃槟榔。记得笔者第一次吃槟榔，便是去长沙出差时，出租车司机顺手递给我一颗。一品辛辣苦涩混杂，气味浓异攻冲怪烈，差点没有吐出来，至今印象深刻。司机师傅笑道："一看就知道你没吃过，慢慢就习惯了。"不过过了一两分钟后，便觉自口勃发一股宣散透达之气，顿觉耳目精神、七窍爽达，甚至周身气机舒畅，便悟此物对于司机以及各种劳作之人可以祛疲醒神，用于临床可以行气消积、驱秽除浊啊！

古万州（万宁）何时种植槟榔？据史料记载，万宁种槟榔始于宋代，至今已有一千多年历史。而吃槟榔的风俗风情历史悠久，今天万宁人吃槟榔仍然很有情趣。万宁人依然把槟榔果作为美好友谊的象征。客人登门，主人首先捧出槟榔果招待。即使不会嚼槟榔，也得吃上一口表示回敬。如今万宁人平时访亲探友也要买上槟榔果当作"甜路"，特别是逢年过节，家家户户都要备有槟榔果，以敬拜年长的贵客亲朋。槟榔还是青年们爱情的象征。小伙子一旦看中哪一位姑娘，先向女方家赠送槟榔果（俗称放槟榔）表示求婚之意，如果女方收下，就表示定了婚约。举行婚礼时，槟榔果更是不可缺少的佳品。新郎新娘都要给登门贺喜的亲朋敬献槟榔果，以表敬意。

万宁人吃槟榔是很讲究的。首先是把槟榔切成片，然后粘上佐料（用贝壳粉调制成的膏状物）卷上老叶，再放进口里细咀慢嚼。初时味涩，并有绿水，待吐完绿水又生丹津，吃后脸红耳赤，头晕目眩如醉酒一般，正如苏东坡即兴写的"两颊红潮增妩媚，谁知侬是醉槟榔"的诗句。如今万宁人吃槟榔、种槟榔方兴未艾，吃槟榔的习俗代代相传。

《采槟榔》曲是在20世纪30年代由湖南湘潭黎锦光先生根据湖南民歌《双川调》创作，殷忆秋作词，1930年周璇原唱，其歌词朗朗上口、简洁明快，风靡上海，遂成为周璇名曲。20世纪80到90年代该歌屡屡被多名歌手翻唱，如奚秀兰、邓丽君（邓丽君曾在1982年的演唱会上现场演唱该曲）、凤飞飞、龙飘飘、卓依婷、小萍萍等，再次风靡，成为现在人们耳熟能详的老上海流行乐之一。

二八 薄荷 —— 清凉辛香人皆知，利咽透疹风热失

薄荷，为唇形科植物薄荷的干燥地上部分。

【**别名**】卜荷、香荷、番荷、番荷叶、金叶薄荷、龙脑薄荷。

【**药性**】味辛，性凉。归肺、肝经。

【**功效**】疏散风热、清利头目、利咽、透疹、疏肝行气。

【**主治**】风热感冒、温病初起、头痛眩晕、目赤多泪、喉痹、咽喉肿痛、口舌生疮、麻疹不透、风疹瘙痒、肝郁气滞、胸胁胀闷。

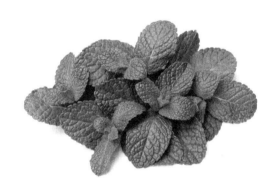

传说薄荷的原名出自希腊神话。冥王哈得斯爱上了美丽的精灵曼茜，冥王的妻子佩瑟芬妮十分嫉妒。为了使冥王忘记曼茜，佩瑟芬妮将她变成了一株不起眼的小草，长在路边任人踩踏。

可是内心坚强善良的曼茜变成小草后，身上却拥有了一股令人舒服的清凉迷人的芬芳，越是被摧折踩踏就越浓烈。虽然变成了小草，她却被越来越多的人喜爱。人们把这种草叫作薄荷。

罗马人与希腊人都很喜欢薄荷的味道，在节庆时，他们还会把薄荷编织成花环佩戴在身上；埃及人则有把一包包薄荷与大茴香、小茴香充当赋税的做法；美洲印第安人会用薄荷来治疗肺炎。

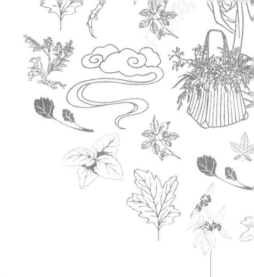

C

二九 苍术——燥湿健脾风寒去，明目亦属苍术功

苍术，为菊科多年生草本植物茅苍术或北苍术的干燥根茎。本品古与白术不分，后据其功用而分为二，因其根色苍黑，故名。

【别名】赤术、青术、仙术。

【药性】味辛、苦，性温。归脾、胃、肝经。

【功效】燥湿健脾、祛风散寒、明目。

【主治】湿阻中焦、脘腹胀满、泄泻水肿、脚气痿躄、风湿痹痛、风寒感冒、眼目昏涩、夜盲等。

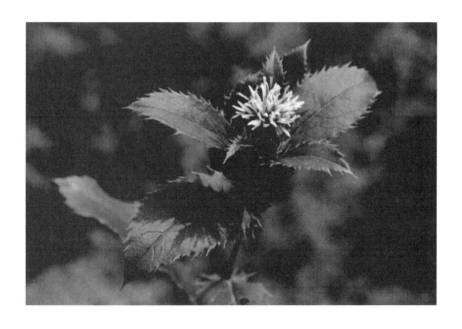

传说有一名自京城考试回乡的书生，回程时至西湖一游，途中邂逅了一位明媚动人的女子，心仪之余，愿花费重金偕女子同归，但女子婉拒，书生终未能如愿。过了五年，书生旧地重游，不禁想起佳人美丽的身影，怅然若失。此时，忽然看见那位女子熟悉的身影，书生欣喜若狂，遂邀其同游西湖美景，之后两人不舍得分离，便一同投宿客栈。就这样过了半年之久，书生再度提出携手同归的要求，女子黯然，幽幽道出："你离去后，我因对你思念过度而一病不起，现在的我是个女鬼！我们朝夕相处，你被阴气浸淫已深，

回去后必会腹泻大作，当服平胃散解之！"书生听了之后又惊愕又惋惜，好一会儿才问道："平胃散都是些平和无奇的药，如何能治好我的病呢？"女子道："其中有一味苍术，可以祛除邪气！"书生返家后果然腹泻不止，只得依所嘱服平胃散，腹泻才逐渐停止。古代认为，荒野岚瘴或瘟疫恶气都和"湿"有密切关系，而这些邪气则又和鬼魅之说同气相应，所以才会有这样的故事流传下来。

苍术气味雄厚，能彻上彻下，燥湿而宣化痰饮，芳香辟秽，可胜四时不正之气，故时疫之病多用。其味微甘而辛苦，故能发汗宽中，燥湿健脾，强胃进食。内含棕红色油腺散在，挥发油含量极高，故其辟秽力很强。

许叔微《本事方》云："微患饮癖三十年。始因少年夜坐写文，左向伏几，是以饮食多坠左边。中夜必饮酒数杯，又向左卧。壮时不觉，三五年后，觉酒只从左下有声，胁痛食减嘈杂，饮酒半杯即止。十数日，必呕酸水数升。暑月只右边有汗，左边绝无。"

夜盲症特效药——苍术。

三〇 侧柏叶 —— 凉血止血化痰咳，生发乌发功效卓

侧柏叶，为柏科植物侧柏的干燥枝梢及叶。

【药性】 味苦、涩，性寒。归肺、肝、脾经。

【功效】 凉血止血、化痰止咳、生发乌发。

【主治】 吐血衄血、咯血便血、崩漏下血、肺热咳嗽、血热脱发、须发早白等。

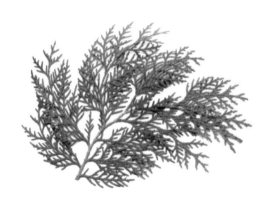

《本草纲目》卷三四记载："毛女者，秦时宫人，关东贼至，惊走入山，饥无所食，有一老公教吃松柏叶，初时苦涩，久乃相宜，遂不复饥，冬不寒，夏不热。至汉成帝时，猎者于终南山见一人，无衣服，身生黑毛，跳坑跃涧如飞，乃密围获之，去秦时二百余载矣。"这是讲有一个秦代宫女，逃到山中，因吃松柏叶，活了两百多年，仍身轻如燕，行走如飞，是说侧柏叶能强身健体，又可防老抗衰。

中医认为侧柏叶具有良好的止血作用，特点是既能凉血止血，又能收敛止血，可以用于各种出血病症，多用以治疗人体上部出血病症。在使用时一般是将其炒炭后应用，止血作用加强，处方多写侧柏叶炭。而古代本草记载，久服轻身益气，令人能耐寒暑，更治冷风历节疼痛，不过现在临床对此作用的应用较少。

侧柏叶是治疗脱发要药，具有良好的生发乌发作用。将其与制首乌、三七、红参、天麻、骨碎补、当归等量，泡四十五度白酒，半月以后，外搽，具有很好的作用，尤其是对于鬼剃头、白发效果好。侧柏叶也能止咳，但作用不是很强，现临床上并不多用。

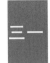

三一 柴胡 —— 主治少阳肝胆病，退热和解皆殊功

柴胡，为伞形科植物柴胡或狭叶柴胡的干燥根。

【别名】茈胡、山菜、柴草。

【药性】味苦、辛，性微寒。归肝、胆、肺经。

【功效】解表退热、疏肝解郁、升举阳气。

【主治】感冒发热、寒热往来、肝郁气滞、胸胁胀痛、月经不调、气虚下陷、脏器脱垂等。

传说有一位胡进士，家里有个长工叫二慢。一年秋天，二慢得了"寒热往来"的瘟病，他一阵冷，一阵热，冷时打寒战，热时出冷汗。胡进士一看二慢病得不能干活了，又怕这病传染家里的人，就赶他走。二慢没有办法，只好出了进士大院。他迷迷糊糊地来到一片水塘旁边。塘水快干了，四周杂草丛生。二慢再也不能动弹，就躺在杂草丛里。躺了一天，二慢觉得又渴又饥。可他一点力气也没有，站不起身，便用手挖了些草根吃。这样，一连七天，二慢没动地方，吃了七天草根。七天过后，他忽然觉得身上有劲儿了，就回到胡进士大院。

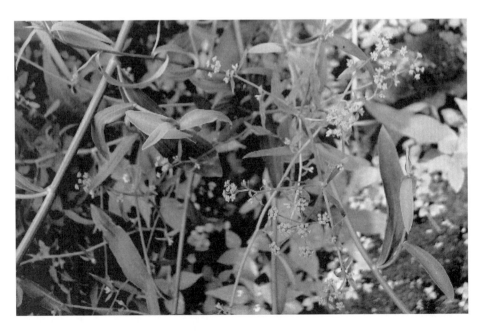

过了些日子，胡进士的少爷也得了瘟病，一阵冷，一阵热，跟二慢得过的病一模一样。他请来许多医生，但谁也治不好。胡进士忽然想起二慢，问道："前些日子你生病时，吃了什么药啊？"二慢说："我离开您家，走到村外水塘，就倒在那里了。我又渴又饿，就挖草根儿吃来着。"二慢带着胡进士走到水塘边。他拔了几棵吃过的草根，递给胡进士。胡进士急忙回家，命人洗净煎汤，给少爷喝了。一连几天，少爷就喝这种药，把病喝好了。胡进士十分高兴，想给那种药草起个名字。他想来想去，那东西原来是当柴烧的，自己又姓胡，就叫它"柴胡"吧。

清代张聿青《张聿青医案》曰："柴胡散胆经之专药，即能散其郁勃之气，复能解其郁结之热，郁中有热，故风药不能治而柴胡能治之也。"

歌曰：半表半里和解剂，小柴胡汤最适宜。疏散退热解肝郁，丹栀逍遥功效奇。升阳举陷治气陷，补中益气显威力。柴胡容易伤肝阴，阴虚肝旺应当忌。

三二 蝉蜕 —— 入地上天名神仙，散热透疹开利咽

蝉蜕，为蝉科昆虫黑蚱若虫羽化时脱落的皮壳。

【别名】蝉退、蝉衣、虫蜕、神仙、知了。

【药性】味甘，性寒。归肺、肝经。

【功效】疏散风热、利咽开音、透疹、明目退翳、解痉。

【主治】风热感冒、温病初起、咽痛音哑、麻疹不透、风疹瘙痒、目赤翳障、惊风抽搐、破伤风症等。此外，本品还常用以治疗小儿夜啼不安。现代研究证明，该药能镇静安神，故用之有效。

蝉蜕，蝉之衣也，薄而质轻，走上焦。王好古曰："蝉蜕去翳膜，取其蜕义也。蝉性蜕而退翳，蛇性窜而祛风，因其性而为用也。"李时珍曰："蝉得土木余气，饮风吸露，其气清虚；故主疗一切风热之证；又主哑病、夜啼者，取其昼鸣而夜息也。"蝉蜕、桔梗、诃子均是利咽开音的代表性中药。

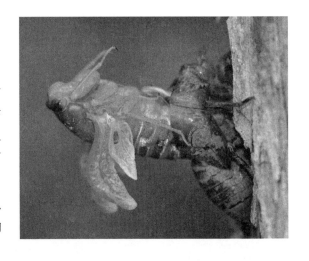

关于蝉，不仅有许多美丽的传说故事，它还是药食兼优的佳品。它幼虫时期深藏土中，吸取树根液汁，脱壳成虫后，栖于嫩枝上，摄取树枝中的养分。由于其能入于土中，又能飞上天空，所以鲁西一带称其为"神仙"。无论幼虫、成虫，均可食用，其吃法也是多种多样，可以菜肴形式入席，也可加工成蜜饯、调味品和饮品，或磨成粉末掺在面粉中做成各种食品。在我国淮北一带，人们爱吃蝉，农贸市场上也卖蝉。那些爱喝酒的人买去，在盐水里泡上半天，再捞出来放入油锅里煎黄，便成了下酒的美食。布朗人也喜欢食蝉，每当夏日黄昏，常常成群结伙上山找那些白天飞累了被露水浸湿了翅膀的蝉，带回家后用沸水略烫，去其翅膀，放入小笼屉内蒸熟、捣碎，做成美味的蝉酱。

《本草纲目》中说："幼蝉杀病虫，去腹热。"可治皮肤粗糙、瘙痒、眼目发赤等。幼蝉富含脂肪酸、碳水化合物及微量元素，其中氨基酸含量居所有动植物食品之冠，幼蝉所含的大量硒元素是消除人体内自由基的最好的清洁剂，可以抗衰老和清除色素，对皮肤癌也有预防和辅助治疗作用。蝉的蛋白质含量高达百分之七十二，是构成和修补组织的重要养料。这种养料缺乏时，皮肤粗糙，皮下脂肪减少，易受感染，且伤口不易愈合，毛发干枯。蝉羽化时所蜕掉的外壳称蝉蜕，蝉不仅是肉质细嫩、营养丰富的美食，还是珍贵的健身美容药材。

宋代欧阳修《文忠集·秋声赋》云："但闻四壁虫声唧唧，如助余之叹息。"相传蝉乃齐王后化身，因被齐王冤枉而死，化为蝉，鸣于树，以向世人诉说其冤，蝉蜕乃蝉之衣服，以示不穿王家之衣，后世人称蝉为齐女。

北宋名臣寇准《蝉》诗云："寂寂宫槐雨乍晴，高枝微带夕阳明。临风忽起悲秋思，独听新蝉第一声。"有一个成语叫"金蝉脱壳"，本意源于蝉由幼虫变化为成虫时，需要脱去幼虫外壳的自然现象。后来，"金蝉脱壳"又成为古代兵家计谋的三十六计之一，用来比喻用计脱逃而使对方不能及时发觉。"金蝉脱壳"的本意正好说到中药蝉蜕。蝉是一种颇具特殊性的昆虫，一生要经过卵、幼虫、拟蛹、成虫四个阶段。成虫将卵产在树枝的表皮中，随枯枝进入泥土之中，变成幼虫在土里生活。幼虫经过四次蜕皮，便变成拟蛹——因为它的蛹不像苍蝇、蝴蝶等昆虫有真正的蛹，所以叫拟蛹。经过在土中生活数年之久（短者两年，一般四到五年，长者可达十七年之久），拟蛹在夏至前爬出洞外，攀到树上，背部纵裂开，完成最后一次蜕皮，变成蝉。其蜕下的"皮"又称"壳"，俗称"知了壳"，即为中药蝉蜕，又称蝉衣。因《名医别录》有"主妇人生子不下"的记载，故孕妇慎用。

歌曰：金蝉飞去留蝉衣，疏散风热很得力。利咽透疹和退翳，咽痛音哑功效奇。小儿惊风与夜啼，目赤翳障着可期。

三三 葱白 —— 做菜调味胃口开，为药能把风寒散

葱白，为百合科植物葱近根部的鳞茎。

【别名】葱茎白、葱白头、大葱白、鲜葱白、大葱。

【药性】味辛，性温。归肺、胃经。

【功效】发汗解表、散寒通阳。

【主治】风寒感冒、阴盛格阳等。此外，葱白外敷有散结通络下乳之功，可治乳汁郁滞不下，乳房胀痛；治疮痈肿毒，兼有解毒散结之功。

传说葱是神农尝百草时寻出的一味良药，由于在日常饭菜中常用，又被称为"和事草"。在中国传统饮食中，葱是常用的调味佐料。葱原产于我国，16世纪传入欧洲，在此之前，欧洲人吃的是洋葱而非我国的细香葱。

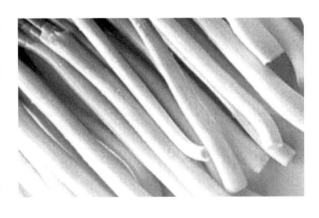

经过我国近三千年的培育，至今葱已有许多品种，市场上常见的有羊角葱、改良葱、水沟葱、青葱、老葱等。我国北方多栽培普通大葱。《中国实业志》说："葱，鲁人多生食。"说明山东人常把生葱当菜吃。

山东人对葱都有一种自幼携生伴长的浓浓乡情。每当春天来临之际，大地披翠，河谷融冻。人们往往也会周身舒展，胃口大开。这时的小葱洁白翠绿，油光亮丽，那小葱蘸酱的美味，便早已滋润渗透了体魄神魂。山东人更为情浓意深的是大葱。看影视剧中山东人的餐桌上，都是横放着几棵靓丽的大葱。记得前些年在兰州上学时，同学聚餐，笔者点了一盘切成段的大葱。大家顿觉好奇，这样也可以吃吗？纷纷品尝，顿时胃口大开，兴趣盎然，不一会就加了几盘食尽之。刚刚来到杭州的那年，在一个医馆里坐诊，晚饭是家人送到诊室的，随便拿了几根大葱，周围的护士特别好奇，立即围拢过来："这葱怎么吃，快，吃给我们看看。"有人居然还拿手机拍照。前年春节放假开车回家，一路上服务区的饮食都是要么水煮一般的无味，要么是嘉兴

肉粽的腻滞。等进了山东第一站临沂服务区，小米粥，蘸酱，一根根大葱整齐地排列着，像在欢迎山东老乡回家过年，这种大葱乡情顿时充斥弥漫了身心。

关于葱的品种和用途，《本草图经》记载："葱有数种，入药用山葱、胡葱，食品用冻葱、汉葱。又有一种楼葱，亦冬葱类也，江南人呼龙角葱，言其苗有八角故云尔，淮、楚间多种之。"李时珍说："冬葱即慈葱，或名太官葱，谓其茎柔细而香，可以经冬。汉葱一名木葱，其茎粗硬，故有木名。"著名文学家老舍在《到了济南》中赞道："不要花，不看叶，单看葱白儿，你便觉得葱的伟丽了……济南的葱白起码有三尺来长吧！""最美是那个晶亮，含着水，细润，纯洁的白颜色。这个纯洁的白色好像只有看见过古代希腊女神的乳房者才能明白其中的奥妙，鲜，白，带着滋养生命的乳浆！""假如你不信呢，吃一棵尝尝。"

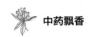
三四 车前子和车前草 —— 利尿解毒车前草，子能明目泄泻瘵

车前子，为车前草科植物车前及平车前的干燥成熟种子。

【药性】味甘，性寒。归肝、肾、肺、小肠经。

【功效】清热利尿通淋、渗湿止泻、明目、祛痰。

【主治】热淋涩痛、水肿胀满、暑湿泄泻、目赤肿痛、目暗昏花、痰热咳嗽。

车前草，为车前草科植物车前及平车前的干燥全草。

【别名】蛤蟆衣。

【药性】味甘，性寒。归肝、肾、肺、小肠经。

【功效】清热利尿通淋、祛痰、凉血、解毒。

【主治】热淋涩痛、水肿尿少、暑湿泄泻、吐血衄血、痈肿疮毒、痰热咳嗽。

陆玑《诗疏》云："此草好生道边及牛马迹中，故有车前、当道、马舄、牛遗之名。舄，足履也。"《神农本草经读》云："车前好生道旁，虽牛马践踏不死，盖得土气之用，动而不静者也。气瘵，膀胱之气闭也。闭则痛，痛则水道不利。车前得土气之用，土气行则水道亦行而不瘵，不瘵则不痛，而小便长矣。"

车前子在治疗泄泻方面很常用，取其利小便、实大便之效，就是使后阴的水湿从前阴排出，中医将这种作用称为"开支河"，就好像洪水泛滥，将主干道的水从另一支河道泄洪，以减轻主河道的压力，故古今治疗泄泻的药方中多配伍有车前子，并有"治泻不利小便，非其治也"的说法，以治湿盛引起的水泻为宜。《医学心悟》指出："凡治泻，须利小便。"《本草纲目》载："车前子，止暑湿泻痢。"就是说夏季所致泄泻车前子为治疗常用之品。以车前子治暑泻虽药味简单，然医理深奥，且药源广泛，价格低廉，药效速捷，如辨证用药配伍他方，更相得益彰，实为治暑泻一味良药。

宋代的《医说》引用《苏沈良方》曾载："欧阳文忠公常得暴下，国医不能愈。夫人云：市人有此药，三文一帖，甚效。公曰：吾辈脏腑与市人不同，不可服。夫人使以国医药杂进之，一服而愈。召卖药者厚遗之。求其方，乃肯传。但用车前子一味，为末，米饮下二钱匕，云此药利水道而不动气，水道利则清浊分，谷脏自止矣。"李时珍《本草纲目》亦载此事。意思是说，欧阳修患暴泻不已，御医亦不能治好此病，欧阳修的妻子见丈夫病重，心中非常焦急。她听说有一家小药店，专卖三文钱一帖的止泻药，非常有效。她把这消息告诉丈夫，建议也买点来试试。欧阳修听罢摇头，不以为然地说："吾辈的脏腑与市井小民不相同，岂可服用那种低贱的草药？"夫人即暗中行事，悄悄派人去买回药，冒充太医局送来的新药。刚服药一帖，其病便霍然而愈。夫人见药到病除，这才吐露了实情。欧阳修立即派人把药店主人请来，厚赠钱财，向卖药人求其方，久之乃告知只有车前子一味，研为细末，每次用米汤冲服二钱，因车前子能通小便，利水道，水道利则清浊分，清浊分则泻自止矣。欧阳修听了频频点头，并称赞其医术高明。用车前子炒研为末，掺入米汤饮下，中医取其分消之法，即所谓"利小便，实大便"，"治湿不利小便，非其治也"。将后阴的水湿从前阴排出，大便自然就干了，可见其治是合理的。

　　古代本草书中记载，车前子能益肾种子，强阴益精，如五子衍宗丸中配伍有本品，用治不孕、不育症，其机制乃是方中的菟丝子、覆盆子偏于助

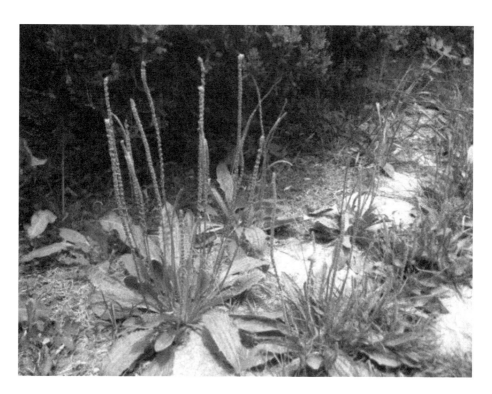

阳，五味子过于涩精，枸杞子乃为阴柔之品，故用车前子小利，寓补而兼泄，寓闭而兼利，使精窍通，水窍开，精神健，达到益肾种子之效。

相传西汉时有一位马武将军，一次率军出征，吃了败仗，被敌人围困在一个荒无人烟的地方。时值六月，暑热蒸人，粮草将尽，水源不足，饿死、渴死的人和战马不计其数。剩下的人、马由于饥渴交加，暑热伤身，一个个小腹胀似鼓，小便红如血，尿时疼痛，滴沥难尽。面对这一困境，马武将军焦急万分。

一天，将军的马夫忽然发现他的马不尿血了，精神也好多了。这一奇怪现象引起了马夫的注意。于是，他密切观察马的活动，结果发现马总是嚼食它原来不喜欢吃的一种牛耳形的草。马夫心想，是不是这种草治好了马的病呢？我不妨也试一试。于是，他拔了些草，用水煎服了几次，果然小便正常了。马夫立刻把这一重要发现禀报给马武。马武大喜，立即号令全军人、马吃这种牛耳形的草。几天之后，人、马的病竟然全治好了。

马武问马夫："这是什么草？何处有？"马夫说："不知叫什么。"并用手一指："将军你看，这车前面就有。"马武哈哈大笑："那就叫车前草吧。"从此，车前草治病救人的事就传扬开了。

唐代张籍《答开州韦使君寄车前子》："开州午日车前子，作药人皆道有神。惭愧使君怜病眼，三千余里寄闲人。"此诗由唐朝著名诗人张籍为答谢友人寄车前子所作，把车前子利尿止泻、清热明目的功效形象写出，令人印象深刻。

三五 陈皮 —— 存放愈久效愈强，燥湿化痰理气汤

陈皮，为芸香科植物橘及其栽培变种的干燥成熟果皮。

【别名】橘皮、广陈皮、陈橘皮、新会皮、红皮、柑皮、贵老、橘皮、黄橘皮。

【药性】味辛、苦，性温。归脾、肺经。

【功效】理气健脾、燥湿化痰。

【主治】脘腹胀满、食少吐泻、嗳气、呕吐、呃逆、湿痰寒痰、咳嗽痰多、胸痹。

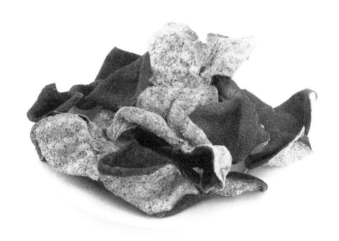

相传宋朝时期，范仲淹在东台任盐仓监官，当时他的母亲体弱多病又不愿服用汤药。为此，范仲淹一筹莫展，忧心忡忡。有一天，他前往一位东台名医的住处。这位名医见他求医心切，便给了他一味良方：用糯米配以中药，制成药酒饮用。于是，范仲淹立刻找来中药和调酒师，制成此酒。范仲淹的母亲饮用后果然身体逐渐康复起来，而这种酒，就是最初的陈皮酒。

新会人生产的"陈皮普洱茶"已经有一百多年的历史，据说这种茶是良溪村道光进士罗天池初创的。罗天池原名汝梅，字草绍，叫六湖，1805年生于新会棠下镇良溪村（今属蓬江区），道光六年（1826）进士，被誉为"粤东四大家"之一。道光二十七年（1847年），罗天池在云南因回人事件辞官回

新会棠下良溪村，因在云南任职期间罗天池很喜欢饮当地的普洱茶，辞官后他带了很多普洱茶回乡。

新会陈皮的由来有一个美丽的传说。相传在两千多年前，一对美丽的凤凰奉命将两颗珍贵的茶枝柑种子带回天庭种植。在途经一片名叫新会的土地时，顿时被眼前的美景吸引，一条逶迤蜿蜒的水道绕着青山延伸，余晖从云间倾泻到湖面上，水面像是铺满从天而降的钻石，波光粼粼。山在夕照下很是温柔，像是微醺的仙子。

这对凤凰完全沉醉在此美景中，竟然忘却了自己身负重任反而在湖边的山上嬉戏起来。夜幕降临之时，凤凰才想起有要务在身，匆匆飞向天庭，却把两颗珍贵的茶枝柑种子落在了山边。凤凰所为之倾倒的那一片水域就是著名的银洲湖。在新会这片如仙境般富饶的土地的孕育下，再加上银洲湖上乘水质的滋养，两颗茶枝柑种子茁壮成长。当地人民发现枝柑的柑皮晒制后具有浓郁的香气，并且有健胃消食、祛湿化痰的功效。

三六 沉香 —— 行气温中治虚喘，入于肺脾与肾经

沉香，为瑞香科植物沉香及白木香含有树脂的木材。本品乃含有树脂的木材，味香特异，虽为木质，置水则沉，故名。

【**药性**】味辛、苦，性微温。归脾、胃、肾经。

【**功效**】行气止痛、温中止呕、纳气平喘。

【**主治**】寒凝气滞、胸腹胀闷疼痛、胃寒呕吐呃逆、肾虚气逆喘息。

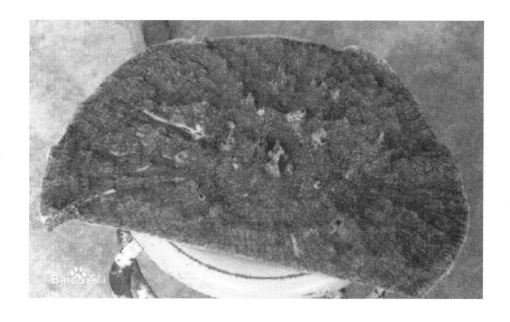

　　在很久以前，海南有个年轻人早年丧父，与母亲相依为命，十分孝顺。其母患有胸腹胀痛之病，发作时胸腹胀满，疼痛难忍，不思饮食，甚至呕吐清水。年轻人看着母亲疼痛的样子，心情焦虑，夜不能寐，只是苦无良方。一天傍晚，他荷锄回家，走到村头看见一群人围着一位鹤发童颜的老者正在求医问药。年轻人挤入人群，向老者说明母病，求问老者有何良方。老者取纸笔疾书数语，递给他，嘱其按照字条去做，必能医好母病。年轻人回家打开字条在灯下细看，上面写着："深山处，水沉香。山岭高，山路险。是孝子，不惧难。采得水沉香，一半焚香闻，一半入水煎。孝心可以感天地，高堂母病必能愈。"年轻人看罢，暗下决心，为治母病，千难万阻也要上山走

一趟。他克服山路陡峭、荆棘丛生等险阻，终于找到了结有沉香的香树。年轻人大喜，遂将沉香采摘回家，按老者所嘱，给母亲服用。真是皇天不负有心人，年轻人的母亲果然痊愈。

据史书记载，沉香在唐代已传入广东，宋朝普遍种植，因为主要集中在东莞地区，所以又名莞香。关于莞香，当地人流传着一个美丽的故事：莞香的洗晒由姑娘们负责，她们常将最好的香块偷藏胸中，以换取脂粉，香中极品"女儿香"由此得名。

沉香，又名"沉水香""水沉香"，古语写作"沈香"（"沈"同"沉"）。古来常说的"沉檀龙麝"之"沉"，就是指沉香。沉香香品高雅，而且十分难得，自古以来即被列为众香之首。与檀香不同，沉香并不是一种木材，而是一类特殊的香树"结"出的，混合了油脂（树脂）成分和木质成分的固态凝聚物。而这类香树的木材本身并无特殊的香味，而且木质较为松软。据现在的研究，瑞香科沉香属的几种树木，如马来沉香树、莞香树、印度沉香树等都可以形成沉香。

黄元振《百氏昭忠录》记载岳飞分赐沉香：岳飞有一天把沉香分赐给属下的官员，每人都获得了一块。而主管档案的黄纵所得到的却最小。岳飞觉得分得太不均匀，又将一包裹的沉香分给大家，可是黄纵得到的仍旧是最小的。岳飞总觉得未合自己的心意。黄纵说："我只是单身投军，虽然分赐到沉香，也没有什么用处。"岳飞就说："我过去也喜欢烧香，不过只是在瓦炉中燃一般的柏香罢了，后来也抛弃了。有志气的男子要为国家建立功勋，怎么能老是想着个人的爱好呢！"大家都露出惭愧的神色。

沉香在中药中被称为降气之最。

三七 柽柳 —— 枝条柔美根系深，祛风除湿透皮疹

柽柳，为柽柳科植物柽柳的干燥细嫩枝叶。

【别名】金条、黄金条、三春柳、观音柳、西湖柳、西河柳、红柳、阴柳。

【药性】味甘、辛，性平。归肺、胃、心经。

【功效】发表透疹、祛风除湿。

【主治】麻疹不透、风疹瘙痒、风湿痹痛等。

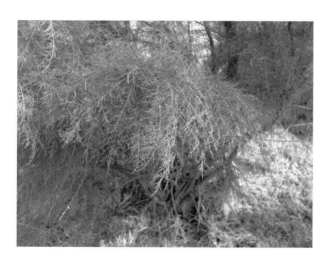

柽柳又叫作观音柳、西湖柳，柽柳枝条十分细柔，姿态也是婆娑多彩。所以，无论风怎么样吹，它都能以它的柔软而抵抗风沙，它开的花就好像是红色的蓼，看上去十分美丽。柽柳多种在庭院中作为绿色的篱笆用，望上去显得绿荫垂条，别具风格。柽柳是最能适应干旱沙漠生态环境的树种之一。它的树根很长很广，长到可以吸到沙漠深层的地下水。柽柳还不怕沙埋，哪怕被流沙埋住，它的枝条也能顽强地从沙中探出头来，继续顽强地生长着，完成它那防风固沙的使命。

柽柳的花语为赎罪，据说是因为柽柳的前身是玉皇大帝殿前的植物，因为有一天一不小心刮烂了玉皇大帝的衣服，于是就给降罪到人间的沙漠中去防风固沙来赎罪。如果你想道歉的话，赎罪的柽柳也是不错的选择。

三八 赤芍 —— 最是红艳芍药花，凉血散瘀治跌打

赤芍，为毛茛科植物芍药或川赤芍的干燥根。

【别名】毛果赤芍、卵叶赤芍、赤芍药、北赤芍。

【药性】味苦，性微寒。归肝经。

【功效】清热凉血、散瘀止痛。

【主治】热入营血、温毒发斑、血热吐衄、目赤肿痛、痈肿疮疡、肝郁胁痛、经闭痛经、症瘕腹痛、跌打损伤等。

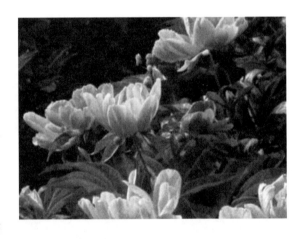

沉香亭，是唐明皇欢宴群臣，与杨氏姐妹纵情游乐的地方。不仅亭榭轩昂，而且终年花草树木茂盛。圣上也常常诏命各地园丁到御花园种植，有成者赏，无功者罚。各地养花能手无不终日惴惴。

有个老者名叫宋单父，专养芍药，能将扬州芍药移植北方，色泽更鲜，花朵更大。宋单父也被召入宫中，在沉香亭畔种植芍药，有命须使牡丹开过芍药继之。白天有帝王嫔妃达官贵人游玩，老翁必须回避，只在三更之后才能耘植养护。宋单父夜夜辛劳，有明月星辰冷露寒霜做证。可是偏这一年阴阳不合，暖气不动，到了开花季节偏不见蓓蕾萌发，圣上就要加罪了。

芍药仙子们心田是极善良的，况且又夜夜得到宋单父的灌溉之恩，是一定要报答的，阳气不动而要呈芳艳必须要打破常规，于是众花仙议定，大家合力在明天内各开放一株一茎，众力合一定能胜天。于是，在次日清晨芍药忽然开放，每一枝头开放两朵，姿态各异，在朝露煦风中皆呈深红色，宫内哗然，明皇、贵妃、文武官员皆来观赏。正在赞叹不已时，天已正午，芍药突然变为深碧色，如同碧玉般，众人大奇，观者愈多。待到暮色降临，一片片芍药花瓣皆呈深黄色。明月升起了，月光之下，花儿又变成粉白色。随

着色泽的变化，香气也各异。时而幽香，时而浓郁，众人如醉如痴。众芍药仙子在一日之内呈芳，自然把沉香亭畔装点得胜过瑶池。众嫔妃在芍药仙子映衬下黯然失色，自然不爽。圣上见此情此景便又嗔怪起来，说定是花妖作怪，有意将芍药刈除并降罪宋单父。

众芍药仙子深感不平，不生蓓蕾有罪，各色呈芳更有罪，真是人间帝王的淫威胜过天上玉帝。为救宋单父，芍药仙子也顾不得理论功过是非了。这一夜唐明皇与杨贵妃，醉卧华清宫。芍药仙子便连夜赴骊山开放。次日清晨明皇与贵妃宿酒初醒，更是惊异不止，便携手并肩同赏芍药。唐明皇本是风流天子，杨贵妃正是专宠得意之时。明皇便亲折一枝芍药送到贵妃面前，贵妃含笑嗅其香，观其艳。唐明皇见爱妃如此怡悦，便说："不只是萱草能使人忘忧，芍药的花香色艳更能醒酒。"

上有所好，下必甚之。自从唐明皇说了这句话以后，用芍药花香来醒酒的风气便风靡一时，朝野上下，凡有宴饮必定将各色芍药折下，入在海盘之内，摆在餐桌中心，为君王、嫔妃、达官贵人们一笑，芍药便沦落劫难之中。人们终日沉浸在传杯把盏、灯红酒绿的欢乐中，却忘了种花的宋单父，这位给人间带来万紫千红辛勤耕耘的老者，只是免于一死，便是最高的奖赏了。人世间的是是非非，必定是有因果的，马嵬坡上的百花、百草，只是冷眼看着那帝王夫妇的生离死别了。

三九 赤小豆 —— 色赤入血解血毒，利水消肿药食通

赤小豆，为豆科植物赤小豆或赤豆的干燥成熟种子。

【别名】赤豆、红豆。

【药性】味甘、酸，性平。归心、小肠经。

【功效】利水消肿、解毒排脓。

【主治】水肿胀满、脚气浮肿、黄疸尿赤、痈肿疮毒、肠痈腹痛、风湿热痹等。

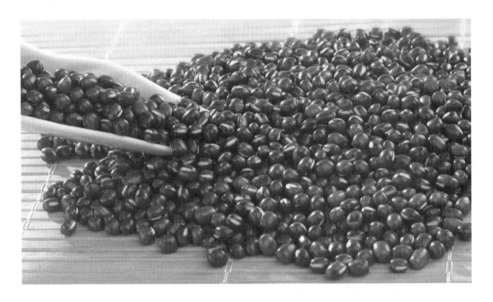

《伤寒论》载有麻黄连翘赤小豆汤用于治黄疸，也用于治疗疮痈肿毒。《金匮要略》载，赤小豆当归散治狐惑之脓已成。痄腮乃热毒瘀血壅滞，腮部肿痛，故能敷之即愈。

《本草乘雅半偈》云："豆为肾水之主谷，赤小者，又为肾之心物，水之用药矣。故主水用不行。"《朱氏集验方》载：宋仁宗在东宫时，患痄腮，命道士赞宁治之。取赤小豆七十粒为末，敷之而愈。

赤小豆可辟瘟疫，皆因其有解毒之功。相传共王氏有一不才之子，死在冬至这一天，变为疫鬼，伤害百姓，但生前最怕赤小豆。于是，民间遇瘟疫，常做赤豆粥以厌之，解除疫病之灾。虽属附会之言，但解毒之功确实良好。

重楼 —— 七叶共开一枝花，痈毒好似手拈拿

重楼，为百合科植物七叶一枝花或云南重楼的干燥根茎。虫蛇之毒，得此治之即无事，故名。

【**别名**】蚤休、草河车、七叶一枝花。

【**药性**】味苦，性微寒，有小毒。归肝经。

【**功效**】清热解毒、消肿止痛、凉肝定惊。

【**主治**】痈肿疔疮、咽喉肿痛、毒蛇咬伤、惊风抽搐、跌打损伤等。

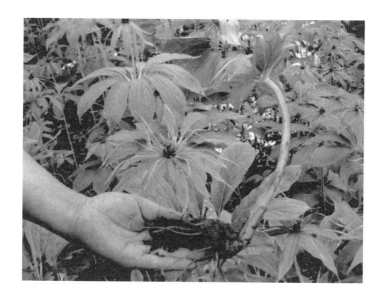

重楼又名七叶一枝花，据传这味草药的名字源于一则神话故事。很久以前，浙江天目山区住着一个青年叫沈见山，父母早逝，又无兄弟姐妹，靠上山砍柴为生。一天，他在砍柴时，草丛中忽然窜出一条毒蛇，还未及躲避，他的小腿就被蛇狠狠咬了一口。

不一会儿，他就昏迷在地，不省人事。说来也巧，这时天上的七仙女正好脚踏彩云来天目山天池里洗澡，看到昏倒的沈见山，便动了恻隐之心。她们绕着他围成一圈，纷纷取出随身携带的罗帕盖在他的伤口四面。更巧的是，王母娘娘这时也驾祥云到此，看到了青年、伤口和女儿们的罗帕，明白了一切，于是随手拔下头上的碧玉簪，放在七块罗帕的中央。或许是得到了罗帕和碧玉簪的仙气，蛇毒很快就消散了，沈见山徐徐清醒过来。清醒后的一瞬间，他只听"嗖"的一阵风响，罗帕和碧玉簪一起落在了地上，即刻变成了七片翠叶托着一朵金花的野草。他惊呆了，仿佛刚做了一场梦，又看看自己的小腿，了无伤痕。最后他想明白了，是这好看的野草救了自己的蛇伤。

于是，下山后他给村民们反复讲述被蛇咬伤后获救的奇异经过，并带村民上山认药。村民们推测说，这药草蕴含仙气，能克蛇毒妖魔，故而每遇有被蛇咬伤患者，都采挖此药，并获神效。当大家好奇地询问药草的名字时，沈见山盯着药草，数了数叶子，沉思了片刻说："就叫它七叶一枝花吧。"因七仙女而得名的七叶一枝花，是一味清热解毒的草药，向来被誉为蛇伤痈疽圣药。

虽然其药用广泛，但其功效最早被发现、最拿手、最知名的还是治蛇毒、疗痈疽。有名的季德胜蛇药，就是以该药为主要成分制成的。

李时珍《本草纲目》载歌曰："七叶一枝花，深山是我家，痈疽如遇着，一似手拈拿。"

谚语：家有七叶一枝花，无名肿毒一把抓。屋有七叶一枝花，毒蛇绕着不进家。

四一 川芎 —— 活血祛风治头痛，血中气药上下通

川芎，为伞形科植物川芎的干燥根茎。

【别名】山鞠穷、芎䓖、香果、雀脑芎、京芎、生川军等。

【药性】味辛，性温。归肝、胆、心包经。

【功效】活血行气、祛风止痛。

【主治】血瘀气滞、胸痹心痛、月经不调、经闭痛经、癥瘕腹痛、胸胁刺痛、跌扑肿痛、头痛、风湿痹痛等。

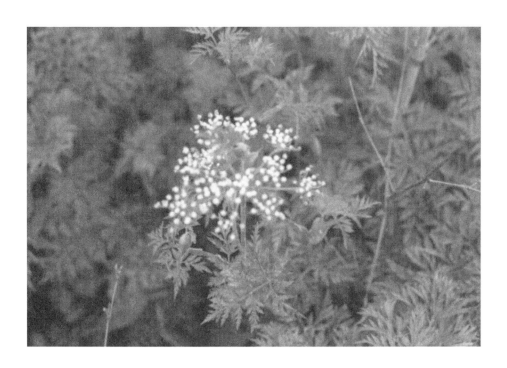

《本草注》云："芎本作营，或云人顶穹窿高大之象也。"此药上行，专治头痛诸疾故名芎。以四川产者为胜，又名川芎。可上行头目，下行血海，中开郁结。

沈括《梦溪笔谈》记载这样一件事。同族一男子，常服芎以疗疾。医生郑叔熊见之曰："芎势不可久服，多令人暴死。"其不听，后果无疾而死。时珍感于此事云："五味入胃，各归其本脏。久服则增气偏胜，必有偏绝，故有

75

暴天之患。如芎，肝经药也。若单服既久，则辛喜归肺，肺气偏胜，金来贼木，肝必受邪，久则偏绝，岂不夭之。”

唐朝初年，药王孙思邈带着徒弟云游到了四川的青城山，披荆斩棘采集药材。一天，师徒二人累了，便在混无顶的青松林内歇脚。忽见林中山洞边一只大雌鹤，正带着几只小鹤嬉戏。药王正看得出神，猛然听见几只小鹤惊叫，只见那只大雌鹤头颈低垂，双脚颤抖，不断地哀鸣。药王当即明白，这只雌鹤患了急病。

第二天清晨，药王师徒又到青松林。在离鹤巢不远的地方，巢内病鹤的呻吟声清晰可辨。又隔了一天，药王师徒再次到青松林，但白鹤巢里已听不到病鹤的呻吟了。抬头仰望，几只白鹤在空中翱翔，嘴里掉下一朵小白花，还有几片叶子，很像红萝卜的叶子，药王让徒弟捡起来保存好。

几天过去了，雌鹤的身子竟已完全康复，率领小鹤们嬉戏如常了。药王观察到，白鹤爱去混无顶峭壁的古洞，那儿有一片绿茵，花、叶都与往日白鹤嘴里掉下来的一样。药王本能地联想到，雌鹤的病愈与这种药有关。经过实验，他发现这种植物有活血通经、祛风止痛的作用，便让徒弟携此药下山，用它去为病人对症治病，果然灵验。药王兴奋地随口吟道：“青城天下幽，川西第一洞。仙鹤过往处，良药降苍穹。这药就叫川芎吧！”"川芎"由此而得名。

谚语：腰痛吃杜仲，头痛吃川芎。

四二 穿心莲 —— 热毒疹痢疮疡癣，快服苦寒穿心莲

穿心莲，为爵床科植物穿心莲的干燥地上部分。

【别名】 榄核莲、一见喜、苦胆草、四方草。

【药性】 味苦，性寒。归心、肺、大肠、膀胱经。

【功效】 清热解毒、凉血、消肿、燥湿。

【主治】 外感风热、温病初起、顿咳劳咳、肺痈吐脓、咽喉肿痛、口舌生疮、湿热泻痢、热淋涩痛、湿疹瘙痒、痈肿疮毒、蛇虫咬伤等。

相传达摩祖师跋山涉水从印度来到中国弘扬佛法，遍历我国的大江南北。一日，达摩祖师及其弟子游历到我国的广东岭南地区时，路遇一老农倒在路边痛苦呻吟，奄奄一息，便上前询问道："老乡，你这是怎么了？"

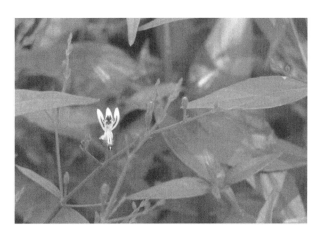

老农低声答道："我被蛇咬伤了，请大师救救我。"达摩查看了伤口后，便从随身携带的背囊中拿出小刀，划开伤口，用嘴帮老农吸出毒血。又从背囊中拿出些草药，嚼碎后敷在伤口上，并为其包扎好伤口。达摩及其弟子将老农送回家后，便嘱咐他一些注意事项，并给他留下些草药。老农询问草名，达摩只知印度语中的名称，于是老农便称这种草药为印度草。随后达摩带领众弟子继续游历，老农将达摩留下的草药种子种植在自家后山上，并用这种草药为附近的村民治病。

中医五行学说认为苦入心，而这种草药只要你含入一小片它的叶子，马上可以感受到那种刻骨铭心的苦，像是直入你的心中，故后人又称其为穿心莲。

谜语：胸中荷花 —— 穿心莲。

四三 刺蒺藜 —— 有刺性温疗寒疾，祛风活血止痒需

刺蒺藜，为蒺藜科植物蒺藜的干燥成熟果实。《纲目》云："蒺，疾也；藜，利也；茨，刺也。"其刺伤人，甚疾而利。屈人、止行，皆因其伤人，故名。

【**别名**】茨、蒺藜、白蒺藜。

【**药性**】味辛、苦，性微温，有小毒。归肝经。

【**功效**】平肝解郁、活血祛风、明目、止痒。

【**主治**】肝阳上亢、头晕目眩、肝郁气滞、胸胁胀痛、乳癖胀痛、风热上攻、目赤翳障、风疹瘙痒、白癜风等。

蒺藜为有刺之物，中医认为，刺之物也，其性多温，可疗寒性之疾，又具疏通、破积之功。

《续搜神记》有这样一则故事，说是沛国有一人，连生三子，年将二十岁，都能发声，却不会说话。一天，有一道人从其门前路过，闻其声而问道："此是何声？"主人答曰："是我的儿子，皆不能言。"又问道："你可反省是何故而致于此？"主人认为其言很不同一般，思忖良久，对道人说："在我小的时候，床上有一个燕巢，内有三子，其母从外寻食哺养三子，皆出口受之，我试用指头伸入巢中，燕雏也出口受之，因此，就用刺蒺藜投入，三燕食之皆死。昔有此事，今实悔之。"道人说："这就对了，你子之病，还须用蒺藜煎汤治之。"依其言，其三子皆能言语。

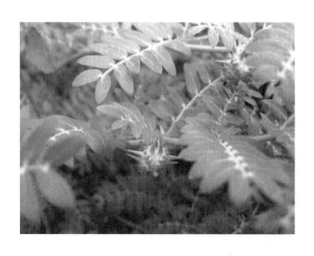

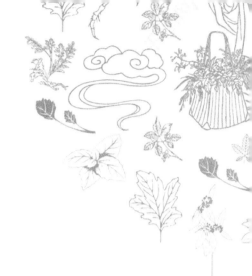

D

大黄，为蓼科植物掌叶大黄、唐古特大黄或药用大黄的干燥根和根茎。

【**别名**】将军、黄良、火参、锦纹、川军。

【**药性**】味苦，性寒。归胃、大肠、肝、脾、心包经。

【**功效**】泻下攻积、清热泻火、凉血解毒、逐瘀通经、利湿退黄。

【**主治**】实热积滞便秘、湿热痢疾、黄疸尿赤、淋症、水肿、血热吐衄、目赤咽肿、肠痈腹痛、痈肿疔疮、瘀血经闭、产后瘀阻、跌打损伤、外治水火烫伤等。

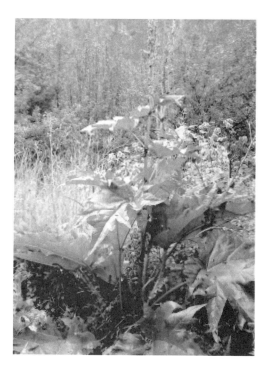

大黄是四大中药之一，又名火参、金木、破门、锦纹等。在我国传统医学中应用已久，始载于我国现存最早的药学专著《神农本草经》，因其色黄，故名。大黄性味苦寒，药性峻烈，素有"将军"之称，而《中药材手册》称之为川军，藏语叫"君木扎"。

大黄因其药用功能推陈出新，作用极为峻快，"夺土郁而通壅滞，定祸乱而致太平"（《药性赋》）。元代王好古《汤液本草》中说："大黄，阴中之阴药，泄满，去陈垢而安五脏，谓如定勘祸乱以致太平无异，所以有将军之名。"明代张景岳还把大黄、附子并称为药中之良将。大黄主产于四川、甘肃、青海、西藏、云南、贵州等地。因其主产四川又有"川军"之别名。大黄被称为攻下之最。

古今名医善用大黄：药王孙思邈在继承张仲景经验的基础上，进一步扩大了大黄的治病范围，他用大黄治疗不育症、月经紊乱、消渴（糖尿病）、乳痈、耳聋、齿痛、痔疮等，还创立了许多大黄外用方如洗汤方；他还将大黄作为预防疾病的药物来应用，如用大黄、防风等配制的"屠苏酒"预防疫病（传染病）流行。宋代王怀隐《太平圣惠方》首次提出治疗黄疸不论阴黄阳黄都可用单味大黄治疗。元朝朱丹溪善用大黄治眩晕，创"一味大黄散"：仅以大黄一味，用酒炒三遍为末，用茶调服一二钱，颇有效验。

大黄还是一味延年益寿良药，现代研究证明，大黄不仅有抗菌、抗病毒、抗肿瘤的作用，还有降低血脂、增强免疫力、利胆、减肥等作用，使用得当，对延缓衰老大有裨益。中老年人经常适量服用大黄，可使体内轻微积滞的毒素得以及时清除，从而达到防治老年病、强身健体、抗衰延年的目的。此诚为"以通为补"之治法。

宋代洪迈《夷坚志》中记载："捣生大黄，调以美醋，敷疮上，非唯愈痛，亦且灭瘢。"用大黄"灭瘢"倒是很少见于记载，如果效果确实，可否将大黄开发为一美容中药，值得深入研究。

四五 大蓟 —— 凉血止血痛肿消，各种出血皆能疗

大蓟，为菊科植物蓟的干燥地上部分。

【别名】马蓟、虎蓟、刺角芽。

【药性】味甘、苦，性凉。归心、肝经。

【功效】凉血止血、祛瘀解毒消痈。

【主治】吐血、衄血、尿血、便血、崩漏、外伤出血、痈疡肿毒等。

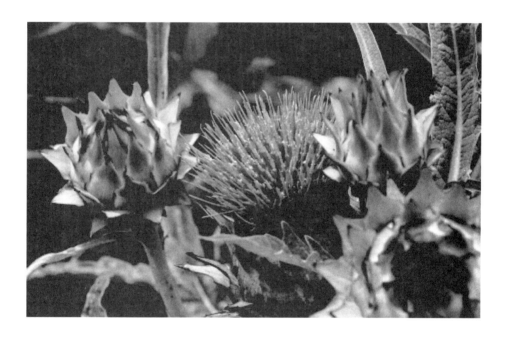

三国时期，庞统在一次战斗中身中数箭，血流如注，跌于马下。士兵中有知医识药者，忙从道旁扯来一把草药，揉搓后塞入他的伤口，很快止住了血。有人曾去过庞统中箭的地方，沿着古驿道，山间田野的确生长着许多曾为庞统止血的小草。这草支支直立，高逾尺许，开着紫红色的小花，它的学名就叫作大蓟。

四六 大青叶 —— 清热解毒凉血斑，大青叶要铭心间

大青叶，为十字花科植物菘蓝的干燥叶。

【别名】大青、路边青叶、马蓝叶鬼灯火叶。

【药性】味苦，性寒。归心、胃经。

【功效】清热解毒、凉血消斑。

【主治】温病高热、神昏、发斑发疹，痄腮、喉痹、口疮、痈肿、丹毒等。

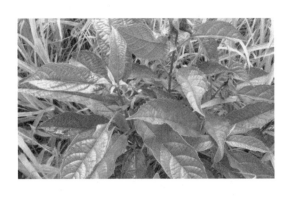

相传唐太宗贞观元年（627），李世民刚刚平定天下，但是残兵流匪仍流窜乡里，祸害百姓，百姓仍生活在水深火热之中。

此时，中原地区发生了瘟疫，死人无数。官府派官员前往疫区监督疫情的控制，但是由于没有有效的治疗方法，疫情无法控制，每天都有成千上万的人死去。恰巧药王孙思邈在中原地区采药，得知疫情后便主动前往疫区。孙思邈发现所有感染瘟疫的患者都有头面肿大、全身高热、出现红斑等症状，便从随身携带的药箱中拿出一种叶子，让百姓煮水喝。那些患者喝完后，症状很快就减轻了许多。但是，由于患者太多，药材很快就用完了。于是，孙思邈就发动百姓上山采药材，但是百姓大多不认识，因此常常会弄错。孙思邈看到这种情况，就给百姓编了句口诀"叶大色青高三尺，夏月吃来无肿赤"。正是由于有了这句口诀，百姓去摘这个药材时便很少出错，这句口诀也就世代相传。最后人们就把这个药材称为大青叶，也都知道这是用来治疗瘟疫的。

四七 # 大蒜 —— 调味精品大蒜头，痈癣水食诸虫走

大蒜，为百合科植物大蒜的鳞茎。

【别名】 蒜头、独蒜、独头蒜等。

【药性】 味辛，性温。入脾、胃、肺经。

【功效】 解毒消肿、止痢、杀虫。

【主治】 痈疽肿毒、白秃癣疮、痢疾、泄泻、肺痨、顿咳、钩虫病、蛲虫病等。

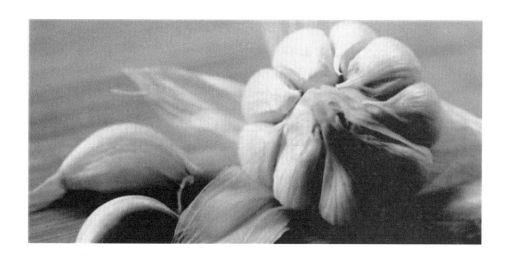

两千多年前，恺撒大帝远征欧非大陆时，命令士兵每天服一头大蒜以增强气力，抗疾病。时值酷暑，瘟疫流行，对方士兵得病者成千上万，而恺撒士兵无一染上疾病腹泻。恺撒军队仅用短短的几年时间便征服了整个欧洲，建立了当时最强大的古罗马帝国。

第一次世界大战中，大不列颠帝国的军需部门曾购买十吨大蒜榨汁，作为消毒药水涂于纱布或绷带上医治枪伤，以防细菌感染。第二次世界大战中，由于药品的严重缺乏，许多国家的军医都使用大蒜为士兵治疗伤口，当时，苏联曾誉称大蒜汁为"盘尼西林"。抗日战争的艰苦岁月中，军医也曾用大蒜防治感冒、疟疾及急性胃肠炎等疾病，增强了革命战士的体质。

大蒜本品出胡地，故名曰葫，而气味类古之小蒜，遂别称曰大蒜。蒜鳞茎而色白，入肺经，辛温浓烈之味，入脾胃，能行滞气、通五脏、达诸窍、

温脾胃，攻毒而杀虫，性热苦散，可消痈肿，化症积肉食。然辛散之品不可多食，有伤脾伤气之祸，损肺、损目、伐性之害。

《南史·褚澄传》云："澄善医术，建元中，为吴郡太守。"百姓李道念以公事到郡，澄见谓曰："汝有重疾。"答曰："旧有冷疾，至今五年，众医不差。"澄为诊脉，谓曰："汝病非冷非热，当是食白瀹鸡子过多也。"令取蒜一升煮食之，始一服，乃吐得一物涎裹之，切开看是鸡雏，羽、翅、爪等具备，能行走。澄曰："此未尽，更服所余药，又吐得如向者，凡十三头而愈。"当时称妙。

相传华佗见一人病噎，食不得下，令取大蒜榨二升饮之，立吐一蛇。病者悬蛇于车，到华佗家，见壁上悬蛇数十，乃知其奇。

刚刚收获的大蒜，不仅看上去水嫩诱人，而且味道也不甚辛辣，并且清香辛甜，令人很是向往。每年大蒜收获季节，都是要好好品鲜一番。蒜薹也是很受大众欢迎的菜蔬。另外，大蒜还可以腌制成糖醋蒜，或者做成蒜泥，都是餐桌上的美味。山东人除出了名爱吃生葱，生吃大蒜也是同样有名的。现代医学研究表明，大蒜具有防癌、杀菌、降血脂等多种功效。

谚语：大蒜是个宝，常吃身体好。谜语：统计世界经济工作 —— 大蒜。

四八 大血藤 —— 皮色红褐称红藤，解毒活血治肠痈

大血藤，为木通科植物大血藤的干燥藤茎。

【**别名**】红藤、血藤、八卦藤、大活血、红皮藤、省藤。

【**药性**】味苦，性平。归大肠、肝经。

【**功效**】清热解毒、活血、祛风止痛。

【**主治**】肠痈腹痛、热毒疮疡、跌打损伤、经闭痛经、风湿痹痛等。

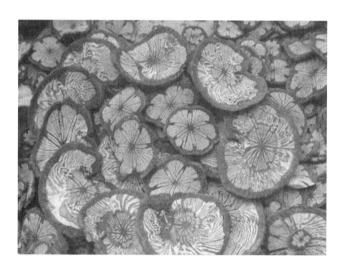

本品乃攀缘木质藤本，砍断时有红色汁液流出，如血，故名。大血藤乃木质藤本，长可达十余米，或蜿蜒而上，或俯挂半空，或悬崖吊壁，或飞沟越涧，人们称之为穿尖龙，呈深红色而稍带褐色，俗称红藤、赤藤，可以编鞋，名为红藤鞋，南方人多穿此鞋。中空有汁，鲜红如血，又呼为过血藤、红血藤、血灌肠诸名。断面有放射状花纹，如九月间独傲秋霜之菊花瓣，浙江一带人常称之为红菊花心，陕西人称之为五花七或五花血通、活血藤者，言其功也。

大血藤以其色而入肝经，以其形而入大肠经，以其经验，藤本茎中空而有放射状纹理者，有祛风湿、通经络之功。

在深山老林，长着一种皮色红褐的藤茎，古称"赤藤"，今称"红藤"，如果用锋利的砍刀一砍，便流出血液似的红色液汁，所以民间又称"大血藤"。

明代有个山村村民叫赵子山，喜狩猎，又嗜酒成癖，于是每每啖食生肉饮酒，日久患了绦虫病，常闹腹痛，有时排便还解出这种寸白虫。赵子山求医治疗，医生令其先戒酒少肉，但他难下决心，因而病也就迟迟未治。

一次，他上山狩猎，并携酒在身，结果中午贪杯醉倒，直睡到日落西山，醒来见天色已晚，就索性住在一座破庙里，接着自斟自饮起来，尽兴了，倒在一张破草席上便睡。半夜醒来，口渴得厉害，便起床找水喝，但久寻不见，在明亮的月光下，他突然发现了一个马棚，走进去见里面有只大瓮，瓮里有水，且清澈映月，于是便连连掬饮起来，只觉水甘如饴，清凉爽口。哪想第二天早晨醒来，他一时内急，竟解出许多死了的寸白虫，肚里仿佛舒畅多了。他觉得很奇怪，是什么驱出了自己肚里的虫？莫非是夜里喝了特殊的水？于是去马棚里看，发现瓮里的水呈暗红色，是寺庙里的仆僧编织草鞋所用红藤浸过的水。回家后一段时间，他发现自己腹痛、大便排虫的毛病没有了。他和医生讲了此事，医生查书后告诉他："红藤驱虫是有记载的，你的病就是饮用了红藤浸过的水治好的。"但此药孕妇应慎用。

四九 # 丹参 —— 一味丹参四物汤，活血凉血养血方

丹参，为唇形科植物丹参的干燥根及根茎。

【别名】赤参、紫丹参、红根等。

【药性】味苦，性微寒。入心、肝经。

【功效】活血调经、祛瘀止痛、凉血消痈、清心除烦。

【主治】胸痹心痛、脘腹胁痛、症瘕积聚、热痹疼痛、心烦不眠、月经不调、痛经经闭、产后腹痛、疮疡肿痛等。

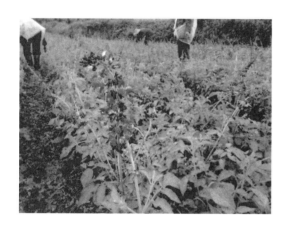

丹参是一味常用中药，别名红根、紫丹参、血参根等，这是因其药用的根部呈紫红色之故。此外，民间还有将其称作"丹心"的，这与流传的一个感人故事有关。

相传很久以前，东海岸边的一个渔村里住着一个叫"阿明"的青年。阿明从小丧父，与母亲相依为命，因自幼在风浪中长大，练就了一身好水性，人称"小蛟龙"。有一年，阿明的母亲患了妇科病，经常崩漏下血，请了很多大夫，都未治愈。正当此时，有人说东海中有个无名岛，岛上生长着一种花开紫蓝色、根呈红色的药草，用这种药草的根煎汤内服，就能治愈其母亲的病。阿明听后，喜出望外，便决定去无名岛采药。村里的人听说后，都为阿明捏了一把汗，因为去无名岛的海路不但暗礁林立，而且水流湍急，欲上岛者十有九死，犹过"鬼门关"。但病不宜迟，阿明救母心切，毅然决定出海上岛采药。

第二天，阿明就驾船出海了。他凭着高超的水性，绕过了一个个暗礁，冲过了一个个激流险滩，终于闯过"鬼门关"，顺利登上了无名岛。上岸后，他四处寻找那种开着紫蓝色花、根是红色的药草，每找到一棵，便赶快挖出其根，不一会儿就挖了一大捆。返回渔村后，阿明每日按时侍奉母亲服药，母亲的病很快就痊愈了。

村里人对阿明冒死采药为母治病的事非常敬佩，都说这种药草凝结了阿明的一片丹心，便给这种红根的药草取名"丹心"。后来在流传过程中，取其谐音就变成"丹参"了。

　　当今，该药又被制成注射剂、滴丸等，用于心脑血管等病的治疗，均有较好疗效。民间有"一味丹参饮，功同四物汤"（四物是地黄、当归、白芍、川芎）之说。传统医药认为：丹参集养血、活血、化瘀、止痛、生新血于一体，功效显著且性味平和，有补有散，无毒副作用。丹参有改善心脑供血的作用，现代临床单用或配伍使用对高血压、冠心病等疾病的防治具有很好作用。丹参被称为活血之最。

五〇 淡豆豉 —— 营养美味人皆知，解表除烦淡豆豉

淡豆豉，为豆科植物大豆的成熟种子的发酵加工品。

【**别名**】豆豉、香豉。

【**药性**】味苦、辛，性凉。归肺、胃经。

【**功效**】解表、除烦、宣发郁热。

【**主治**】外感表证，烦躁胸闷、虚烦不眠等。

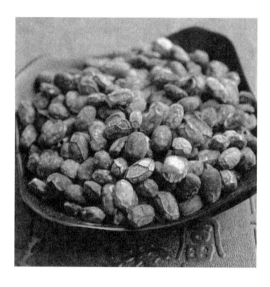

淡豆豉享有盛名是明清两代的事，而淡豆豉的制作却可以追溯到更遥远的年代，李时珍的《本草纲目》已将它入药。淡豆豉的制作，要经过发酵、洗涤和蒸晒的过程，普通家庭亦可以制作。淡豆豉的制作发明权属于谁，历来未有记载，大概是因为它是一个乞丐的发明，不为文人所重视。

传说王勃在为滕王阁作序的时候，与中药豆豉还有一段有趣的故事。唐上元二年（675），南昌都督阎某，于重阳节为重修滕王阁落成而大宴宾客。这天，"初唐四杰"之一的王勃恰好路过洪州，也受邀而来。席间，阎都督展宣纸备笔墨，请文人学士为滕王阁作序。年少气盛的王勃欣然命笔，一气呵成，阎都督不由为其拍案称绝。翌日，他又为王勃专门设宴。连日宴请，阎都督贪杯又感外邪，只觉得浑身发冷，汗不得出，骨节酸痛，咳喘不已，胸中烦闷，夜不得寐。急得家人、幕僚四处寻医问药，请来了当时十多位名医诊治。众医虽然意见不一，但都主张以麻黄为君药。

谁知，这个阎都督最忌麻黄。正在这时，王勃前来告辞，他听说此事后，不觉想起几天前自己在河旁看见的情景：

在沙滩上，王勃见一位老翁正在翻晒大豆做豆豉。老人指了指茅屋前的两口大缸，王勃上前几步，见一口缸里浸泡着药汁，他在长安跟名医学过草

药，能认出是辣蓼、藿香、苏叶、荷叶等。老人见他识药，指着另一缸说："这是麻黄浓煎取汁，两缸药汁相混，用以泡浸大豆，再煮熟发酵，做成豆豉，便可以做小菜。"老人告诉他："当地老表可爱吃啦，放点葱头、茱萸、大蒜一炒，又辣又咸，香中带甜，下饭好极了。"

王勃抓了几粒豆豉，放在口中咀嚼，一股清香直冲鼻窍，他赶紧掏出银钱，买了一大包。今天，王勃见众医束手无策，心想："都督久霸一方，无法勉强。然而，麻黄是方中要药，不用则无可治疗，古人用豆卷代之称为过桥麻黄，我何不用豆豉呢？"于是，他把想法说了出来。别说众名医讪笑，连阎都督都直摇头："当地土民小菜，焉能为药？""不妨一试，况且豆豉不过食物，无妨身体。"王勃相劝。阎都督连服三天，果真见效：汗出喘止，胸闷顿减，能安然入睡，几天后痊愈。不日，阎都督又上滕王阁为王勃钱行，取重金相谢。王勃固辞不受："河旁老翁独家经营豆豉，深受百姓喜爱。都督若要谢我，何不扩大作坊，使其不至失传？"阎都督含笑点头。从此，豆豉不仅传遍洪州，而且行销大江南北，至今不衰。

关于豆豉，李时珍曰：黑豆性平，作豉则温，既经蒸，故能升能散。《肘后方》载：合葱白煎，名葱豉汤，用代麻黄汤，通治伤寒，发表。可见豆豉辛温发散，有解表作用，与栀子相配，可以宣透郁热除烦。

《温病条辨》中将之分为淡豆豉和香豆豉。银翘散中用淡豆豉，方中荆芥穗、薄荷、豆豉味辛具备解表功效，所以吴鞠通在条文中说："已用过表药者，去豆豉、芥穗、薄荷。"《重订通俗伤寒论》中有辛凉发汗的葱豉桔梗汤，将豆豉与葱白、生甘草、桔梗等同用，轻清疏风以解表，同样体现了豆豉的宣透解表作用。豆豉制作方法不一，《本草纲目》中有淡豆豉、咸豆豉。《本草备要》记载：造淡豉法，用黑大豆水浸一宿，淘净蒸熟，摊匀，蒿复，候上黄衣，取晒，簸净，水拌，干湿得所，安瓮中，筑实。桑叶浓盖，泥封。晒七日取出，曝一时，又水拌入瓮。如此七次，再蒸，去火气，瓮收用。

文献记载，豆豉主要有两种制作方法，发酵原料以黑色种皮的大豆最为多见，一种是与桑叶、青蒿发酵而得，一种是与麻黄、苏叶发酵而得。不同炮制方法以及炒制程度对淡豆豉药性的影响较大。《伤寒论》中，豆豉辛温发散，配合栀子苦寒清热的功效，起到宣透气机的作用，所以栀子豉汤的清热除烦，在于栀子的清热，在于豆豉的宣透，并不是说栀子有透散作用，因为栀子是苦寒的，而辛寒才有透散之功，苦寒只是清热的。

五一 淡竹叶 —— 解暑除烦利小便，酷暑之时凉意添

淡竹叶，为禾本科植物淡竹叶的干燥叶。

【别名】 碎骨子、山鸡米、迷身草。

【药性】 味甘、辛、淡，性寒。归心、胃、小肠经。

【功效】 清热泻火、除烦、生津、利尿。

【主治】 热病烦渴、口舌生疮、小便短赤涩痛等。

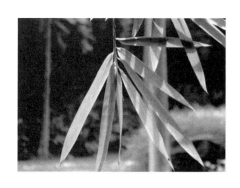

相传，建安十九年（214），曹操独揽大权，在朝中威势日甚，此时刘备已取得了汉中，羽翼渐丰，在诸葛亮的建议下，发兵声讨曹操。先锋即是张飞与马超。兵分两路，张飞一路兵马到巴西郡后，即与曹操派来的大将张郃相遇。张郃智勇双全，筑寨拒敌。猛张飞急攻不下后，便指使军士在阵前骂阵。张郃不理，在山寨上多置檑木炮石，坚守不战，并大吹大擂饮酒，直气得张飞七窍生烟、口舌生疮，众兵士也多因骂阵而热病烦渴。

诸葛亮闻知后，便派人送来了五十瓮佳酿，并嘱咐张飞依计而行。酒抬到了阵前，张飞吩咐军士们席地而坐，打开酒瓮大碗饮酒，自己更是把瓮大饮。有细作报上山寨，张郃登高一看，果然如此，恶狠狠地骂道："张飞欺我太甚！"传令当夜下山劫寨，结果遭到惨败。原来张飞使的是一条"诱敌之计"，他们白天在阵前喝的不是什么"佳酿美酒"，而是孔明遣人送来的一种中药汤——淡竹叶汤，既诱张郃上当，又为张飞和众军士们解火治病。

淡竹叶是多年生草本植物，生于山坡林下及沟边阴湿处。夏季末抽花穗前采割，晒干备用。淡竹叶具有清热除烦、利尿的功效，可用于热病烦渴、小便赤涩淋痛、口舌生疮等症。民间验方颇多，如治口舌生疮，可采用鲜淡竹叶煎汤当茶饮的方法，有良效；夏日消暑也可用淡竹叶适量水煎，作凉茶饮用。

歌曰：清热泻火又除烦，生津止渴性甘寒。口舌生疮龈肿痛，利尿通利疗效堪。

五二 当归 —— 调血养血当所归，润肠平喘功也斐

当归，为伞形科植物当归的干燥根。

【别名】文无。

【药性】味甘、辛，性温。归肝、心、脾经。

【功效】补血活血、调经止痛、润肠通便。

【主治】血虚萎黄、眩晕心悸、血虚血瘀之月经不调、经闭痛经、虚寒腹痛、风湿痹痛、跌打损伤、痈疽疮疡、血虚肠燥便秘。

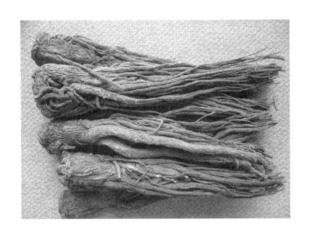

本品能调气养血，使气血各有所归，故名。《本草正》云："当归，其味甘而重，故专能补血，其气轻而辛，故又能行血，补中有动，行中有补，诚血中之气药，亦血中之圣药也。"古人认为归身能补血，归头能止血，归尾能行血，全归能和血，散上散下，可补可攻，头尾之情性不同，盖攻守之取，效自别尔。我国药学之精细，所以异乎西方者也，其神妙精髓皆在于此也。其质润而有油性，故又有润燥滑肠之功。

"十个大夫九当归"这句谚语是说当归的使用频率高，应用非常广泛。当归药用部位为根，以产于甘肃的岷县（古称秦州）的最好，为道地药材，又称岷当归、秦当归，有"中国当归甲天下，岷县当归甲中华""川产力刚可攻，秦产力柔宜补"的说法。

宋代陈承《本草别说》云："能使气血各有所归。恐当归之名，必因此出也。"这是说当归治疗妇女产后恶血上冲，其疗效显著，若发生气血逆乱，

服用之后即可降逆定乱，使气血各有所归，因而当归之名也由此而来。

还有一个说法，相传三国时期蜀国大将姜维的母亲思念儿子，便给姜维寄去当归，以示盼子速归的急切心情。民间有一则谜语曰："五月底，六月初。佳人买纸糊窗户。丈夫出门三年整。寄来书信一字无。"打的是四种中药 —— 半夏、防风、当归、白芷，其中"丈夫出门三年整"一句，打的就是当归。《本草纲目》云："古人娶妻为嗣续也，当归调血，为女人要药，有思夫之意，故有'当归'之名。正与唐诗'胡麻好种无人种，正是归时又不归'之旨相同。"李时珍从当归具有调经种子的药效出发，说明当归命名的由来。

据《吴志》中记载，曹公听说太史以心地慈善而出名，就给他写信，用箧封住。太史打开信后，发现无一文字，只放有药物当归。太史心领神会，随即而归。这正是寄信文无，但有当归，而知其义也。故当归有"文无"之别名。

在当归之乡甘肃岷县、渭源一带，流传着一个耐人寻味的故事：据说在1949年新中国成立前夕，有个传教士，借传教之名，行发财之实，看中了当归这门大生意，想把岷县当归带到国外去栽培。然而，事与愿违，或栽而不活，或活而不能药用，终是煞费苦心，未获成功。当归这种热爱家乡，非故土不能生存的倔强性格，不正合着它的名字吗？

谜语：为何日落未回返、假期休完、台湾同胞盼统一 —— 当归。

当归之乡为甘肃省岷县、渭源县会川镇。补血之最 —— 当归。

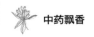

五三 党参 —— 健脾益肺补中气，主治诸虚和心悸

党参，为桔梗科植物党参、素花党参或川党参的干燥根。

【别名】上党人参、中灵草、黄党。

【药性】味甘，性平。归脾、肺经。

【功效】健脾益肺、养血生津。

【主治】脾肺虚弱、气短心悸、食少倦怠、虚喘咳嗽、气血不足、面色萎黄、气津两伤、气短口渴和内热消渴等。

虽然如今我们国家很多地方如陕西、甘肃、东北等都已成规模地开始种植党参，但党参的老家却是在山西潞州，古称"上党"的一片区域。所以，现今依旧有很多人执迷于购买山西原产党参，他们认为只有这里产的党参最为地道。这片土地上的陵

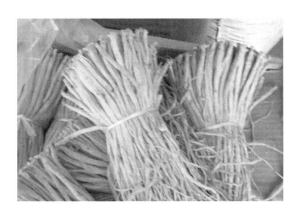

川县所产党参品质很好，也被北京同仁堂认可为党参的专供产地。"五花芯"是陵川黄松背一带所产的一个名贵党参品种，切开参体后，断面纹路像盛开的五瓣花一样，所以起名叫五花芯。药界流传这样一句谚语：千斤参，万斤参，不如黄松背的一棵五花芯。陵川县以东有一王莽岭国家地质公园，在这里流传着一个关于"花芯姑娘"的故事。

传说古时候黄松背村流传着一种疾病，人们不想吃饭、日夜咳喘、身上无力，田里的禾苗也荒芜了。村里有户人家养了五个女儿，依次叫大花、二花、三花、四花、五花，父母早亡，她们从小跟着爷爷在山上采药，略懂一些药性和医道。五姐妹眼看爷爷和乡亲们卧病在床，决心走出去访求名医。她们翻山越岭走了三天三夜来到王莽岭的深山峡谷中，遇到了一位须发全白已经病入膏肓的采药老人。她们向老人请教，老人交给她们一包药材。当她们问老人这是什么药、怎么采、怎么种时，老人断断续续告诉她们："一半阴、一半阳、放罢炮、挂铃铛、晚上握、白天凉、一出世、救苍生……"没

等说完就断了气。五姐妹急忙把药带回村中煎熬了许多，家人和乡亲们喝了，感觉神清气爽，恢复了体力，能够下地干活，村子里重现了往日的生机。之后的几年，五位姑娘根据老人的教导，终于懂得了党参的得来之法，只不过经过她们之手种出的党参切断后居然像五瓣花的芯，这就诞生了"五花芯"。

古时候，山里有一个姓高的大财主，开着一个名叫"济世堂"的中药铺，尽卖假劣药，坑害了一方百姓。当地有个贫苦的青年，名叫张郎，父子二人相依为命，母亲就是吃了"济世堂"的假药死的，还欠下了一笔药债。后来，张郎的父亲也得了重病，不得已又到"济世堂"赊了几服药吃，不想病却越发沉重了。原来，医生在处方上开的党参抓药时被用别的草根代替了。张郎看出卖的药不可靠，就自己上山去找党参。

张郎背着背篓和锄头，在山里寻啊，找啊。张郎又累又饿，终于倒在了一个岩洞里。模模糊糊中，他觉得好像是睡在花瓣铺的床上，软软和和的，非常舒适，面前还站着个年轻姑娘，面目俊秀，身材苗条，十分动人。姑娘问他到这里来干什么。他述说了自己的苦处以后，姑娘告诉他说："前面夹槽里有一大棵党参，你把它挖去栽在自己园里，再掐一片叶儿，给你父亲煎水喝，病就会好。"张郎醒了，原来是一场梦。这时候，天已亮了。他爬过悬崖，来到夹槽，果然发现了一棵党参。张郎小心地挖了起来，嘿，竟有一尺多长，且已成了人形，有胳膊有腿，有鼻子有眼，模样儿就像昨夜的姑娘。他双手连土捧起，理顺党参的藤秧，慢慢地放进背篓，背回了家。他把党参栽到菜园里，搭好藤架，然后掐了一片叶儿进屋给父亲煎水喝，不想父亲的病一下子就好了。此后，张郎天天给党参浇水，经常培土锄草，把它看得比什么都珍贵。终于有一天，党参架下走出了梦中的姑娘，并与张郎结成了夫妻，最后过起了幸福的生活。

传说吕洞宾和铁拐李两位神仙从中原来到太行山云游，看见四周犹如仙境一般，赞叹不已。当走到平顺地界时，他们忽然看见了一头山猪，在山坡上的土里乱拱。二仙童心未泯，想看个究竟，见山猪拱过的地方，黑土疏松，油光发亮，土里长着一种似豆秧的东西。铁拐李把它放在口中，边嚼边跟着吕洞宾赶路。走过了一程，吕洞宾气喘吁吁，回头再看铁拐李，却神情如常，紧紧跟随。途中他们遇见一樵夫，樵夫说："这是一种神草。"传说古时上党郡有户人家，每晚都隐约听到人的呼叫声，但每次出门看，却始终不见其人。在一个深夜，主人随声寻觅，终于在离家一里多远的地方，发现一株不平常的形体和人一样的植物，因出在上党郡，所以叫"党参"。党参之乡为甘肃渭源县。

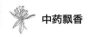

五四 地鳖 —— 续筋接骨疗伤痛，逐瘀调经地鳖虫

地鳖，为鳖蠊科昆虫地鳖或冀地鳖的雌虫干燥体。

【**别名**】地鳖虫、土鳖、过街、地乌龟、节节虫、臭虫母、土元。

【**药性**】味咸，性寒，有小毒。归肝经。

【**功效**】破瘀血、续筋骨。

【**主治**】跌打损伤、筋骨折伤、瘀血经闭、产后瘀阻腹痛、症瘕痞块等。

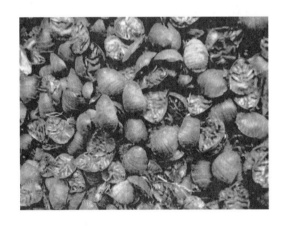

古时候，有一家榨油的油坊。油坊里雇了很多人干活，其中有个叫王老大的老头儿是专管烧火的。一天早上，他正在灶下烧火，看到灰堆里爬出几只地鳖虫来，忙放下火锹去抓。小鳖虫忽地爬进灰堆里了。一会儿灰堆里又爬出几只来，他忙拿起火锹噗地一砸，可是一只也没砸着，只气得他连声叫骂，低头一看，还有一只，他又急忙砸下，结果把这只小鳖虫被切成了两节。这时锅里正炒着菜籽，由于王老大急于捕虫，把这给忘了，致使锅里的菜籽全都炒黑了。第二天，王老大扫地时，无意中发现昨天那只被切成两节的小鳖虫又活了。再仔细一看，原来这只小鳖虫是自动连接起来的，连切断的痕迹都没有。他再仔细地观察，发现只有雌虫被切断了才可以自动连接起来。一次，王老大的孩子一不小心从高高的山坎上摔下来，把腿摔断了。他请了几个医生都没能治好，这下可急坏了。忽然，他想起了地鳖虫，就抓来几只雌的，把它们烘干，磨碎拌在香油里敷在儿子的伤处。没过几天，孩子的腿竟好了。从此，地鳖虫可以治瘀血、折伤的事便在民间传开了，并流传至今。

五五 地骨皮 —— 枸杞根皮名地骨，血热阴虚服之无

地骨皮，为茄科植物枸杞或宁夏枸杞的干燥根皮。

【**别名**】杞根、地骨、枸杞根皮、红榴根。

【**药性**】味甘，性寒。入肺、肝、肾经。

【**功效**】凉血除蒸、清肺降火。

【**主治**】阴虚潮热、盗汗骨蒸、肺热咳嗽、咯血衄血、内热消渴症等。

慈禧太后处理朝政，每天事情很多，宫廷内外之事十分繁杂，也难免心烦恼怒，时间一久产生阴虚潮热、胸闷憋气的症状。于是就找太医院的太医来瞧病，可太医院的太医大都胆小怕事，不求有功但求无过，当下又盛行文字狱，动不动把人推出午门斩首，太医们给老佛爷的用药小心又小心，用了不少中药都不见效，当时也有西医西药，西药用后也不见效，让太医院的医生很为难。时间久了，这事就传了出来。有一个小官是上书房的行走，在与人聊天时说：我妈妈当年在我们家乡就是得的这个病，用枸杞子树根的皮，就能治好老佛爷的这个病。先是将挖出来的鲜树根用大木槌哪哪捶几下，再将其中的芯子抽出来，剪短或剥下皮来熬水喝。

这位上书房的行走所说的话一不小心传到老佛爷的耳朵里去了。老佛爷

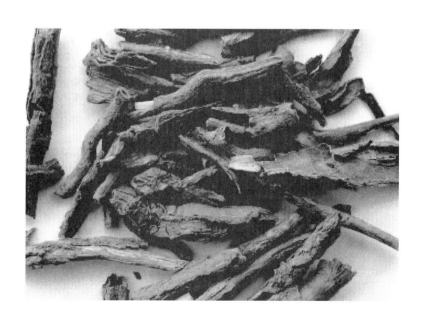

要召见他，这可把他吓得够呛。怎么办呀？太后有旨："你回去给我去取。"他回家挑了好多整齐好看的枸杞子树根的皮，带了回来，献给了慈禧太后。老佛爷喝完一煎之后，觉得很舒服，对身边人说："我的那个脾气好多了，胸也不憋闷、不热了，你们把他叫来，我问问他这药叫什么名。"一听说老佛爷要问这药的名，可把这个小官吓坏了。能实话实说吗？这叫枸杞子的根皮，"枸"与"狗"同音，文字狱盛行，一句话说不好，触犯了老佛爷就没命了。他自己琢磨，从前不是有个故事，仙姑提杖追赶老头儿要他吃家传长生草果——枸杞子，这枸杞子不就是仙姑的化身嘛。因此以前有人也把枸杞子根皮叫地仙的骨皮。于是他想出了回答老佛爷的话——地仙的骨皮。老佛爷一听"地仙"这两个字，可高兴了，说明我与天地同在，说了一声"好"。一个"好"字声响，这个小官悬着的心才落了下来——心想我的头保住了。

从此之后，魏塘地仙骨皮（地骨皮）就成为河北安国、安徽亳州药材市场上的道地药材了。

五六 地肤子 —— 清热利湿通小便，善治皮痒地肤子

地肤子，为黎科植物地肤的干燥成熟果实。本品因色似土色，故名。

【别名】地葵（《本经》）、地麦（《别录》）。

【药性】味辛、苦，性寒。入肾、膀胱经。

【功效】清利湿热、祛风止痒。

【主治】小便不利、淋沥涩痛、阴痒带下、风疹、湿疹、皮肤瘙痒。

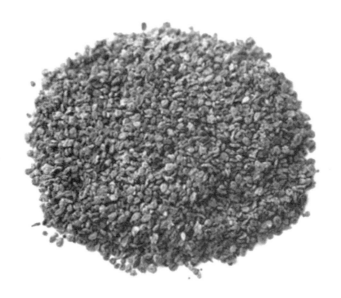

相传有七十老翁，秋间患淋，二十余日，百方不效。后遇老仙出一方，取田间地肤草捣自然汁，服之遂通。以重金谢之，不受，曰："世人谓至贱之物，却有回生之功，遍地是宝，不知用也。"遂去。

五七 地锦草 —— 凉血止血血见愁，痢疸疮毒蛇伤收

地锦草，为大戟科植物地锦或斑地锦的干燥全草。

【别名】奶草、血见愁、血风草、铺地锦。

【药性】味辛，性平。归肝、大肠经。

【功效】清热解毒、凉血止血、利湿退黄。

【主治】热毒泻痢、血热出血、湿热黄疸、热毒疮肿、蛇虫咬伤等。

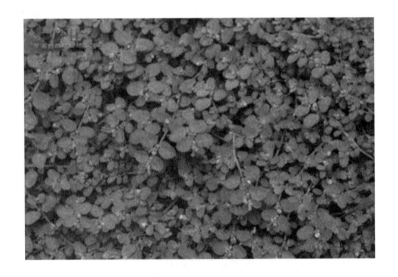

从前，有一人，从高墙摔下，血流不止，命在须臾，有医以草药捣烂敷患处，血止痛消，继治而愈。当晚，医梦一人披发怒道：某与我有宿冤，我取他命，与尔何干，奈何以血见愁愈之，今以尔代。举爪欲摄，医惊寤。后遣道士祈禳方解。故事所言血见愁，即地锦草。

谚语：马齿苋，地绵草，痢疾腹痛疗效好。

五八 丁香——温中降逆补肾阳，花果公母药丁香

丁香，为桃金娘科植物丁香的干燥花蕾。

【别名】 紫丁香、百结、情客、龙梢子。

【药性】 味辛，性温。归脾、胃、肺、肾经。

【功效】 温中降逆、补肾助阳。

【主治】 脾胃虚寒、呃逆呕吐、食少吐泻、心腹冷痛、肾虚阳痿和宫冷等。

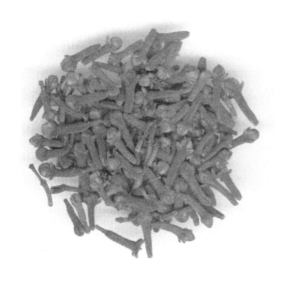

丁香又被称为"鸡舌香"。谁都知道北宋的宋徽宗是一个昏君，他有个最坏的脾气，就是每天早朝时，很讨厌文武大臣当面奏事，却喜欢与高俅谈话。无论大小事，高俅一奏，宋徽宗听了就欢喜，总是百听百从。时间一久，大臣见了，无不愤慨，也有点嫉妒。后来，高俅的一个随从透露了秘密：原来高俅每次在向宋徽宗奏事之前，嘴都含些鸡舌香。因为鸡舌香有香味，这样，他讲话时嘴里就能够吐出香气来。宋徽宗喜欢闻这种香气，因而就喜欢高俅奏事了。从那以后，凡有事要奏的大臣，人人都在嘴里含上鸡舌香，奏事时，口出香气，讨得皇帝欢心。这样一久，因循成习。据说现在用的口香糖就是从宋朝流传延伸而来的。

杜甫晚年在四川成都城西的浣花溪畔筑草堂而居，过着较安逸的生活，其间作《丁香花》，诗云："丁香体柔弱，乱结枝犹垫。细叶带浮毛，疏花披素艳。"赞叹了丁香花的美丽、高雅和柔嫩。以十分细腻的笔法描绘了丁香的动人姿态，对细嫩的丁香叶上覆盖着柔软的浮毛也做了细腻的描写。稀疏洁白的丁香花，更显高洁的神韵。

丁香花香气袭人，具有醒酒的作用。《本草纲目》载："丁香杀酒毒。"清

代诗人邹升恒在《丁香和韵》中也有句云："傍檐结密人难折，拂座香多酒易醒。"说的是丁香树高茂密，柔枝交抱，难以拆分；浓郁的香气拂面而过，使喝多了酒的人酒醒神清。

古代诗人多以丁香写愁。因为丁香花多成簇开放，好似结，称之为"丁结、百结花"。李商隐的《代赠》里有"芭蕉不展丁香结"一句。丁香在文学作品中多象征着高洁、美丽、哀婉的事物。在西方，该花象征着"年轻人的纯真无邪，初恋和谦逊"。在法国，"丁香开的时候"意指气候最好的时候。丁香花的花语是：青春时期的回忆、惹人怜爱、轻愁。

哈尔滨市、呼和浩特市、西宁市、石嘴山市的市花都是丁香花。

近代考古学家发现，汉代马王堆中发现的未腐烂的两千多年前的西汉古尸手中就握有丁香。

在北京的法源寺，丁香占地六千七百多平方米，据说有明代流传下来的丁香树，种类繁多，花色各异。又有资料说早在宋代以前，每逢丁香盛开之际，法源寺都会举行盛大集会，文人雅士、社会名流纷纷赶来参加一年一度的"丁香之会"，咏诗作赋，题词对联，盛极一时。其间还有着一段凄美传说，讲的是宋代有个书生赴京赶考，在一客栈过宿，传唤茶房小姐上酒。姑娘斟酒时说："冰冷酒，一点二点三点，请先生适饮。"并请赐对。考生本欲对答，无奈才疏学浅，终未对上。冷酒伤肝，一命呜呼。茶房小姐十分内疚，故在清明祭祀时节，为其扫墓，竟然发现坟头上长出一株丁香花。小姐回家后，当晚梦见考生对她说："丁香花，百头千头万头，供小姐欣赏。"小姐悲喜交加，醒来后遂作一对联祭奠墓前：生前痛饮冰冷酒，含恨九泉；死后饱赏丁香花，流芳百载。自此，北京法源寺丁香之会历代流传，一直延续到明清。

五九

冬虫夏草 —— 身兼动植世间稀，益肾补肺功效奇

冬虫夏草，为麦角菌科真菌冬虫夏草菌寄生在蝙蝠蛾科昆虫幼虫上的子座和幼虫尸体的干燥复合体。

【别名】夏草冬虫、虫草。

【药性】味甘，性平。归肺、肾经。

【功效】补肺益肾、止血化痰。

【主治】肾虚精亏、阳痿遗精、腰膝酸痛、久咳虚劳、劳嗽痰血。

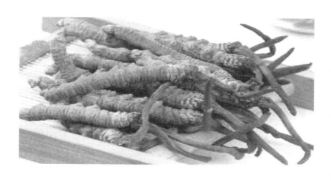

夏季生长之草，乃冬季之菌丝侵入蛰居于土中的幼虫体内，使虫体充满菌丝而死亡之寄主昆虫，故名夏草冬虫。虫草，象形也。

《文房肆考》载一医话，说有个叫孔裕堂的人，乃桐乡乌镇人。述其弟患怯汗大泄，虽盛暑，处密室帐中，犹畏风甚。病三年，医药无效，症在不起。适有亲戚自川归乡，遗以夏草冬虫三斤，遂日和荤蔬做肴炖食，渐至痊愈。因信此物之保肺气，实腠理，确有征验，嗣后用之俱奏效。

御膳房的康厨师跟随武则天多年，见她不思饮食，身体孱弱，便想方设法把饭菜做得既可口又有营养。他记得家乡的老人常用冬虫夏草炖鸡滋补身体，便想给武则天做一道试试看。但鸡是发物，有可能引起老病复发，他唯恐对武则天的病不利，于是用鸭子取而代之。

他扒开鸭子的嘴，把几棵冬虫夏草塞了进去，之后，将其放进锅里炖起来，这道菜就叫"虫草全鸭"。鸭子炖好后，康厨师将其端给武则天品尝。

武则天觉得鸭子做得很好，肉嫩，味鲜，此后每隔两三天便吃一次。一个多月后，武则天的气色好转，不再咳嗽了，宫廷上下都为她的健康高兴。一天，武则天心情怡悦，邀请监察御史吃饭。李厨师端上了"虫草全鸭"，武则天说："我的身体恢复得很好，得益于这道菜。"

六〇 冬葵子——叶大倾日卫其足，利尿润肠又通乳

冬葵子，为锦葵科植物冬葵的干燥成熟种子。

【药性】味甘、涩，性凉。归大肠、小肠、膀胱经。
【功效】清热利尿、下乳、润肠。
【主治】淋症、水肿、尿闭、乳汁不通、乳房胀痛、便秘。

其性滑，具通利之功。质重下行，色黑入肾，况同形相连。下通二便，主任脉，故又通乳，因通用而止痢。《农政全书》云："本草冬葵子，是秋种葵，覆养经冬，至春结子，故谓冬葵子。"

古时一员外家，有四口人。两个儿子，老大乃前妻所生，续妻也生一子，年龄相当。续妻唯恐分其财产，时常虐待老大，对亲儿却娇惯无比。春天将到，天气寒冷，她对两个儿子说："你们都上山种冬葵，不长出来不要回家。"她暗中将老大的种子放到锅上炒过，种子种不出来，家自然也就不能回了。谁知冬葵子经微炒后反而出苗更快，老大提前回家。老二由于饥饿冻死在山里，其母得知后痛哭而死。葵可测人心，从此流传于世。葵叶大而倾日，不使照其根，象征母护子，又称葵为卫足、葵向日，是正义的体现。

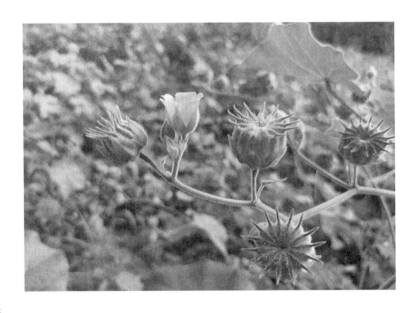

六一　冬凌草 —— 陕西名药冬凌草，解毒活血止痛好

冬凌草，为唇形科植物碎米桠的干燥的地上部分。

【别名】碎米桠、冰凌花。

【药性】味苦、甘，性微寒。归肺、胃、肝经。

【功效】清热解毒、活血止痛。

【主治】咽喉肿痛、扁桃体炎、蛇虫咬伤等。

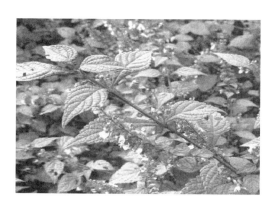

在灵气通天的王屋山，每逢霜降，有一种草的茎叶上就会神奇地凝结薄如蝉翼的冰凌，阳光照而不化，风沙吹而不落，银光闪闪，晶莹多彩。这种神奇的现象只发生在王屋山活株的冬凌草叶上，植物死株和别地生长的冬凌草却没有。这种现象，至今在植物学上还是个难解之谜。

据传，河南济源境内有一座位列道教三十六洞天、七十二福地之首的"天下第一洞天"王屋山，这山曾是王母娘娘修炼成仙的地方。唐代药王孙思邈对王屋山情有独钟，数十年在王屋山上行医采药。他发现有一种银光闪闪的植物每天有无数喜鹊、百灵鸟、画眉鸟等前往啄其叶片食用，第二天早晨这些鸟在密林里大展歌喉，声音清脆悦耳，宛如一场大型的歌咏竞赛。有些鸟声音嘶哑，就又去啄食那神奇的植物叶片，次日嘶哑的声音恢复原状，悠扬悦耳，美妙动听。

孙思邈仔细观察了半个多月，领悟到这种植物正是开音散结、利咽舒喉的良药。于是他带领门徒上山采集，给前来就诊的喉痹患者煎药服用，百用百效，声音嘶哑者服用此草药后，声音洪亮，喉痛自消。孙思邈给王屋山这神奇药草命名为"冰凌草"或"冬凌草"。从此以后，当地人们就习用这神奇的冬凌草为药，治疗口腔和咽喉肿痛、噎膈症（食管炎）等，疗效十分显著。现有以冬凌草为主要成分的中成药冬凌草片，便于携带服用，常用于慢性扁桃体炎、咽炎、喉炎、口腔炎等病症。

六二 独角莲 —— **叶似莲叶根独蒜，瘰疬蛇伤一并蠲**

独角莲，为天南星科植物独角莲的全草。

【别名】野半夏、梨头尖、剪刀草、玉如意、野慈姑。本品叶似莲叶，根作独蒜状。

【药性】味苦，性寒。有毒。归肝经。

【功效】清热解毒、化瘀散结。

【主治】毒蛇咬伤、瘰疬、跌打损伤。

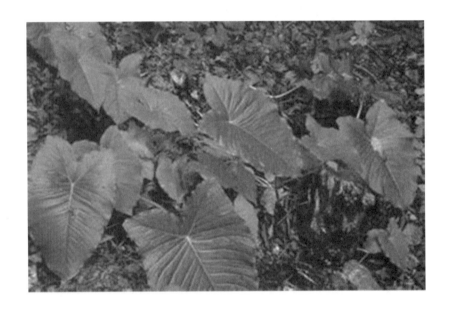

独角莲主治毒蛇咬伤，植于园圃中，蛇虺不敢过其下。相传，有叫王季光的，其宅后棒莽丛中有蛇穴，常出为害，乃种此草数本于穴外，自是其患不作。至暑月间，穴内臭，使园丁掘土访求，得死蛇十数，盖为草气所熏溃也。又一小蛇未到草旁，立化为水。盖此草大蛇最喜蟠其旁。凡蛇咬人，亦中人毒，必退壳，若觅此物，卧其旁一宿，则人毒得解免退壳之患。大毒蛇又喜蟠其根旁，故土最毒。近人手则手烂，然得其根，反能解百种大恶蛇毒，丐者觅此，以为得宝。

六三 杜鹃花 —— 花红入血益女性，杜鹃声声映山红

杜鹃花，为杜鹃花科植物杜鹃的干燥花。

【别名】红踯躅、山踯躅、山石榴、映山红、报春花、迎山红。

【药性】味甘、酸，性平。归肝、脾、肾经。

【功效】和血、调经、止咳、祛风湿、解疮毒。

【主治】吐血、衄血、崩漏、月经不调、咳嗽、风湿痹痛、痈疖疮毒。

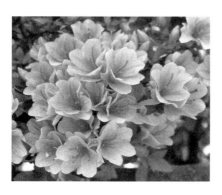

本品乃我国三大名花之一，其花盛开之季，适值杜鹃鸟啼音阵阵之时，文人浮想联翩，巧取美名杜鹃花。春生苗叶，枝少而花繁，一枝数萼，使人尽享大自然之风采，故称为虫鸟花、花开早，又称报春花。花色红，主入血分，传说多与女性有关，说明民间常用此治疗妇科疾病。

相传杜鹃花本只有白色一种，只因一对刚结婚的恩爱夫妻，丈夫应征打仗，数年未归，妻思夫心切，每日都要登山遥望，后来得知丈夫战死，更是痛不欲生，清明时节，登高而泣，直哭得血泪满面，杜鹃鸟也感动得哀鸣阵阵，血从嘴角淌下，把一朵朵白嫩的花瓣都染成了红色。人们为纪念这类有人性之鸟，就把这花取名为杜鹃花。这正是"鲜红滴滴映霞明，尽是冤禽血染成。羁客有家归未得，对花无语两含情"。

相传在福建一个山区，有一个叫杜鹃的青年与一个叫谢豹的青年结拜为兄弟。谢豹有一次无意中伤害了邻家的小孩，犯了死罪，被关进了死牢。杜鹃带些酒菜去看谢豹，谢豹诡称要理发，让杜鹃代他坐一会牢，杜鹃欣然同意。谁知谢豹一去不复返，杜鹃伤心地哭了三天三夜，第四天就被推出斩首。杜鹃死后变成冤鸟，从这座山哭到那座山，想找谢豹而未见，日复一日，啼出的血洒在山间，长出了一种小树，开出血红色的花，这就是杜鹃花。

在四川一带流传着有关杜鹃的另一个故事。相传，古时蜀帝杜宇，到死也舍不得丢开他的臣民，其灵魂变成了一种鸟，叫杜鹃鸟，长叫着"不如归！不如归！"，直叫得口淋鲜血，血滴在一种花上，这花就是杜鹃花。

六四 杜仲 —— 专治腰痛足膝弱，肝肾筋骨胎儿悦

杜仲，为杜仲科植物杜仲的干燥树皮。

【别名】思仙、扯丝片等。

【药性】味甘，性温。入肝、肾经。

【功效】补肝肾、强筋骨、安胎。

【主治】肝肾不足、腰膝酸疼、筋骨无力、头晕目眩、妊娠漏血、胎动不安等。

传说很久以前，有个名叫杜仲的樵夫，家里有个长年患腰骨痛的老母亲。由于长年上山砍柴熬日子，劳累过度，因此，连他本人也得了腰骨痛的病。有一天，杜仲像往常一样光着膀子在砍柴，腰骨又痛起来了，只好丢下柴

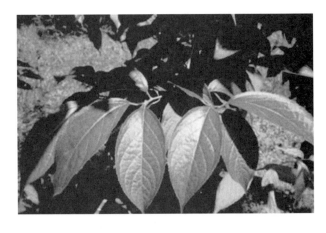

刀，靠着附近的一棵树休息。不一会，他感到周身舒服极了；再过一会儿，腰骨也不那么痛了。打这以后，杜仲每逢上山砍柴遇腰骨痛时，就将腰痛部位同与那棵树一样的树皮使劲地擦，久而久之，他的腰骨再也不痛了。有一次，他回家看到患腰骨痛的老母亲躺在床上呻吟，心如刀割，感到难过极了。起先，他想用同样的方法给母亲治疗，后来一琢磨觉得不行，因为山路崎岖，加上悬崖陡壁，难于背母亲上山。于是他灵机一动，上山用柴刀将这种树的树皮削下来，带回家中捆绑在老母亲的腰痛部位。之后，经过多次反复医治，连母亲的腰痛也很快治愈了。消息传开，凡患此病的人纷纷前来找杜仲，无不疗效显著。后来，为了感谢杜仲的恩情和便于寻找这种医治腰骨痛的树，人们干脆便给它取名为"杜仲"了。

杜仲在一千多年以前民间就有栽培，还有几个别名：丝连皮、扯丝皮等。这里说的丝，也就是杜仲含的"杜仲胶"。杜仲胶是工业上赫赫有名的

原料，因此，企业家们不一定熟悉杜仲的药性，但对用杜仲的叶、皮、果提制出的硬橡胶的用途，却了如指掌。杜仲胶的绝缘性极强，为电器及海底电缆的良好绝缘材料，也是黏着剂的重要材料。至于杜仲木材是建筑、造船和制造家具等的较好材料，更为人们所熟悉。

不过，杜仲胶在药用时却不那么受欢迎，因而人们就想方设法要破坏它。而破坏杜仲胶的目的，不外乎是使杜仲的一些有效成分易于煎出。为此，早在南北朝时期，我国的中药炮制鼻祖雷公，就在其《雷公炮炙论》中提出："凡使杜仲，先须削去粗皮，用酥迷蜜炙之。"

其实，破坏杜仲胶的方法很简单，将杜仲用中药炮制的方法炒一炒就行了。举杜仲治高血压为例，经实验观察证明，炒过的杜仲的降压作用，比未炒过的降压作用大。用于补肝肾、强筋骨时，一般也要求将杜仲拌以适量盐水炒一炒再用。

谚语：杜仲生来三大益，舒筋补肾壮腰膝。

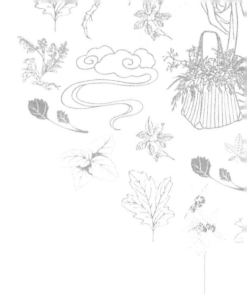

E

六五 鹅不食草 —— 鹅儿不吃此种草，留于病人风寒疗

鹅不食草，本品为菊科植物鹅不食草的干燥全草。

【别名】 球子草、石胡荽、地胡椒、满天星、三节剑、铁拳头。

【药性】 味辛，性温。归肺、肝经。

【功效】 发散风寒、通鼻窍、止咳、解毒。

【主治】 风寒感冒、鼻塞不通、寒痰咳喘、疮痛肿毒等。

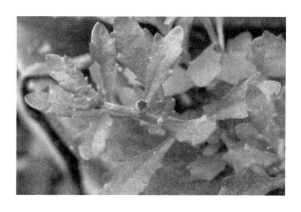

本品气辛熏鹅不堪食之，故名。鹅不食草气香味辛，嗅之令人打喷嚏。气轻可上达巅顶，入肺经可通鼻窍，味厚而温，能散寒胜湿，故有祛风、散寒、胜湿、去翳、通鼻窍之功。

相传，从前有一个农家的孩子，自幼患鼻炎，长年鼻塞流黄脓鼻涕，臭烘烘的。孩子家里养有一群鹅。一天，他赶着鹅群到山边的草地吃草。饿坏了的鹅群见草就吃，唯有一种又鲜又嫩的青草，鹅群却一口都不吃。小孩用竹竿把鹅群赶到草旁，鹅群只低头闻闻，又跑开了。小孩心里好奇，拔一株草用鼻子闻了一会，忽然打了几个喷嚏，鼻子顿时也开通了。后来，他再不流浓臭鼻涕了。同村还有几个患鼻炎的孩子，也用这种青草塞鼻，都很快治愈了。从此，这种草的药用功效逐渐流传开。因为鹅不肯吃这种草，人们就给它取名"鹅不食草"。

谚语云：鹅不食草鹅不食，塞鼻治眼效果奇。

六六 阿胶 —— 滋补名药人人晓，调血润肺容颜好

阿胶，为马科动物驴的干燥皮或鲜皮经煎煮、浓缩制成的固体胶。

【别名】驴皮胶、阿胶珠。

【药性】味甘，性平。归肺、肝、肾经。

【功效】补血止血、滋阴润燥。

【主治】血虚萎黄、眩晕心悸、肌萎无力、热病伤阴、心烦不眠、虚风内动、手足瘈疭、肺燥咳嗽、劳嗽咯血、吐血尿血、便血崩漏、妊娠胎漏等。

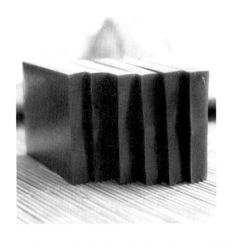

《本经》言其"主心腹内崩，劳极洒洒疟状，腰腹痛，四肢酸痛，女子下血，安胎"。阿胶性滋腻，不宜连续服食，以免出现胸满气闷的感觉，凡脾胃虚、消化不良及出血症而内有瘀滞者，不宜选用。

传说唐朝时，阿城镇上住着一对年轻的夫妻，当家的叫阿铭，妻子叫阿桥。阿铭和阿桥成亲五年后，阿桥有了身孕。不料，阿桥分娩后因气血损耗，身体虚弱，卧病在床，吃了许多补气补血良药，病情仍不见好转。阿铭听人说天上的龙肉最好，地上的驴肉最佳。心想，让阿桥吃些驴肉，也许她的身体会好起来。于是，阿铭就叫伙计宰了一头小毛驴，把肉放在锅里煮起来。谁知煮肉的伙计嘴馋，肉煮熟了，便从锅里捞出来吃，其他伙计闻到肉香，也围拢过来，这个也说尝尝，那个也说真香，围住肉锅下了手。他们越吃越不解馋，一锅驴肉不大会儿全进了伙计们的肚里。这下，煮肉的伙计着了慌，拿什么给女主人吃？无奈，只好把剩下的驴皮切碎放进锅里，倒满水，升起大火煮起来。熬了足有半天工夫才把皮儿熬化了。这伙计把它从锅里舀出来倒进盆里，却是一盆浓浓的驴皮汤，汤冷后竟凝固成黏糊糊的胶块。伙计尝了一块，倒也味美可口，不禁喜出望外，暗想，干脆把这驴皮胶送给女主人吃，她若问起来，就说煮的时间长了，驴肉化在瓦盆里，变成这样子了。伙计想罢，便把驴肉胶端去给了女夫人。女主人平时喜吃素食，不

曾吃过驴肉，尝了一口，只觉得喷香可口，竟然不几餐便把一瓦盆儿驴皮胶全吃光了。几日后奇迹就出现了，她食欲大增，气血充沛，脸色红润，有了精神。

说来也巧，事隔年余，那个伙计的妻子也分娩了。由于伙计家贫，妻子怀胎期间营养不足，生产时几次昏厥，造成分娩后气血大衰，身体虚弱，危在旦夕。伙计急忙请来做郎中的舅舅开了许多补药，吃了也不管用。伙计忽然想起女主人吃驴皮胶那回事儿来，于是，便将头年煮驴肉熬驴皮的事儿向阿铭阿桥夫妻细说了一遍，并向他们夫妻借头毛驴。阿桥见伙计为妻子重病着急的样子，便向丈夫说："咱家有那么多毛驴，不如给他一头试试，尽咱主家之谊。"阿铭听阿桥说得有理，便点头应允了。

伙计牵了头毛驴回家宰了，把驴皮熬成胶块给妻子吃。果然不几日，妻子便气血回升，肌肤红润，大有起色了。自此后，驴皮胶大补，是产妇良药的说法，便在百姓们中间传扬开了。阿铭阿桥开始雇伙计收购驴皮熬胶出卖，生意十分兴隆。

有些庄户，见熬驴皮胶有利可图，也熬胶出售。但只有阿城当地熬出的胶才有疗效，其他地区制作的没有滋补功能，这渐渐地引起了纠纷。官司打到县里，县太爷带着郎中先生来到阿城勘查。经过实地探测，发现阿城镇水井与其他地方水井不同，比一般水井深，水味香甜，水的重量也深重许多。县太爷明白了：驴胶补气补血，除驴皮之外，还赖此地得天独厚的井水。于是下令：只准阿城镇百姓熬胶，其他各地一律取缔。

后来，县令将驴皮胶进贡给唐皇李世民。李世民赏给年迈体弱的大臣，他们吃后都称此胶是上等补品。李世民大喜，差大将尉迟恭巡视阿城。尉迟恭来到阿城，赏给阿铭阿桥金锅银铲，召集匠人将阿城井修葺一新，并在井上盖了一座石亭，亭里立了石碑。至今，碑文上"唐朝钦差大臣尉迟恭至此重修阿井"的字样，仍依稀可见。

有不少人认为阿胶是妇女用来补血的，与妇女保健、妇科病症治疗联系在一起，甚至还以"暗服阿胶不肯道"的杨贵妃和"东莱阿胶日三盏，蓄足治媚误君王"的虢国夫人来佐证，似乎阿胶是女人的专利品，男人不可以用，其实不然。医药典籍、阿胶文化史料记载和现代研究成果均证明，男人也可吃阿胶。查阅医药典籍，从《伤寒杂病论》到《本草纲目》，都可看到阿胶男女同治。祛病疗疾的论述。

国药瑰宝阿胶，因主产于山东省东阿县而出名，专用黑驴皮以及当地得天独厚的天然水质熬制而成。历代本草皆将阿胶列为上品、圣药、贡品。也正因为此，自古以来，阿胶一直都被皇家视为宫廷滋补圣品，更是达官显贵、巨富商贾、乡绅名流家中常备的滋补物和上流社交层相互送礼的首选。而百年堂阿胶作为东阿道地阿胶之一，因其上等的质量品质和"经夏不软、油黑中带有琥珀色"的特点，而为广大受众所认可和喜爱。阿胶之乡为山东省东阿县。

阿胶为养血育神、阴阳互藏的滋补佳品。阿胶被最早的医药经典《神农本草经》及《本草纲目》列为滋补上品、补血圣药，与人参、鹿茸并称"滋补三宝"，被历代中医药专著《药典》收载，是传承三千多年的名贵中药材。因其出自东阿县，故名阿胶。

自古道：水火不相容，但阿胶却是水火相济的结晶。古法炼制阿胶讲究取东阿阴极之阿井水，精选上等成年至火之驴皮，入金锅以银铲舞动，历经九天九夜九十九道工序。淬炼乾坤精气于其中，水火相济，阴阳既济，此即陈修园所说："必用黑皮者，以济水合于心，黑色属于肾，取水火相济之意也。"东阿阿胶本身就是阴中求阳，阳中求阴，动中有静，静中有动，动静结合，平和而不滋腻，微温而不燥烈的滋补佳品。

就东阿阿胶这个滋补国药而言，它用料考究，以成年乌驴皮为最佳，且必须用整张驴皮炼制；用东阿阿井水，否则气味不纯；用桑柴为火，否则药性不全。

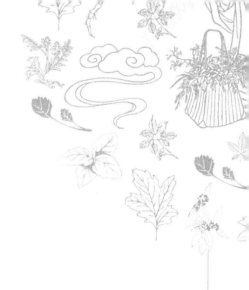

F

六七 翻白草 —— 根叶底白翻白草，解毒止血止痢好

翻白草，为蔷薇科植物翻白草的带根全草。

【**别名**】鸡腿根、土洋参。

【**药性**】苦味，性寒。归胃、大肠经。

【**功效**】清热解毒、止血、止痢。

【**主治**】湿热泻痢、痈肿疮毒、血热出血、肺热咳喘等。

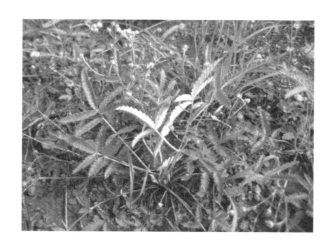

以前，有个农夫不小心吃坏了肚子，大便还有些红的、白的黏液一样的东西，而且总是拉不干净。由于农夫家里贫穷，没有钱去买药治病，所以这病一直拖着。这样拉了好些天，人都瘦了几圈，整个人没有一点精神，全身乏力，连站起来的力气都没有了。过了几天，村里来了一个化斋的和尚，看到了萎靡不振的农夫后，就问是不是得病了。农夫把这几天拉肚子的事跟和尚说了，和尚说："大叔，我略懂医术，根据你所说的，你应该是得了痢疾，或许我可以帮到你，你且等着，我去给你采些药。"说着，就向附近的山上走去了，过了半天，和尚从山上摘了一些草回来，对农夫说："你每天把这些药煎水喝，用不了多久，你的病就会好了。"农夫半信半疑地按照和尚说的服用了这些药，没想到，五天后，病真的好了。由于这种草根头部及叶柄均密披白色毛茸，上表面暗绿色，下表面灰白色，表面看起来是绿色，翻过来看则是白色，所以人们就叫它"翻白草"。

六八 防风 —— 外风内风均可祛，风家圣药是防风

防风，为伞形科植物防风的干燥根。

【别名】排风草、土藿香、山芹菜、落马衣、茴芸、百枝。

【药性】味辛、甘，性微温。归膀胱、肝、脾经。

【功效】祛风解表、胜湿止痛、止痉。

【主治】感冒头痛、风疹瘙痒、风湿痹痛、破伤风症等。《本草经集注》：恶干姜、藜芦、白蔹、芫花。《唐本草》：畏萆薢。防风，顾名思义：善于防范邪风侵入肌表。

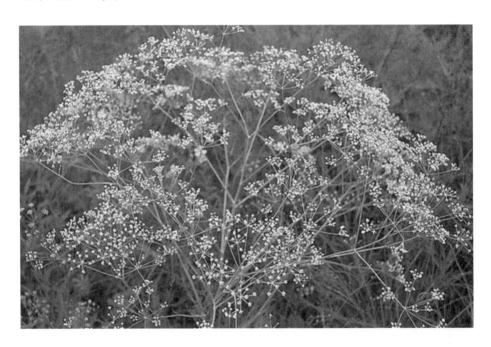

　　古时大禹治水，当地平天成之时，在会稽大会诸侯，论功行赏，并筹划治国大计。九州诸侯，纷纷赶到，会稽山下一片欢腾，史称"执玉帛者万国"。可是同大禹的父亲一起治过水，如今又帮助大禹在浙江山地治水的防风氏，却没有赶到。大禹以为防风氏居功自傲，瞧不起自己。过了一天，防风氏赶到了，大禹便下令杀了防风氏。

　　防风氏真是天大的冤枉。因为他从驻地赶到会稽，要经过苕溪和钱塘江，当时因为苕溪发大水，防风氏接到通知后虽然日夜兼程，还是迟到了。

防风氏被冤杀时从他头中喷出一股股白血。大禹感到奇怪，便命人剖开防风氏的肚皮，细看满肚都是野草，这才知错怪了防风氏，大禹后悔莫及。

防风氏死时喷出的一股股白血，散落在山野里，长出一种伞形羽状叶的小草。后来当地乡民治水受了风寒，头昏脑涨，浑身酸痛，非常难忍。病人中有人梦见防风氏要他们吃这种草，说是能治风寒病。乡民们试着一吃，果然病就好了。乡亲们说："这是防风神留给我们的冤魂神草，就叫它'防风'吧！"

相传古时有一皇帝，为体察民情，微服私访，只带两名随从。由于奔波，两名随从均患风寒。一日走于半路，忽刮大风，下起雨来，前不着村，后不着店，不知如何是好。这时，皇帝看见山坡下有一植物，三尺余高如伞状。皇帝笑指道："天公为我等送来雨伞，何不在此避过风雨。"三人钻进草丛，油绿色的枝叶，清香的气味，胜似宫中美景。雨过天晴，草丛显得格外美丽，两随从的咳嗽风寒之病也减轻了许多。皇帝不禁赞道："春野无处不是宝，草丛避雨又防风。"从此，人们把这能治疗风寒之病的草药叫作"防风"。

谜语：植树造林 —— 防风；寒冬腊月纸糊窗 —— 防风。

六九 蜂蜜 —— 百花精华天物成，润燥止痛解毒功

蜂蜜，为蜜蜂科昆虫中华蜜蜂或意大利蜜蜂所酿的蜜。

【药性】味甘，性平。归肺、脾、大肠经。

【功效】补中、润燥、止痛、解毒，外用生肌敛疮。

【主治】脾气虚弱、脘腹挛急疼痛、肺燥干咳、肠燥便秘、乌头类药毒、溃疡不敛、水火烫伤等。

蜜蜂从植物的花中采取含水量约为百分之七十五的花蜜或分泌物，存入自己第二个胃中，在体内多种转化的作用下，经过十五天左右反复酝酿各种维生素、矿物质和氨基酸，丰富到一定的数值时，同时把花蜜中的多糖转变成人体可直接吸收的单糖葡萄糖、果糖，水

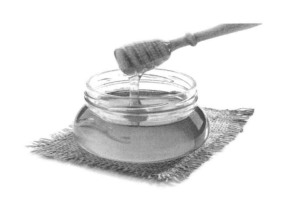

分含量少于百分之二十三，存贮到巢洞中，用蜂蜡密封。蜂蜜是糖的过饱和溶液，低温时会产生结晶，生成结晶的是葡萄糖，不产生结晶的部分主要是果糖。

空腹喝蜂蜜水容易使体内酸性增加。一般在饭前一到一个半小时，或饭后两到三小时喝蜂蜜水较为适宜。神经衰弱者应在每天睡前服用。

一岁以下的婴儿不宜多吃。蜂蜜在酿造、运输与储存过程中，易受到肉毒杆菌的污染。婴儿由于抵抗力弱，食入肉毒杆菌后，肉毒杆菌会在肠道中繁殖，并产生毒素引起中毒。

天然的含有活性酶的蜂蜜不能加热至六十度以上，否则活性酶会在高温下变性失活，破坏其中的营养成分。蜂蜜在用温开水或凉水冲泡时口感甜，用较高温度冲泡口感会变酸。

七〇 凤仙 —— 叶如凤尾花染甲，活血软坚透骨仙

凤仙，为凤仙花科植物凤仙的全草。叶如凤尾之形，花似天仙之艳，故美其名也。

【别名】小桃红、夹竹桃、染指甲草、旱珍珠、透骨草、凤仙草、指甲草。

【药性】味辛、苦，性温，有小毒。归肝经、肾经。

【功效】祛风除湿、解毒止痛。

【主治】风湿关节痛；外用治疮疡肿毒。

李时珍曰："女人采其花及叶包染指甲，其实状如小桃，干燥茎具有活血软坚透骨之功能，也为透骨草药材之一，故又称透骨草。"

凤仙茎常呈紫红色，中空，故具散血消肿之功；白花者，追风散气，亦名透骨白；红花者，破血堕胎，又称透骨红，可接骨止痛、软坚、透骨，用于关节风湿痛、跌打损伤诸症。

传说凤仙花有个品种叫洒金花，白瓣上有红色，娇艳可爱，是凤仙花中的珍品，相传这是晋代谢长裕看凤仙花洒金所致。据《花史》记载，谢长裕见凤仙花可爱，命侍儿以麈尾悄染叶公金膏，洒在花上，并折一枝插在倒影侧。到了次年，此花金色不褪。一直繁衍下来，至今有斑点，大小不同，形若洒金，因命洒金花，亦称倒影花。

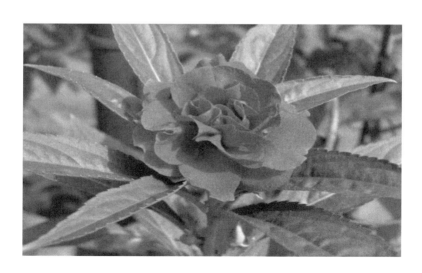

七一 佛手 —— 外形犹如仙佛手，肝郁痰气服之瘳

佛手，为芸香科植物佛手的干燥果实。

【别名】佛手柑、佛手片、五指柑、手柑、福寿柑、蜜桶柑、蜜萝柑。

【药性】味辛、苦、酸，性温。归肝、脾、胃、肺经。

【功效】疏肝理气、和胃止痛、燥湿化痰。

【主治】肝胃气滞、胸胁胀痛、脾胃气滞、胃脘痞满、食少呕吐、咳嗽痰多。

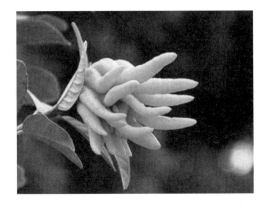

很久以前，金华罗店一座高山下，住着母子二人。母亲年老久病，终日双手抱胸，自觉胸腹胀闷不舒。儿子为了给母亲治病，四处求医，无效。一天夜里，儿子梦见一位美丽的仙女，赐给他一个犹如仙女手样的果子，让母亲一闻，病就好了。可是，醒来一看，母亲病情依旧，原来那是一场梦。于是，儿子下决心要找到梦中见到的那种果子。经过不知多少天的翻山越岭，当他坐在岩石上歇息时，突然看见一只美丽的仙鹤，一边舞一边歌："金华山上有金果，金果能救你老母。明晚子时山门口，大好时机莫错过。"

第二天午夜，儿子爬上金华山顶的山门，只见金花遍地，金果满枝，金光耀眼。一位美丽的女子飘然而来，儿子定睛一看，正是梦中所见的仙女。仙女说道："你的孝心感人，今送你天橘一只，可治好你母亲的病。"儿子感激不尽，恳求仙女再赐给他一棵天橘苗，以便母亲天天能闻到天橘之香，永解病痛。仙女满足了他的要求。儿子回来后，将天橘给母亲服用，母亲胸腹胀闷的症状很快就消失了。仙女赐给的天橘苗经过辛勤培植，很快地传遍了整个山村，给更多的人享用。乡亲们认为，这位仙女就是救世观音，天橘像观音的玉手，因此称之为"佛手"。

七二 浮萍 —— 浮于水面踪不定，解表利水是浮萍

浮萍，为浮萍科植物紫萍的干燥全草。

【**别名**】萍、水萍、水花。

【**药性**】味辛，性寒。归肺、膀胱经。

【**功效**】宣散风热、透疹止痒、利尿消肿。

【**主治**】风热感冒、麻疹不透、风疹瘙痒、水肿尿少等。

古书上曾记载过特大萍实的故事。《家语》载："楚昭王渡江，江中有物大如斗，圆而赤，直触王舟。舟人取之，王大怪之，遍问群臣，莫之能识。王使使聘于鲁，问于孔子。孔子曰：'此谓萍实也，可剖而食之，吉祥也。唯霸者为能获焉。'使者返，王遂食之，大美。"这样大的萍实，现今还未有过报道。

其作用类似于麻黄，《本草衍义补遗·水萍浮芹》甚至认为"发汗尤甚麻黄"，只是性味的不同而已，也就是说，浮萍的发汗作用也是很强的。浮萍作为内服药使用可以治疗外感风热的病症，而较少使用于临床。其利水消肿，主要是用于所谓风水，相当于现在所说的急性肾炎水肿，以腰以上的病变为主，也有用其治疗腹水水肿的。而外用治疗瘙痒一般是将其煎水外洗，比内服效果更好一些。

有评价浮萍诗："天生灵草无根干，不在山间不在岸。始因飞絮逐东风，泛梗青青飘水面。神仙一味去沉疴，采是须在七月半。选甚瘫风与大风，些

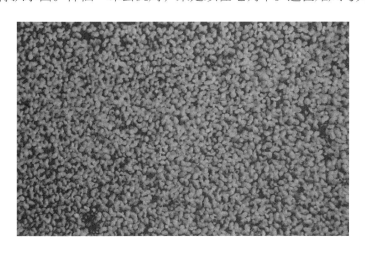

小微风都不算。豆淋酒化服三丸，铁幞头上也出汗。"这就将浮萍的生长特点以及治病的作用都表达出来了。传统认为，作为药用的浮萍以紫背浮萍为优，就是指贴近水面的一面为紫色者作用最好。

现代认为浮萍具有利尿解热和强心作用。浮萍、紫丹参合用能治疗白癜风，白癜风多为血气失和所致，而浮萍性轻浮，入肺经达皮肤，能增加体表血液循环，紫丹参为活血祛瘀之要药，故可以二药同用。

相传，在一个风雨交加的下午，李时珍采药避雨来到一条小船上。老渔翁和他的两个不到十岁的孙子热情地接待了他。老渔翁为李时珍端来吃的，李时珍也从包里拿出一瓶酒，招呼主人一起坐下共酌。交谈了一会儿，老人知道了李时珍的身份，就把自己知道的药物知识全告诉了他。末了，老渔翁想起一个问题，说："我们这里还有一种草药，能治身痒、癣疮。"

李时珍问："它生长在什么地方，有什么特征呢？""这种草长在水上，离我们很近。"老渔翁笑哈哈地又说了四句话："天生灵芝本无根，不在山间不在岸。始因飞絮逐东风，泛根青青泛水面。"在一旁的大孙子听后说了一首童谣："有根不带沙，有叶不开花。最爱随风飘，江河都是家。"接着，小孙子也唱了一段儿歌："有根不着地，有叶不开花。整日随风飘，四海就是家。""这三个谜语都是一个谜底，你们祖孙三人出题考我也！"李时珍低头思索了一会儿，忽然眼睛一亮，抬头看到船外，一种水草在风雨中依然团聚不散，飘飘游游，便指着船外说："就是它！"对，就是它，浮萍。

七三 扶桑花 —— 花瓣淡红如肺叶，清肺化痰解毒功

　　扶桑花，为锦葵科植物朱槿的干燥花朵。相传本品出碧海之中，叶似桑，树两两同根偶生，更相依倚，故名。李时珍曰："扶桑产南方，乃木槿别种。"

　　【别名】花上花、大红花、红花、大红牡丹花。

　　【药性】味甘，性寒。归肺、肝经。

　　【功效】清肺化痰、凉血解毒。

　　【主治】痰火咳嗽、鼻衄、痢疾、赤白浊、痈肿毒疮。

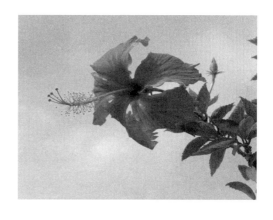

　　扶桑花花瓣淡红，犹如人之肺叶，其味甘，性寒，故可入肺与血分之肝经，具清肺、化痰、凉血、解毒之功。治痰火咳嗽、鼻衄、痢疾、赤白浊、痈肿、毒疮，又可润容补血。

　　《山海经·海外东经》记载："汤谷上有扶桑，十日所浴，在黑齿北，居水中。有大木，九日居下枝，一日居上枝。"扶桑，盖日所出之处，故俗呼为"日及"。另外还有一个故事，相传扶桑花乃尧和舜的两个女儿，被恶人捉到，用船放于海中，任意漂流，不知过了多长时间，漂到一海岛上，由于饥寒交迫，两人相依而死于岛上。两个姑娘就化生为扶桑，她们那美丽的脸蛋变成了鲜艳无比的天仙之花，为后人留下无限的憧憬。

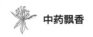
七四 茯苓 —— 伴于千年松柏旁，健脾利水安神强

茯苓，为多孔菌科真菌茯苓的干燥菌核。野生者多寄生于赤松或马尾松的根部。

【别名】玉灵、茯灵、万灵桂、茯菟。

【药性】味甘、淡，性平。入心、肺、脾、肾经。

【功效】渗湿利水、健脾、宁心。

【主治】水肿尿少、痰饮眩悸、脾虚食少、便溏泄泻、心神不安、惊悸失眠等。

据说本品乃松之神灵伏结而成，故名。下有茯苓，上有菟丝。大量药品为人工栽培，将赤松或马尾松的枝干接菌后埋在地下，而生长成茯苓。《记事珠》中称茯苓为"不死面"，认为是仙者所服之食品。现代科学研究表明，茯苓有降低血糖、

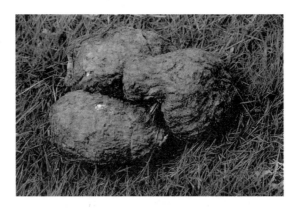

抗菌抗癌的功效，实为一种可增强人体免疫功能的多糖体物质。

传说唐宋八大家之一的苏辙年少时体弱多病，夏天因为脾胃弱而饮食不消、食欲不振，冬天则因为肺肾气虚而经常感冒、咳嗽，看了许多大夫也未能根除。直到苏辙过了而立之年，因经常服用茯苓，一年之后沉疴尽除。后来他写下《服茯苓赋并引》一文以纪之。

古代把茯苓列为上品，有安魂养神、不饥延年的作用。在魏晋时期，茯苓就被当作养生佳品，王公大臣们常把茯苓与白蜜同服。其药用价值最好的当数云南出产的茯苓，称为云苓。

浙江一吴姓老翁以种茯苓为业，其儿媳产后患病，面色泛红，烦躁口渴，心悸，失眠，汗出不止。经一位姓竹的医生诊治，数易其方，未见好转。此时旁人建议吴老翁用补药调理。次日清晨，吴老翁跑来向建议者道谢，说他儿媳服药后，已经痊愈。竹医生半信半疑，匆匆赶去看个究竟，看

到药渣，方知吃的是茯苓。原来，吴老翁早就听说茯苓为大补之品，但没想到使用茯苓煎汤给儿媳服用，有如此神速疗效。清代名医张锡纯也曾遇到类似病例，湖北省天门市有位姓李的妇女，常感到头昏目眩，怔忡不安，呕吐涎沫，严重时不省人事。先后更换了十多位医生医治，都无济于事。后来，张锡纯想到用茯苓汤。病人连服数剂，想不到竟然痊愈，令人惊叹不已！

据传，慈禧太后为了保养身体，在太医推荐下，经常命御膳房为她制作茯苓饼，并以此分赏王公大臣。因此茯苓饼就成为晚清以来的京师名点之一。它白如凌雪，薄如绵纸，中夹蜜饯、松果碎仁，别具风味。

茯苓之乡为湖北省罗田县，茯苓被称为利水渗湿之最。

七五 浮小麦 —— 小麦瘦瘪浮起来，阴虚汗出收起来

浮小麦，为禾本科植物小麦的干燥轻浮瘦瘪的颖果。

【别名】浮麦、小麦粉、浮水麦。

【药性】味甘，性凉。归心经。

【功效】除热、固表止汗、益气。

【主治】骨蒸劳热、盗汗、自汗等。

一天，名医王怀隐发现新购进一堆小麦又瘦又瘪，便问伙计："这些蚍小麦是何人送来？"伙计回答："是城南张大户送来的。"这时忽来一个急症病人，那病人的丈夫说："我娘子近来常常发怒，哭笑无常，整日心神不宁，甚至还伤人毁物，请为她除病驱邪！"王怀隐望闻问切之后，捋须笑道："不必惊恐，此乃妇女脏躁症也。"言毕，开了一方，上书甘草、小麦、大枣三味药，意用汉末医圣

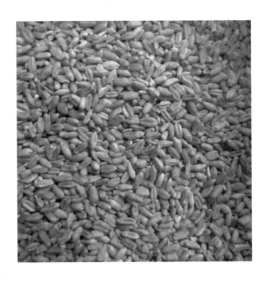

张仲景《金匮要略》中的良方"甘麦大枣汤"治疗妇女更年期出现的精神与心理方面的症状。那汉子临行时，又补充道："她还常常夜间出汗，湿透衣衫。"王怀隐点头答道："嗯，知道了，先治好脏躁症再说吧。"

五日后，那妇人病愈，前来拜谢王怀隐。他关切地问："今天再来治盗汗症？"那妇人笑道："已一并痊愈了。"王怀隐暗自思忖，难道甘麦大枣汤也有止盗汗的作用？后来，他有意以此方又治了几个盗汗症病人，均不见效。他大惑不解。正当这时，店堂小伙计与张大户的争吵声惊动了王怀隐。伙计手握一把张大户送来的小麦说："这样的小麦我怎能收？你别以为做药就可以将就些，这瘪麦子你拿回去吧！"王怀隐听罢，忆起上次那妇人所用的小麦就是张大户送来的瘪麦子，于是急忙上前道："张老兄，你这麦子是……"张大户红着脸诉出了实情："这是漂浮在水面上的麦子，我舍不得丢弃，便送来

了。"王怀隐吩咐伙计："暂且收下，另放一处，并注明'浮小麦'三个字。"

后来，王怀隐用浮小麦试治盗汗、虚汗症，果然治一个好一个。太平兴国三年（978），他与同道好友王祐、郑奇、陈昭遇潜心研究张仲景的医著，合编成《太平圣惠方》一书，并将浮小麦的功效记入该书。从此，"浮小麦"一药便为历代医家沿用至今。

七六 覆盆子 —— 益肾固精得巨助，服之排尿尿盆覆

覆盆子，为蔷薇科植物华东覆盆子的干燥果实。

【**药性**】味甘、酸，性温。归肝、肾、膀胱经。

【**功效**】益肾固精缩尿、养肝明目。

【**主治**】遗精滑精、遗尿尿频、阳痿早泄、肝肾不足、目暗昏花等。

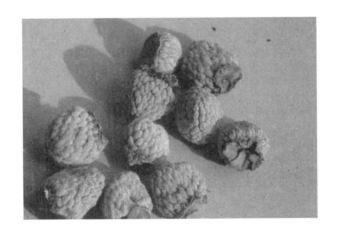

覆盆子为产后排尿异常要药。《本草备要》言其益肾脏而固精，补肝虚而明目，起阳痿，缩小便。

其不仅养生保健功效神奇，且其名称来源同样充满传奇，趣味无穷。覆盆子又名红树莓，最早记载来源于《本草衍义》，言其"益肾脏，缩小便，服之当覆其溺器，如此取名也"。古时朝鲜也有这样的传说。早期朝鲜的厕所并不在屋外，因为天气寒冷与晚上太暗的关系，于是朝鲜人习惯将尿桶放在居住的房子里。男人吃了红树莓后，夜晚在尿桶里小便时，因为尿劲太强而使"尿桶翻转过来"。因此，红树莓就被人们称为"覆盆子"。由此可知，覆盆子有壮阳作用，可治疗男性阳痿。

七七 附子 —— 回阳救逆第一品，附子散寒暖人心

附子，是毛莨科植物乌头的子根的加工品。根据加工方法不同而分成盐附子、黑顺片、白附片、炮附子等。

【**别名**】草乌、乌药、盐乌头、鹅儿花、五毒。

【**药性**】味辛、甘，性大热，有毒。归心、肾、脾经。

【**功效**】回阳救逆、补火助阳、散寒止痛。

【**主治**】亡阳虚脱、肢冷脉微、肾阳虚衰、心腹冷痛、冷痫、脚气水、风寒湿痹、阳痿、宫冷、虚寒吐泻、阴寒水肿、阳虚外感、阴疽疮疡，以及一切沉寒痼冷之疾等。

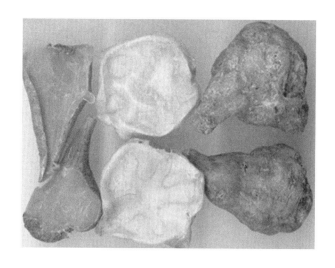

四川江油乾元山植被茂盛，环境清幽，瀑布成群，是道家福地，修仙圣域。山上有很多道观，相传太乙真人、哪吒都是在此修炼成仙的。由于山很高，冬天特别寒冷，到了冬天有不少人被冻病或冻死。附近道观有一个老道士经常外出化缘，了解周围百姓的疾苦。他道行很高，也深谙医理，经常上山采草药炼制丹药，免费给穷人治病或调理身体。可丹药的疗效有限，而生病的人很多，他炼制的药往往不够用。老道士总觉得自己的丹药中缺了某种材料，所以经常冒险去悬崖峭壁边采摘一些珍稀的草药，但效果依然不太好。

有一天，老道士去柴房抱柴准备生火做饭，突然看到一种很常见的柴

草，它根茎很多，中间两三个块根连在一起，像纺锤或鸡蛋，还有很多须根附在外面。他灵机一动，把根去皮后熬制、焙烤成一种乌黑发亮的薄片。以后老道士在炼制丹药时，试着加入这种乌药，没想到，这样炼制的丹药的药效竟然非常好。老百姓吃了这种丹药后能增强体力，冬天还可以防寒。可是这种药有毒，用量不好控制，只能由老道士自己一个人调制。老道士年纪已经很大了，他担心自己去世后，没有人能炼制好丹药。后来，老道士收养了一个孤儿，并将其认作徒弟，把自己的医术传给了他，师徒俩的感情非常好。小道士很孝顺，也非常聪明，他知道师父担心的问题，就不停地变换制药的方法，并且自己亲身试药。终于他发现乌药的子根毒性比主根小，用量也很容易掌握，所以炼制丹药的效果更好。师徒二人把这种新药的识别方法和炼制方法无偿地传授给周围的人，帮助了无数的穷人。因为古代医术总是父子相传，人们误以为这对师徒是父子关系，就把这种新药称为"父子药"，由于这药的子根附在主根之外，后来传成了"附子"。

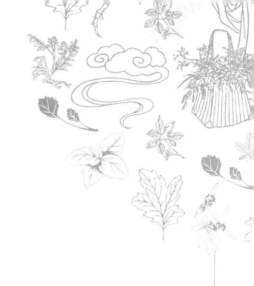

G

七八 甘草——调和诸药称国老，润肺补脾止咳嗽

甘草，为豆科植物甘草、胀果甘草或光果甘草的干燥根及根状茎。

【别名】国老、甜草、乌拉尔甘草、甜根子。

【药性】味甘，性平。入脾、胃、心、肺经。

【功效】益气补中、缓急止痛、祛痰止咳、清热解毒、调和诸药。

【主治】脾胃虚弱、倦怠食少、心气不足、心悸气短、脉结代、脘腹四肢挛急疼痛、咳嗽痰多、咽喉肿痛、痈疮疮毒，以及药物、食物中毒。

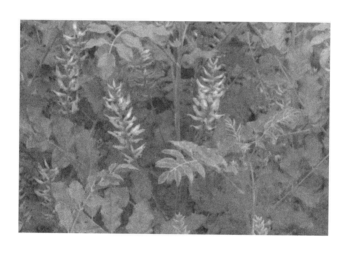

本品甘甜如蜜，细嚼之余味无穷，故名。陶弘景曰："此草最为众药之主，经方少有不用者，犹如香中有沉香也。国老即帝师之称，虽非君而为君所宗，是以能安和草石而解诸毒也。"甄权曰："诸药中甘草为君，治七十二种乳石毒，解一千二百般草木毒，调和众药有功，故有国老之号。"

《神农本草经》曰："甘草，味甘、平。主五脏六腑寒热邪气，坚筋骨，长肌肉，倍气力，金疮疸，解毒。久服轻身、延年。"甘草味甘平，炙甘草甘温，被称为国老，能调和诸药。生甘草有清热解毒作用，如治疗咽痛的甘草汤、桔梗汤中是生甘草，而四君子、四逆汤中是炙甘草。我们知道酸甘化阴、辛甘化阳，其中辛甘化阳代表方有甘草干姜汤、桂枝甘草汤，同样四逆汤也是辛甘化阳代表方，因为方中有甘草干姜、甘草附子来配。不管是甘草与干姜配，还是甘草与附子配，都能够辛甘化阳，将附子干姜的辛温热性转化为人体所需要的阳气。同时炙甘草的甘温也能够起到一种类似于厚土伏火

的治疗作用，能够将热给涵养住，而不是熊熊大火烧过。所以四逆汤中剂量最大的是炙甘草。甘草的剂量大才能够"厚土以伏火"，才能够把干姜和附子的药力缓慢地发挥释放，形成一种"少火生气"的治疗作用。请注意，凡是温阳益气的，都是炙甘草，不是生甘草。

甘草解百毒，每试必验。岭南人多用此含口中行路，以解蛊毒之患。他们怕别人得其法，乃讹称为三百头牛药，或三百两银药。久与他们亲近，方知乃甘草尔。甘草，是中药中主治最广泛的药物之一。其药性和缓，能调和诸药。所以，在许多处方中都由它"压轴"，称"甘国佬"。围绕着甘草的发现也有一段有趣的传说。

从前，某乡村中有一老医生，医术精湛。一次他赴外地为人看病，临行时给徒弟留了几包事先开好的药，以应付来家里的病人。谁知他多日未回，留的那几包药快要用完了，徒弟无法，只好把院里烧水用的嚼起来甜丝丝的干柴切碎包起来，谎称是师傅走时留下的。谁知那些患了脾胃虚弱的病人、患有咳嗽痰多的病人、患有咽痛的病人、患有痈疽肿痛的病人、患有小儿胎毒的孩童吃了这些甜丝丝的干柴，病都好了。这种干柴，就是甘草。从此，甘草入药，沿用至今。

甘草作为人们颇为熟悉的中药，有"国老"之称。关于"国老"这个美称，据说是我国南朝齐、梁时期的名医、药学家陶弘景最先提出来的。那是在梁武帝年间，陶弘景隐居句曲山（即茅山），研究老庄哲学和葛洪的神仙道学，梁武帝多次礼聘，他却坚持隐居，而朝廷每遇大事就要向他咨询，时人称其为"山中宰相"。一日，梁武帝侍从又到句曲山，请陶弘景火速面君，不得有误。陶弘景情知事急，迅速进京。

原来，梁武帝连日来不思饮食，上吐下泻，众御医会诊无效。梁武帝便想到陶弘景了，他深知陶弘景不仅是道学思想家，而且对历史、地理也有研究，尤其是在医学方面造诣精深。陶弘景见梁武帝荣卫气虚，胸腹胀满，肠鸣泄泻，便开处方：国老（炙）、人参（去芦）、茯苓、白术等分，研为细末，每服二钱，水煎服。众御医见之，不解"国老"为何物。陶弘景笑曰："国老者，甘草之美称也。甘草调和众药，使之不争，堪称国老矣。"众御医点头叫好。梁武帝经陶弘景诊治，身体日渐康复。

谜语：是草长年不发育——甘草；手巧厨师不用油——甘草。甘草之乡：内蒙古自治区杭锦旗。

七九 杠板归 —— **清热解毒利湿肿，散瘀止血蛇倒退**

杠板归，为蓼科属植物贯叶蓼的全草。

【**别名**】老虎刺、贯叶蓼、蛇倒退等。

【**药性**】味酸、苦，性寒，有小毒。入肺、脾、肾经。

【**功效**】清热解毒、利湿消肿、散瘀止血。

【**主治**】痈肿疮毒、水肿、蛇伤。

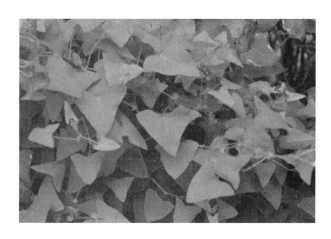

杠板归是一种草本植物，上面长有小刺，导致人们不太喜欢，其果实是暗褐色的球形瘦果。杠板归的花凋谢之后，被随果实生长而膨大。

以前，有个樵夫在山上打柴，不小心，手被毒蛇咬了一口，顿时，手背肿得像熟透的桃子，阵阵剧痛如乱箭穿心。他心慌脚乱，捂着伤口拼命往家跑，不料剧烈运动后血液循环加快，蛇毒攻心，全身红肿，脸色煞白，刚到家就一头栽进门槛。举家呼也不醒，唤也不应，直挺挺的，像死了一样。一家人悲怆欲绝，号啕恸哭，只好料理后事。由于买不起灵柩，遗体就用一块木板抬着，盖上被子。一路上，路幡前引，哭哭啼啼，冥纸纷飞，向坟山抬去。

途中，一个郎中迎面相遇。他看到四人抬一块木板，急忙问："盛殓的是什么人？何故而死？死去多久了？"乡亲回答说已死去几个时辰，死因不明，郎中又说："让我看看可以吗？"死者家属一听，一把拽住郎中哀求："您是医生，人死了还能救活吗？"郎中说："真的死了，我亦不能起死回生。不过要弄清何故而死啊！"

郎中掀开被子，定神一看，死者的脸色像一张白纸，摸了摸脉搏，还在极其微弱地跳动；接触鼻尖，还有些许热气。他立即拿出针来，选定穴位，扎了一针，又从携带的药囊中取出蛇药片，找来热水灌下去，然后做了引流排毒手术，半小时之后"死者"退热退肿竟然苏醒过来。

经过一番调治，三天之后，"死者"能坐在床上饮食了。人们盛赞郎中是华佗再世、扁鹊降临。

大家感激郎中的救命之恩，问他用的是什么灵丹妙药。郎中拿着一株草说："我没有灵药，仙药就用这极普通的草药制的。"人们神秘地望着这株草，问草药叫什么名字，郎中莞尔一笑："我也叫不出名称，只知道它主治毒蛇咬伤。"大家面面相觑，觉得这好草药没有名称未免遗憾。只见郎中紧锁眉头略有所思，蓦地大腿一拍："有了！患者不是'扛板'而去，复活而'归'吗，就叫'扛板归'吧！"在场的人都交口称赞。

谚语：杠板归，贯叶蓼，蛇伤水肿湿疹疗。身揣杠板归，扫尽毒蛇威。身藏杠板归，吓得蛇倒退。

八〇 葛根 —— 解表透疹生津液，升举阳气又止泻

葛根，为豆科植物野葛或甘葛藤的干燥根。

【别名】野葛根、粉葛根、葛藤。

【药性】味甘、辛，性凉。归脾、胃、肺经。

【功效】解肌退热、透疹、生津止渴、升阳止泻、通经活络、解酒毒。

【主治】外感发热头痛、项背强痛、麻疹不透、热病口渴、消渴症、热泄热痢、脾虚泄泻、中风偏瘫、胸痹心痛、眩晕头痛、酒毒伤中等。

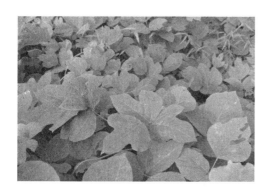

相传盛唐年间，某山脚下住着一对夫妻，男称付郎，女叫畲女，男读女耕。十年寒窗，付郎高中进士，本是喜从天降，付郎却烦恼满怀，只因长安城里富家女子个个艳若牡丹，丰盈美丽，而妻子长年劳作，瘦弱不堪，于是有心休掉畲女。他托乡人带信回家，畲女打开只见两句诗"缘似落花如流水，驿道春风是牡丹"，畲女明白付郎要将自己抛弃，终日茶饭不思，以泪洗面，更是容颜憔悴。山神得知后，怜爱善良苦命的畲女，梦中指引畲女每日到山上挖食葛根，不久，畲女竟脱胎换骨，变得丰盈美丽、光彩照人。走乡人走后，付郎思来想去：患难之妻，怎能抛弃？于是快马加鞭，赶回故里，发现妻子变得异常美丽，大喜过望，于是夫妻团圆，共享荣华。从此畲族女子便有了吃食葛根的习俗，而且个个胸臀丰满、体态苗条、肤色白皙。

葛花为葛根将开放的花，长约一厘米，萼片为灰绿色密披毛茸，花瓣五片等长，突出于萼外或被花萼包被，呈蓝紫色，气微味淡。功能：解酒毒，除胃热。《神农本草经》记载葛根能"解诸毒"。葛根为升阳止泻的代表性中药。民谚：葛花能解万蛊酒。歌曰：解肌退热又生津，升阳止渴又透疹。突发耳聋宜早用，项背强痛效堪珍。

八一 钩藤 —— 息风止痉兼平肝，惊风夜啼半身瘫

钩藤，为茜草科植物钩藤、大叶钩藤、毛钩藤、华钩藤或无柄果钩藤的干燥带钩茎枝。

【**别名**】大钩丁、双钩藤。

【**药性**】味甘，性凉。入肝、心包经。

【**功效**】清热平肝、息风定惊。

【**主治**】肝风内动、惊痫抽搐、高热惊厥、头痛眩晕、感冒夹惊、小儿惊风、夜啼等。临床常用于治疗高血压病、面神经麻痹、全身麻木、中风瘫痪，对神经机能失调者疗效甚显著。

《红楼梦》载，薛蟠之妻夏金桂不听薛宝钗好言相劝，借酒发疯，大吵大嚷，气得薛姨妈怒发冲冠，肝气上逆，"左肋疼痛得很"，宝钗立刻吩咐："等不及医生来看，先叫人去买了几钱钩藤来，浓浓地煎了一碗，给母亲吃了。"薛姨妈"不知不觉地睡了一觉，肝气也渐渐平复了"。

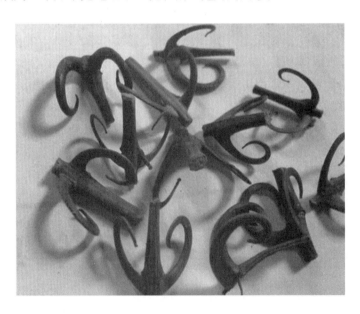

八二 钩吻 —— 祛风攻毒消肿痛，疥癣疹瘰痛痹通

钩吻，为马钱科植物胡蔓藤的全株。

【别名】野葛。

【药性】味辛、苦，性温，大毒。

【功效】祛风、攻毒、消肿、止痛。

【主治】疥癣、湿疹、瘰疬、痈肿、疔疮、跌打损伤、风湿痹痛。

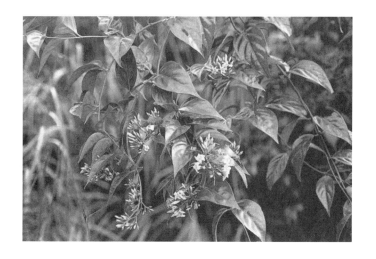

相传魏武帝曹操多疑，常自服其毒，渐增毒量，以防他人投毒加害于他。所食毒物之中，就有钩吻，据传能食钩吻尺余长而无事。有人考证，曹操食钩吻前，先食蓣菜，后食钩吻，二物相伏，故未中毒，只是为了掩人耳目。

八三 枸杞子 —— 滋补肝肾第一药，宁夏枸杞称红宝

枸杞子，为茄科植物宁夏枸杞的干燥成熟果实。

【**别名**】甜菜子、红青椒、地骨子、红耳坠等。

【**药性**】味甘，性平。归肝、肾经。

【**功效**】滋补肝肾、益精明目。

【**主治**】肝肾阴虚、虚劳精亏、腰膝酸痛、眩晕耳鸣、阳痿遗精、内热消渴、血虚萎黄、目昏不明等。

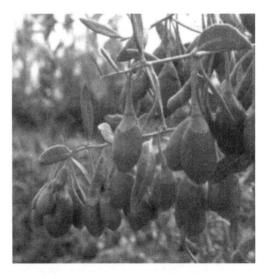

　　枸杞又名仙人杖。世传山东蓬莱南丘村多枸杞，高的有数米，其根盘结坚固，村里的人多长寿，是因为取枸杞井水饮用的缘故。润州（今镇江）开元寺水井旁有一棵枸杞树，人们就称这口水井为枸杞井，认为"饮其水，甚益人也"。这在《本草纲目》中也有记载。

　　《续神仙传》中有一则故事，相传嘉安国有一叫朱孺子的小孩，从小就跟道士王元真在一起，住在大山下，常登山岭采黄精服饵。有一天，他走到小溪旁，忽见岸边有两只小花狗在嬉戏，孺子感到奇怪乃追之，忽然两狗入枸杞丛下不见了。他回去告诉元真，元真与孺子一同前往，等候一会后又见二犬在戏跃，追之复入枸杞下，他们寻其下掘之，乃得两个枸杞根，形状如花犬，坚若石。他们拿回去煮食之，不一会只见孺子腾飞升空落在山峰上，元真大惊，孺子谢别元真乘云而去。今俗呼其飞升之峰为童子峰。

　　谚语："枸杞培补不显老，味甜又能抗衰老。"枸杞以宁夏产者为最佳，称西枸杞，以其粒大、肉厚、子少、色红、柔润五大特点甲天下；甘肃的张掖（古称甘州）所产者称甘枸杞，李时珍云"以甘州者为绝品"，并认为："使气可充，血可补，阳可生，阴可长，火可降，风湿可去。"谚云："四季吃

枸杞，寿可齐天地。"说的就是枸杞子能延年益寿。

宋代医书《太平圣惠方·第九十四卷·神仙服枸杞法》记载了一个关于枸杞子的故事。有一人往西河为使，路逢一女子，年可十五六，打一老人，年可八九十。使者深怪之，问女子曰："此老人是何人？"女子曰："我曾孙，打之何怪？此有良药不肯服食，致使年老不能行步，所以决罚。"使者遂问女子："今年几许？"女曰："年三百七十二岁。"使者又问："药复有几种，可得闻乎？"女云："药唯一种，然有五名。"使者曰："五名何也？"女子曰："春名天精，夏名枸杞，秋名地骨，冬名仙人杖，亦名西王母杖。以四时采服之，令人与天地齐寿。"使者曰："所采如何？"女子曰："……依次采治服之，二百日内，身体光泽，皮肤如酥；三百日徐行及马，老者复少，久服延年，可为真人矣。"虽然这个故事，具有明显的传奇色彩，故事中三百余岁的女子可能是虚构的，但枸杞子健身延年、抗衰老的作用却是不言而喻的。此文把枸杞的作用说得有些夸张离奇，但枸杞由用药到制酒，由辅食到养颜，免疫抗病，增强体质的功效，经过历年来的医学验证，已是不争的事实。枸杞子的滋补作用，尤以滋补肝肾为优，当出现头晕、目眩、腰酸腿软、耳鸣、视物昏花时，枸杞是重要的食疗之品。

枸杞之乡为宁夏回族自治区中宁县。

八四 瓜蒌 —— 倒挂金钟全瓜蒌，清热宽胸涤痰收

瓜蒌，为葫芦科植物栝楼的干燥成熟果实。

【**别名**】吊瓜、老鸦瓜。

【**药性**】味甘、微苦，性寒。归肺、胃、大肠经。

【**功效**】清热涤痰、宽胸散结、润燥滑肠。

【**主治**】肺热咳嗽、痰浊黄稠、胸痹心痛、结胸痞满、肺痈、肠痈、乳痈、大便秘结等。

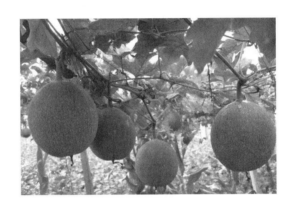

从前，有个樵夫进山砍柴，发现一架碧绿的青藤，上边结着皮色橙红的金瓜，便带回家掏出瓜子种在院子里。几年后，结了一大片金瓜。取它吃的人们，一些长年咳嗽痰喘的病都给治好了。于是很多人都在院中种植，但是谁都不知道它叫什么名字。樵夫想了想说，这种能治病的瓜，藤茎需要爬架，在高处结瓜，就叫它"瓜蒌"吧。后来由于音相近，人们把它写成"栝楼"或"瓜蒌子"。

八五 龟板 —— 龟性宁静板滋阴，益肾固经与补心

龟板，为龟科动物乌龟的甲壳（主要为腹甲）。

【**别名**】神屋、龟壳、败龟甲。

【**药性**】味咸、甘，性微寒。归肝、肾、心经。

【**功效**】滋阴潜阳、益肾强骨、养血补心、固经止崩。

【**主治**】阴虚潮热、骨蒸盗汗、阴虚阳亢、头晕目眩、虚风内动、肾虚筋骨萎软、囟门不合、阴血亏虚、心虚健忘、阴虚血热、崩漏经多。

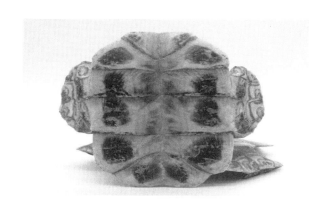

南朝宋刘敬叔《异苑》卷三载有这样一个故事。吴孙权时，永康县人入山遇一大龟，即束之以归。龟便言曰："游不量时为君所得。"人甚怪之，担出欲上吴王。夜泊越里，缆舟于大桑树。宵中，树忽呼龟曰："劳乎元绪，奚事尔耶？"龟曰："我被拘系，方见烹煮。虽然，尽南山之樵，不能溃我。"树曰："诸葛元逊博识，必致相苦，令求如我之徒，计从安得？"龟曰："子明无多辞，祸将及尔。"树寂而止。既至建业，权命煮之，焚柴万车，语犹如故。诸葛恪曰："燃以老桑树，可熟。"献者乃说龟树共言之事。权使人伐桑树煮之，龟乃烂。今烹龟犹多用桑薪。野人故呼龟为元绪。后世小说常有"老龟烹不烂，移祸于枯桑"之语，即本于此。

八六 谷精草 —— 满草珍珠似流星，疏散风热明眼睛

谷精草，为谷精草科植物谷精草的干燥带花茎的头状花序。

【**别名**】戴星草、文星草。

【**药性**】味辛、甘，性平。归肝、肺经。

【**功效**】疏散风热、明目退翳。

【**主治**】风热目赤、肿痛畏光、眼生翳膜、风热头痛等。

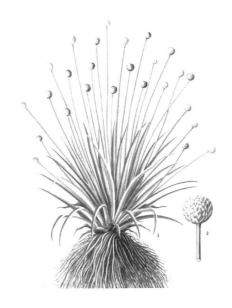

相传很久以前，有一群星星拥有了思想。她们发现长辈们都是一直在这一片天空闪烁，一日复一日，难道她们也要这样一直待在这儿闪烁下去？这有什么意思？慢慢地，她们厌倦了这单调乏味的日子，想换个花样活活，但她们不知该怎么做。

后来，她们之中有一个同伴病了。她平时很活跃，可是这几天她说头痛得厉害。病情日益恶化，终于有一天傍晚，她无力维持自身的空间位置，她陨落了，成了流星。在陨落的过程中，她害怕极了："我就要死了吗？就要失去意识了吗？"

"快看，流星！""流星！快许愿！……"突然，她听见无数声音在回响。是那里传来的！那是哪儿？叫什么名字？那儿好美！嚓！她拼尽全身的力气

闪烁了一下，刹那间这一带如同白昼。她相信她的同伴肯定在看着她，她要让她们看见这美丽的地方，这是她们日夜向往的地方！她觉得这辈子能看见这么美丽的地方，死而无憾，她为成为第一个发现这个好地方的星星而自豪。

同伴们看见了这块宝地立刻就讨论开了，那地方好美，好令人向往。直到深夜，她们终于忍不住了，一起飞了下来，一会儿在大海上掠过，一会儿在山顶飘过。

天亮了，这是她们每天签到的时候，少数星星怕被罚，回去了，大部分星星都留了下来。后来主管知道了此事，她发现众星星正停在一种花上嬉戏，便罚她们永世都附在那朵花上。后来人们为了纪念这些星星把这种花叫作戴星草，也就是现在我们说的谷精草。

歌曰：疏散风热又明目，目赤肿痛服之舒。目生翳膜能消退，风热头痛配薄荷。

八七 骨碎补 —— 能使碎骨得续补，善疗外伤名猴姜

　　骨碎补，为水龙骨科植物槲蕨的干燥根茎。本品能治折伤而补骨碎，故名。皮色外形似姜，根的样子粗壮扭曲，略具猴形，故又有"毛姜""猴姜"之称。

　　【别名】 毛姜、猴姜、猢狲姜。

　　【药性】 味苦，性温。归肝、肾经。

　　【功效】 活血疗伤止痛、补肾强骨，外用消风祛斑。

　　【主治】 跌扑闪挫、筋骨折伤、肾虚腰痛、筋骨萎软、耳鸣耳聋、牙齿松动、久泻、斑秃、白癜风等。

　　相传唐明皇李隆基的宠妃左臂骨折，求治久未见效。一御医从南方家乡回来，带了一味药，献于唐明皇，治愈了骨折，李隆基大喜，遂命此药为"骨碎补"。

　　五代十国后唐明宗皇帝李嗣源也命名了一种草药。一天，卫士们围着狩猎场，观看皇帝射鹿。皇帝果然箭无虚发，射中了鹿的后脚，顿时引来阵阵喝彩声。正在得意间，突然一只凶猛的金钱豹从山谷树林中窜出，吓得皇帝宠妃从马上摔下来，把左脚胫骨摔成骨折，皇帝很着急。

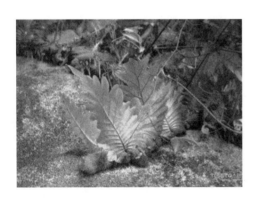

　　正在这时，一名出身民间草医的卫士跪在皇帝面前说："万岁切勿受惊，奴才还认得点草药，保娘娘平安无事。"说完，便从山冈上采来草药，捣烂敷在皇妃的伤口上，很快血住痛止，不几日，便可行走自如。皇帝大喜，问卫士此草药叫什么名字。卫士说："启禀万岁，此药尚无名称，请皇上恩赐。"皇上捋着胡须，笑着说："此药能把碎骨补起来，就叫'骨碎补'吧。"

　　后来，李时珍又根据其形状将其命名为"猴姜"，有的地方叫"猢狲姜"或称"石毛姜"。

　　谚语：认得猴姜（骨碎补），不怕跌打和扭伤。

八八 贯众 —— 解毒凉血又杀虫，良药要贯大众中

贯众，为鳞毛蕨科植物粗茎鳞毛蕨的干燥根茎和叶柄残基。

【别名】贯仲、牛毛黄。

【药性】味苦，性微寒，有小毒。归肝、胃经。

【功效】清热解毒、止血、杀虫。

【主治】风热头痛、时疫感冒、温毒发斑、痄腮、疮疡肿毒、血热崩漏、虫积腹痛等。

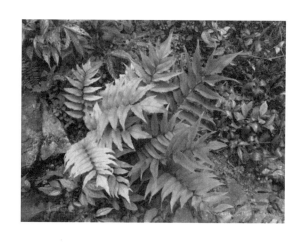

从前，有个没有文化的帮工，一辈子帮一家地主干活。一年夏天，他给地主挖了一把草根，用手拈起，放在路中心蚂蚁群中，过了一会儿过来看，一群蚂蚁全都死掉了。他觉得奇怪，蚂蚁为什么会死了呢？他认为这种草是毒蚂蚁的毒草。他又想，能不能毒死其他的虫呢？他又捉了许多青虫、黑壳虫、毛虫、大黄虫等毒虫放在一起，把这种"毒草根"砸烂撒到它们身上，不一会儿工夫，这些虫全死了。这个老帮工明白了"毒草根"是杀虫的药。他又想，野外的虫能杀死，人肚里的虫能不能毒死呢？他想试试看，却没有机会，又不敢盲目乱动。

老财主家有个儿子患疳积，不思饮食，日渐消瘦，请医生诊脉，医生说孩子体内有几种寄生虫：胃里有蛔虫，胸腹有蛲虫，血里有丝虫，肝里有血吸虫。于是医生给开了一张杀虫的中药处方。老财主在中药铺里把药买回来，交给老帮工煎药。老帮工则用两个药罐子来煎药，一个煎医生开的药，

一个煎他自己发现的能毒死虫的这种草药。煎好后，他先把自己发现的能毒杀虫的草药汁端给财主的儿子服，财主儿子服后，大喊肚子疼痛，叫得山摇地动，几乎死过去，这可把老帮工吓坏了，他立马偷偷地把药渣倒到河里去了。

第二天早饭后，孩子的大便里拉出了几十条虫，虫下尽了，财主的儿子肚皮也不痛了，老帮工心中有了底：此药不但能杀外虫，腹中的虫也能杀。后来老帮工挖了许多这种草药根，替左邻右舍的孩子驱虫。他治好了许多患虫病的孩子，可是从不收取病人家的一分一厘药钱，患者非常感激他。

老帮工从未结婚，打了一辈子光棍，没儿没女。到了晚年，身体欠佳，他知道自己的寿命不会太长了。一天正逢乡里赶场，老帮工趁这个机会，采挖了一棵药材标本，把这种杀虫药奉献给大家。

在场的人深受感动，称赞他是一位好帮工。人群中有位老秀才则对大家说："老长工精神高尚，无私地向众人献药，打破了历代秘方不外传的惯例，贯者通也，众者大家也，我就为此草药命名为贯众吧。"

贯众是四季常青的凤尾蕨，明代李时珍《本草纲目》讲："此草叶茎如凤尾，其根一本而众枝贯之，故草名凤尾，根名贯众、贯节、贯渠。"历代大型会场花卉间必要摆上贯众，取其谐音"观众"，很贴切。

谚语：清热解毒有贯众，黄疸肝炎流感用。

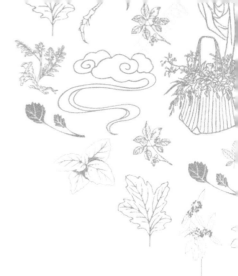

H

八九 海蛤壳 —— 清热软坚止酸痛，外用收湿又敛疮

海蛤壳，为帘蛤科动物文蛤或青蛤的贝壳。本品形似蛤蚧，故名。"海蛤者，海中诸蛤烂壳之总称，不专指一蛤也。"药用其贝壳。

【别名】海蛤、蛤壳。

【药性】味苦、咸，性寒。归肺、肾、胃经。

【功效】清热化痰、软坚散结、止酸止痛、收湿敛疮。

【主治】热痰喘嗽、胸胁疼痛、痰中带血、瘰疬、痰核、瘿瘤、胃痛吞酸、湿疹、烧烫伤等。

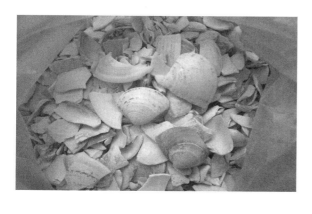

有一个海蛤救贵妃的故事。相传宋徽宗有一个极受宠爱的贵妃，得了咳喘之疾，终日咳嗽夜不能寐，到后来全身都浮肿了。宫内御医束手无策，使宋徽宗恼怒异常。于是传御医李绶带上殿，痛责一番，令其务必把贵妃病治好，三日不效则诛。李绶带无可奈何，遍用喘药，但三日已到，毫无效验，回到家里，想到明日就要被杀头，不由吞声落泪，举家痛哭。正在这时，听到街上有人叫卖治喘药，李灵机一动，心想反正也是死，不如买几服给妃子试试。一文钱一服，便宜得很。李绶带便买了三服，合作一剂，连夜进宫让妃子服药。此药药效非常，妃子不但渐渐不喘了，而且数月以来第一次安稳入眠。帝大悦，赐李以万金。李御医后来又找到了那个卖药人，询问何药如此灵验。卖药人答曰："乃蛤粉，少加青黛而已。"从此，以海蛤研粉治疗咳喘病，便传遍神州。

目前市售的治疗慢性支气管炎、肺气肿的蛤黛片，便是由此而来，其组成为蛤粉九十克、青黛三十克。

九〇 海螵蛸 —— 乌贼却有白玉骨，收敛可止酸带血

海螵蛸，为乌贼科动物无针乌贼或金乌贼的干燥内壳。

【**别名**】乌鲗骨、乌贼鱼骨、墨鱼盖。

【**药性**】味咸、涩，性温。归脾、肾经。

【**功效**】收敛止血、涩精止带、止酸止痛、收湿敛疮。

【**主治**】吐血衄血、崩漏便血、外伤出血、滑精遗精、赤白带下、胃痛吞酸、湿疹湿疮、溃疡不敛等。

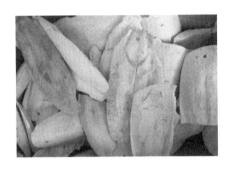

相传有一天秦始皇南巡来到黄海之滨，在海滩上遗失了一只装文具的袋子。天长日久，这只袋子得天地之精华，受大海之滋润，渐渐变成了一个小精灵，袋身变成了精灵的身子，两根带子变成了两条触须，袋中的墨变成了它的肚肠。从此，这个小精灵便生活在海里。它行动敏捷，一旦遇敌，便立即鼓起腹腔，喷出漆黑的"墨汁"，以掩护自己逃之夭夭。人们为它取名叫乌贼或墨鱼。

崩漏病常以海蛸与茜草合用，二药皆有化瘀之功，可使离经之血归于常道。

九一 海参 —— 海中人参滋补好，补肾益精养血燥

海参，为刺参科动物刺参、海参科动物黑乳参、瓜参科动物光参等多种参类的总称，是种高蛋白的滋补佳品。海参种类繁多，有八百余种，其中可供食用的有四十多种。

【药性】味甘、咸，性温。归心、肾经。

【功效】补肾益精、养血润燥。

【主治】肾虚不固、精血亏少引起的羸弱消瘦、梦遗阳痿、小便频数、腰膝酸软、遗精、遗尿，血虚乏力，面色萎黄，血虚经闭，肠燥便秘，等。

《五杂俎》言其"性温补，足敌人参，故曰海参"。《本草从新》言其"滋阴，补血健阳，润燥，调经，养胎，利产"。《食物宜忌》言其"补肾经，益精髓，消痰涎，摄小便"。

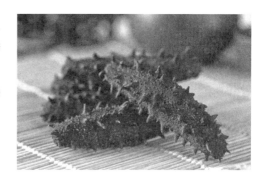

九二 寒水石 —— 清热泻火疗烫伤，亦能助眠长寿石

寒水石，为碳酸盐类矿物方解石族方解石，主要含碳酸钙，或硫酸盐类矿物硬石膏族红石膏，主要含含水硫酸钙。

【别名】凝水石、水石、鹊石。

【药性】味辛、咸，性寒。归心、胃、肾经。

【功效】清热泻火。

【主治】热病烦渴、癫狂、口疮、热毒疮肿、丹毒和烧烫伤等。

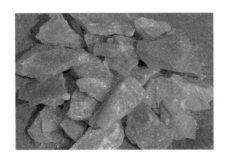

相传有一支商队在沙漠行进途中，水喝光了，数人因不胜天气炎热而中暑，领队让人支起帐篷，照顾中暑病人，自己带着两人去寻找水源。他们在方圆几里地找遍了也不见水源，此时天已将黑，他们便回到营地。眼看病人病情越来越重，在休息了半个时辰之后，他们决定连夜继续寻找水源。这一次他们寻到数十里外，再绕营地寻找。终于，他们在精疲力竭时找到了水源，只见水边遍布黄白色半透明晶石。此水喝起来甘甜清凉，甚觉寒凉，饮后顿感神清气爽。他们喝足后便用器皿盛水，而后赶回营地。说来奇怪，奄奄一息的中暑病人喝了那水后片刻即愈，生龙活虎，且此水只喝一点便解渴，比以往的水都要管用。

后来他们回到城中与一郎中朋友提及此事，郎中觉得奇怪，查看他们的水壶，发现里面有许多夜里在水源地见到的半透明细碎晶石，并发现此晶石有清热解暑之功，因其见于寒凉水石之地，便取名"寒水石"，为后人所用。

关于寒水石还有一则故事。在我国湖北有个"长寿村"，长寿村的地下蕴藏着一种名叫"寒水石"的药用石头，村里的人们通常把整块的寒水石打磨成枕头状，给家里的长辈用，老人们只要枕上寒水石一段时间，都会酣然入睡，白天感到头清目明、精力旺盛。几百年来寒水石被当地人称作神奇的"睡眠长寿宝石"。

谜语：冰碑 —— 寒水石。

160

九三 诃子 —— 泻痢脱肛及时止，喘咳失音用诃子

诃子，为使君子科植物诃子或绒毛诃子的干燥成熟果实。

【别名】诃黎勒、诃黎、诃梨、随风子等。

【药性】味苦、酸、涩，性平。归肺、大肠经。

【功效】敛肺止咳、涩肠止泻、降火利咽。

【主治】久泻久痢、便血脱肛、肺虚喘咳、久咳失音等。

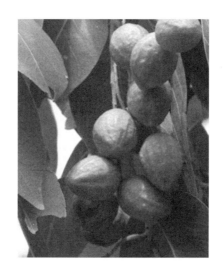

诃子是最常用的藏药。在藏药学经典著作《晶珠本草》里，诃子被称为"藏药之王"。

关于诃子有一个美丽的传说。很久以前，有一个酒楼老板的女儿叫益超玛。她不仅长得非常美丽，而且聪明善良，还会酿造醇如甘露一样的米酒。她乐于帮助每一个遇到困难的人，因此得到了药王菩萨的信任。药王菩萨赐给她一棵诃子树，并告诉她："这是天下最好的药物。它的树根、树干、树枝可以驱走肉、骨、皮肤的各种疾病；它的果实可以治疗内脏的疾病。有了它，所有的疾病都将消失，你一定要珍惜。"为了解除百姓病苦，益超玛决定将诃子树种在最适合药物生长的醉香山上。她精心培植，每年都将采集的树种送给四方往来的旅客，带到西藏各地去种植，并告诉他们使用诃子治病的方法。从此，诃子树就广泛出现在西藏高原，各地藏医也都学会了用诃子治病。但只有品德最高尚、技术最精湛的医生才能到醉香山上摘取效力最强

的诃子。

藏医药学认为，诃子有全部藏药具备的六味、八性、三化味和十七效，能治疗很多种疾病。但使用诃子也要根据不同的疾病，分别使用诃子的果尖、外层果肉、中层果肉、果尾、外皮等，并配合相应的药物，这样才能达到理想的疗效。在藏医配方中，绝大多数都使用了诃子。如著名的藏成药"常觉"就是以诃子为主药，治疗消化系统疾病的。有一位到西藏考察的专家，因不习惯西藏地区的高寒，多年的胃病发作了，胃脘疼痛、冷汗淋漓、面色苍白。藏医给他服用"常觉"，不但当时就症状消失，而且回到内地后也再没有复发过。

由于在藏医药学中的普遍运用，诃子已成为藏医药学的象征。诃子被称为"止泻圣药"。

九四 合欢花 —— 此花夜合治失眠，疏肝理气笑开颜

合欢花，为豆科植物合欢的干燥花序或花蕾。

【**别名**】绒花树、乌绒、马缨花、合昏、夜合。
【**药性**】味甘，性平。归心、肝经。
【**功效**】解郁安神。
【**主治**】心神不安、忧郁失眠。

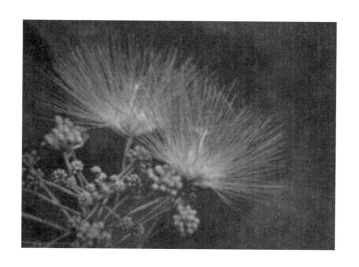

西晋嵇康《养生论》载有"豆令人重，榆令人瞑，合欢蠲忿，萱草忘忧，愚智所共知也"。其中合欢即合欢花，为合欢树的花或花蕾，有行气解郁的功效，适用于虚烦不眠、抑郁不舒、健忘多梦等证。这是说合欢花能使人忘掉忧愁和烦恼，但通常作为药用的是合欢皮。合欢皮为合欢树的干燥树皮，我国大部分地区均产。《古本草》言其取名合欢，是因其属落叶乔木，羽状对偶复叶，夜间双双闭合，象征夫妻恩爱和谐、婚姻美满，故称"合婚"树。因其夜合晨舒，故而又有合昏、夜合、青裳、萌葛、乌赖树等名称。合欢又被文人视为释仇解忧之树，有"植之庭院，使人不忿"之说。清代黄宫绣《本草求真》用设问设答之法，明确地说："合欢因何命名，谓其服之脏腑安养，令人欢欣怡悦，故以'欢'名。"

合欢始载于《神农本草经》："主安五脏，和心志，令人欢乐无忧。久服轻身、明目、得所欲。"所以"合欢蠲忿"之说是有道理的。唐宋以降，此

树不仅家庭庭院喜种植，而且逐渐为越来越多的医家所接受。李时珍在"发明"项引金元医家朱震亨语所云："合欢属土，补阴之功甚捷。长肌肉，续筋骨，概可见矣。与白蜡同入膏用神效，而外科家未曾录用何也？"这里主要是说合欢活血功能好。朱丹溪对合欢的应用有所引申，但现在临床以合欢治疗外科疾病，取其"续筋骨"并不多用。合欢皮虽有活血作用，但力量很弱，故也可称其"和血"。也正因为有活血作用，孕妇不宜使用。

合欢皮的安神作用主要是用于因情志不畅导致的病症，而情志不畅又是导致失眠的主要原因，因此合欢皮乃是治疗失眠的常用药。合欢与萱草，一木一草，基原不同，功用有别，本来是风马牛不相及的两种药物，怎么会被嵇康硬扯到一起呢？原来，二者都可以治疗情志不遂，令人"欢乐无忧"。故崔豹在《古今注》中有云："欲蠲人之忿，则赠以青裳。"蠲的意思是抛弃，忿乃忧愁之意，就是去除忧愁；青裳，合欢也。合欢花朝开暮合，每至黄昏，枝叶互相交结，是名合欢。又说凡见此花者，无不解愠承欢，破涕为笑。虽然有些夸张，但当矗立于如此之花树下时，确有平和宁谧的感觉。相传虞舜南巡仓梧而死，其妃娥皇、女英遍寻湘江，终未寻见。二妃终日恸哭，泪尽滴血，血尽而死。后来，她们的精灵与虞舜的精灵合二为一，变成了合欢树。合欢树叶，昼开夜合，相亲相爱。自此，人们常以合欢表示忠贞不渝的爱情。

古时候，这合欢花叫作苦情花，但并不开花。苦情开花变合欢，要从一位秀才说起。秀才寒窗苦读十年，准备进京考取功名。临行时，妻子粉扇指着窗前的苦情树对他说："夫君此去，必能高中，只是京城乱花迷眼，切莫忘了回家的路！"秀才应诺而去，却从此杳无音信。粉扇在家盼了又盼，等了又等，青丝变白发，也没有等回夫君的身影。在生命的尽头，粉扇拖着病弱的身体，挣扎着来到那株印证她和丈夫誓言的苦情树前，用生命发下重誓："如果夫君变心，从今往后，让这苦情开花，夫为叶，我为花，花不老，叶不落，一生同心，世世合欢！"说罢，气绝身亡。第二年，所有的苦情树果真都开了花，粉柔柔的，像一把把小小的扇子挂满了枝头，还带着一股淡淡的香气，只是花期很短，只有一天。而且，从那时开始，苦情树所有的叶子居然也是随着花开花谢而晨展暮合。人们为了纪念粉扇的痴情，也就把苦情树改名为合欢树了。

九五 何首乌——能使白发还乌色，补益肝肾兼截疟

何首乌，为蓼科植物何首乌的干燥块根。

【别名】首乌、地精、何相公。

【药性】味苦、甘、涩，性微温。归肝、心、肾经。

【功效】制用：补肝肾、益精血、乌须发、强筋骨、化浊降脂。生用：解毒、消痈、截疟、润肠通便。

【主治】血虚萎黄、眩晕耳鸣、须发早白、腰膝酸软、肢体麻木、崩漏带下、高脂血症、肠燥便秘、久疟体虚、风疹瘙痒、疮痈、瘰疬等。

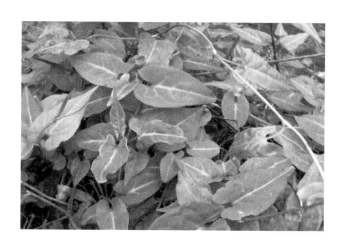

其药本草无名，因何首乌见藤夜交，便即采食，大有功效，故名。何首乌质重而坚实，形似马肝。色赤而入血，质重而走下焦之肾经。李时珍曰："汉武时，有马肝石能乌人发，故后人隐此名，亦曰马肝石。"因其质坚硬如石，横切面颇像马肝脏之横切面。所以湖南、陕西人称它为铁秤砣。赤者能消肿毒，外科呼为疮帚、红内消。《斗门方》云："取根若获九数者，服之乃仙。故名九真藤。"同地精之名一样，有功用之说：因入土极深，得大地之精华甚多，实为滋补之要药也。古时称其为夜合、交藤诸名，更认为真藤入夜则交合，或隐化不见，非也。所谓夜交者，实是对人而言，张山雷认为，首乌含至阴之气，具有凝固之力，所以专入肝肾，补养真阴。真藤，久服补精而能嗣，故以为名。具养心安神之效，对于神经衰弱、失眠多梦者尤有良效，使人入夜双目交合而眠，故名夜交。

何首乌者，顺州南河人。祖名能嗣，父名延秀。能嗣本名田儿，生而孱弱，年五十八，无妻子，常慕道术，随师在山。一日，醉卧山野，忽见有藤两株，相去三尺余，苗蔓相交，久而方解，解而又交。田儿惊讶其异，至旦遂掘其根归。问诸人，无识者。一日上山偶遇一山中长发老者，其步履快捷，耳聪目明，须发乌黑，田儿向老者请教这是何物，并将梦境告与老者。老者说道，此藤所呈相交之象，确实令人奇怪，但似有龙凤呈祥之兆，这是上天降给你的祥瑞，赐给你的神药，不妨服之试试。田儿感到有道理，嘴里说道，多谢老者指教，抬头发现老者已不知去向，不由得惊出一身汗。回去将这种根晒干研成粉，每日服之，服了一段时间，田儿感到日渐强壮，宿疾自愈，服了一年多，田儿的须发变得乌黑，容颜润泽红光满面，似有返老还童之相，且在花甲之年娶一妙龄之女为妻，竟生儿育女。田儿喜上眉梢，将名字改为能嗣，并将此药的服法传授给儿子延秀，又传给孙子何首乌。首乌服了此药后，须发乌黑至年老不变，体质强健，子孙满堂。首乌年值一百三十岁时，仍须发未白，乌黑油亮如年轻小伙子，乡邻百姓来请教首乌服什么长生不老药，首乌拿出这怪状块根介绍给乡亲，但百姓谁也不知道此为何物。一个头领说，那就叫它何首乌吧，何者，首乌之姓也。从此何首乌延年不老的效用流传到民间，被后世医家收录于本草之内作为药物。

李时珍曰："不寒不燥，功在地黄天冬诸药之上。有赤白二种，夜则藤交，一名交藤，有阴阳交合之相。赤雄入血分，白雌入气分。以大如拳五瓣者良。三百年者大如栲栳，服之成地仙。"

何首乌为美髯延年益寿之良药。

谜语：何家祖辈无白发 —— 何首乌。何首乌之乡为广东省德庆县。

九六 红花 —— 色红似血擅调血，妇科名药红蓝花

红花，为菊科植物红花的干燥花。

【**别名**】红蓝花、刺红花。

【**药性**】味辛，性温。归心、肝经。

【**功效**】活血通经、散瘀止痛。

【**主治**】血滞经闭、痛经、恶露不行、瘀滞腹痛、胸痹心痛、胸胁刺痛、症瘕痞块、跌打损伤、疮疡肿痛、热郁血瘀、斑疹色暗等。

红花为内外活血良药、张仲景《金匮要略》云："妇人六十二种风，及腹中血气刺痛，红蓝花酒主之。"

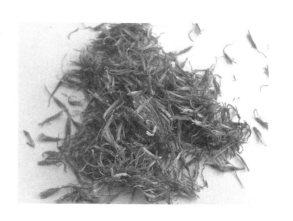

本品花色鲜红，而叶颇如蓝，故名。红花，色红质柔软而润，渍汁如血。早在汉朝就已引入我国，《博物志》名其为"黄蓝"，《古今注》呼之为"红蓝"，是因为"其花红色，叶颇似蓝，故有蓝名"（《本草图经》）。药材来源为菊科一年生草本植物红花的筒状花冠，在夏季花瓣由黄变红时采摘。红花为直立草本植物，高四十五至一百五十厘米，叶子披针形，边缘有针刺，夏季开橘红色花。

红花蒸药救活产妇：红花的外用价值并非因为其鲜红的花汁，而是因其具有活血化瘀、畅通血行、通经止痛的功效。宋代顾文荐《船窗夜话》中就记载有这样一个医案：有一妇女产后病危，家人请来当时的名医陆日严诊治。待他赶到，患者气已将绝，唯有胸膛微热。陆日严诊后考虑再三说："此乃血闷之病，速购数十斤红花方可奏效。"主人如数购来。陆日严用大锅煮红花，沸腾之后倒入三只木桶，取窗格放在木桶上，让病人躺在窗格上用药气熏之。药汤冷后再加温倒入桶中，如此反复，过了一阵，病人僵硬的手指开始伸动。半天左右，病人逐渐苏醒，脱离了险境。

九七 红景天——益气活血平哮喘，生于高原红景天

红景天，为景天科植物大花红景天的干燥根及根茎。

【药性】味甘、苦，性平。归肺、脾、心经。

【功效】益气活血、通脉平喘。

【主治】气虚血瘀、胸痹心痛、中风偏瘫、脾肺气虚、倦怠气喘等。

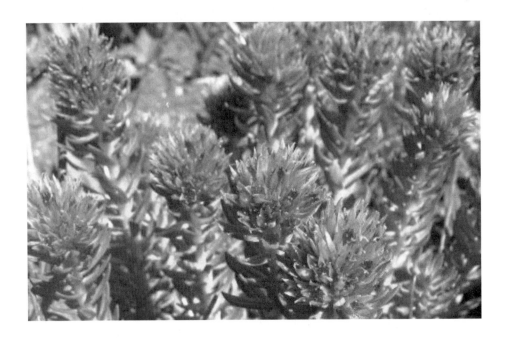

相传清代康熙年间，我国西部边陲地区少数分裂分子举兵叛乱，康熙皇帝御驾亲征。岂料将士西出阳关，刚抵达西北高原，一下子很难适应高山的缺氧环境，不少人便出现了心慌气短、恶心呕吐、茶饭不思等现象，战斗力也因此大大减弱。康熙皇帝正一筹莫展时，恰好当地藏族同胞献来红景天药酒，士兵服用后，高原反应竟神奇般地消失了。于是士气大振，一鼓作气把叛乱分子打得溃不成军。康熙大喜过望，将红景天称为"仙赐草"，并把它钦定为御用贡品。

红景天又名蔷薇红景天、高山红景天，藏名"扫罗玛尔布"。多生长于海拔两千至五千六百米高山草甸的沟谷边、河滩草丛中，主要分布于西藏、四川西部、云南西北部等的高山峡谷之中。而野生的大花红景天更是生长于

海拔四千米以上的高寒地带，并且需要七至八年的时间方可采挖。

俗话说：一方水土养一方人，一方水土产一方药。万物既有相生就有相克，蛇虫出入之地必产蛇药，高寒缺氧之地必产能抗缺氧之药。红景天生长环境恶劣，它能在高原缺氧、寒冷干燥、昼夜温差很大的环境下生长，可见它有顽强的生命力和极强的环境适应性。它抗高原缺氧，自然就有很好的携氧输氧能力。作用于人体，可增强机体血液循环中氧气之含量，使细胞载氧量最大化，增强血载气的功能。到了今天，进藏人员往往在出发前两周就开始提前泡红景天水喝，可以增强红细胞的携氧能力以预防高原缺氧反应。

对人体而言，心脑好像高原一样，高原上空气稀薄，人类之大脑往往会如同高原缺氧一样，氧气供不上去，经常出现头疼、头晕、乏力、反应迟钝、注意力不集中等脑供血不足的现象，我们取红景天生长于高原且能充分供氧于自身之现象作用于人体，从而改善我们人类大脑供血不足之症状，以取同气相求之义。

俗话说："气能摄血，血能载气。"虚弱易疲劳之人，身体经常会处于一种气虚状态。因为血不入脑，就很容易出现头晕，而心脏为了满足身体的需要，就会代偿性地加快速度，以满足机体对氧的需求量，这样无疑会加重心脏的负担。而红景天则会通过增强红细胞的携氧能力，增加血细胞的含氧量，也就是增强血载气的能力，来改善机体组织的缺氧状态，这样就不再需要加速心率，而身体头脑四肢都能得到充分的氧气供养，心脏也不会因此而劳累。红景天的这种强心功能，是一般强心药所不能比拟的，它的这一优点就是既能充分供氧又不损伤心脏。

一般说来，能入血分的药都气雄力厚、质地致密，掂在手里有坚硬沉实感，如三七、三棱、莪术之类，丹参虽然没有它们几个实沉，但其质地却也致密。我们拿一块红景天看看，掂在手里感觉很轻，而且质地很是松软，用手一捏就扁了，从其断面来看，中间疏松且有许多孔洞，一看就知道这是气机上下流通的通道，其质轻性扬，善于输送气机，入得上焦气分，清虚之脏，清灵之府。它的颜色，既不是红的也不是白的，而是红白相间，所以它既能入气分又能入血分，入气分行气入血分治血，气血两道均可。它有一种特殊的香气，可以醒神开窍，闻过之后顿觉心情愉悦、头脑清醒、精神焕发。心主神明，所以它可入心脑、开心窍，大可通脑而开窍矣。

因为红景天有独特的携氧功能，可以明显改善大脑的缺氧状态，对脑缺血引发的头痛头晕、记忆力减退，都有很好的疗效，对因长期脑供血不足导致的老年痴呆，以及缺血所导致的四肢乏力、疲劳有明显的改善作用，是宇航员、运动员、飞行员们调节身体恢复体力最为理想的保健产品，它抗严寒，又能治疗因缺氧所导致的高原反应，所以是进藏人员必备的防身法宝。它能增强大脑的血氧含量，使大脑反应灵活、思维敏捷，是脑力劳动者的最佳用品。

至于其能补气清肺、散瘀消肿，更是它气力浑厚、畅行气血的功能体现，更为难能可贵的是：它不仅是一味好药，更是一味不可多得的调补佳品，对于年高体弱患者的神经衰弱、失眠健忘、精神疲惫等症状，有着很好的治疗效果。

正因如此，国内的许多医养大家、保健媒体都称之为"高原人参""东方神药""仙赐草""长生不老草""九死还生草""藏传神草"等，明代的李时珍在他的《本草纲目》中赞曰："红景天，本经上品，祛邪恶气，补诸不足"，是"已知补益药中所罕见焉"。

当然，再好的药也有它的适用范围，一般人服用红景天肯定不会有什么副作用，但因为它还有一定活血的作用，所以正值经期和孕期的女性不宜服用。

九八 红娘子 —— 羽艳色红如新娘，瘰疬癣疮用之良

红娘子，为蝉科昆虫红娘子的干燥全虫。

【**别名**】樗鸡、灰花蛾、红娘虫、红姑娘、花大姐、山鸡腰、红盖虫。

【**药性**】味苦、辛，性平。归心、肝、胆经。

【**功效**】破瘀、散结、攻毒。

【**主治**】血瘀经闭、腰痛、不孕、瘰疬、癣疮、狂犬咬伤。

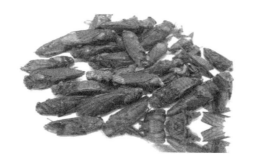

其羽文饰，艳如新娘，故名。名樗鸡，樗即臭椿树也。红娘子色红而入血，形色异而有毒。质松而轻，升也，辛也。陶弘景曰："此药性味猛厉，为虫类之最酷者，方药稀用。有毒之物可攻毒。外用治瘰疬、癣疮之症。"

古时有一对夫妻，相敬如宾，生活美满。丈夫忠厚老实，妻子贤惠美貌，生性倔强，喜穿一身红衣，故村里人都叫她红娘子。一财主之子心怀歹意，欲使坏，红娘子执意不从，遂得相思之病，眼前总浮现出红娘子像蛾一样在空中飞舞，与之嬉戏的场景。财主之子病情越来越重，无数郎中都无法可医。狠心的地主为救儿命，硬把红娘子抢到家中。倔强的红娘子，一头撞死在香椿树上，村民无不愤恨。没几天，地主家园子里的香椿树上，落满了很多形类蚕蛾、红褐相间的昆虫，并在园中飞舞。财主之子犹如见到了红娘子，满园追逐，抓到便一口吞下，没吃几只便被毒死。消息传开，村民们说这虫是红娘子所变，专门杀恶人的。因此，便把这虫叫作"红娘子"。因红娘子有微臭之气，财主家的香椿树也变成了臭椿树。由于臭椿树又叫樗，因此，红娘子又叫"樗鸡"。

九九 胡黄连 —— 较之黄连有区别，擅治虚热与疳热

胡黄连，为玄参科植物胡黄连的干燥根茎。

【别名】 胡连、割孤露泽。

【药性】 味苦，性寒。归肝、胃、大肠经。

【功效】 退虚热、除疳热、清湿热。

【主治】 阴虚发热、骨蒸潮热、小儿疳热、痔疮肿痛、黄疸尿赤、湿热泻痢等。

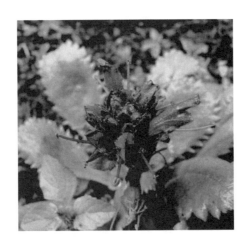

胡黄连又叫胡连，也叫假黄连，具有清虚热、除疳热的功效。关于它，有这样一个故事。古时候，深山里住着一对兄弟。兄弟俩平日里非常要好，后来，哥哥由于过于操劳得病了，精神差、烦躁、口渴，还发热，晚上盗汗，人也消瘦了好多。

弟弟一次外出，听一路人说他自己曾经得了病，很是烦躁、口渴，还发热，与他哥哥的病很像，用黄连就治好了。弟弟听了喜出望外，便去城里准备给哥哥买点黄连回来。弟弟来到城里的药店，说要买黄连。店主就问："你是要哪种黄连呢，我们有一般的黄连，另外，从胡人那里也新购进了一些上好的黄连，非常不错。"

弟弟想，大老远地来城里一趟不容易，就给哥哥买些好点的黄连吧，于是就买了些从胡人那得来的黄连。回来的路上又遇到了那天碰见的路人，他把买来的黄连给路人看，路人说："你怎么买了这个，这是假的，人们都叫它

'假黄连'，是从胡人那得来的吧，我第一次也是买的这种，可是没有效，后来买了咱自个产的黄连，病才好的。"回家后，弟弟不敢跟哥哥说假黄连的事，只是告诉哥哥，买了一些药，可能会对病有效果。哥哥非常感激弟弟，他不想辜负弟弟的一片心意，就收下了药。吃了几天的药，开始有效果了，哥哥状态一天比一天好。弟弟看到哥哥的病在一天天好转，也终于放下心了，总算没有白跑城里一趟。吃了十几天的药，哥哥的病完全好了，哥俩都很开心。某一天，弟弟再次遇到那个路人，说哥哥的病已经被上次买的假黄连治好了。

路人也感到非常惊奇，百思不得其解，于是逢人便说起这个事，看看别人是怎么认为的。有个大夫也听说了这个事，就想探个究竟，便买了些假黄连，后来他发现，这个假黄连与黄连均能清肠胃湿热，但是假黄连并不长于黄连所具有的清心火、泻胃火功能，而是长于清虚热、除疳热，有些人用假黄连有效，有些人用假黄连无效，可能是药不对症所导致的。

人们知道了这个原因后，觉得"假黄连"这个名字有点"冤枉"这个药，为了还它一个"清白"，便取了另外一个名字，由于这药是从胡人那得来的，所以就叫"胡黄连"。

一〇〇 葫芦 —— 吐泻得止水饮逐，悬壶济世挂葫芦

葫芦，为葫芦科植物瓢瓜的干燥果皮。

【别名】 葫芦壳、抽葫芦、壶芦、蒲芦。

【药性】 味甘，性平。归肺、肾经。

【功效】 利水消肿。

【主治】 水肿胀满、淋证、湿热黄疸等。

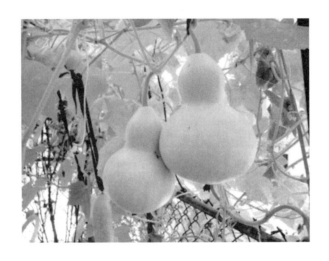

葫芦是人类最早种植的植物之一，也用作容器。一些学者认为它来源于非洲，但墨西哥、秘鲁和泰国均有数千年种植历史。在埃及，葫芦被作为陪葬品。在中国河南考古遗址出土的葫芦皮最早的是七千至八千年前的。河姆渡文化遗址中发现的葫芦种子也有七千年的历史了，有些学者怀疑在甲骨文中就已经有指葫芦的"芦（卤）"字了。中国最早将葫芦称为瓠、匏和壶。在《诗经》《论语》中均有葫芦被提到。一个例子是《诗经·豳风·七月》中的"七月食瓜，八月断壶"。风水上认为葫芦可以辟邪，因此百姓会在房屋前后种植葫芦。

胡荽——调味精品称香菜，发表开胃饮食消

胡荽，为伞形科植物芫荽的全草。

【别名】香菜、香荽、胡菜、原荽、芫荽。

【药性】味辛，性温。归肺、胃经。

【功效】发表透疹、开胃消食。

【主治】麻疹不透、饮食不消、纳食不佳等。

传说商纣王昏庸无道，朝政荒芜，宠信妖妃，残害忠良。周文王顺天意，主正义，集诸侯，讨伐商纣。赵公明逆天意，助商纣，命丧疆场。赵公明的三个妹子云霄、琼霄、碧霄为兄报仇，与姜子牙对阵。两军激战混乱中，杨戬放出了哮天犬，把碧霄的裤裆一口扯烂了。碧霄害怕露出羞处，臊得两手捂住羞处蹲了下去。云霄、琼霄一下子赶了过来，捡起一块条石，照准哮天犬的后脑勺打去，一下子把哮天犬打得脑浆四溅。碧霄裤裆被扯烂，失了贞体，恨死了哮天犬，把死犬拿来扒了皮，吃了狗肉。吃了肉，喝了汤，解了恨，嫌狗皮和狗爪扔在那里恶心，就地挖了个小坑埋上。谁知哮天犬也是得道仙犬，它的毛长成一种香草，后人称为"香菜"。

又有传说，胡荽又名芫荽，最初称为香菜，原产于中亚和南欧，或近东和地中海一带。据唐代《博物志》记载，公元前 119 年西汉张骞从西域引进香菜，故初名"胡荽"。后来在南北朝后赵时，赵皇帝石勒认为自己是胡人，胡荽听起来不顺耳，下令改名为"原荽"，后来演变为"芫荽"。

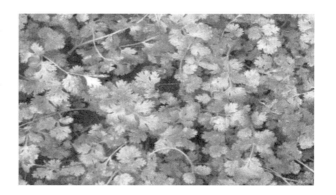

一〇二 虎尾兰 —— 色绿入肝性寒凉，清热解毒治蛇伤

虎尾兰，为龙舌兰科植物虎尾兰的叶。

【别名】老虎尾。其叶似虎尾，故名。

【药性】味酸，性凉。归肝经。

【功效】清热解毒、活血消肿。

【主治】肺热咳嗽、疮痈肿毒、跌打损伤、毒蛇咬伤、烫火伤。

披针形之叶，一般多具清凉之性，色绿乃东方之位，入肝，性寒凉，故此药具清热解毒之功，可用于热毒炽盛所致的疮疡、肿毒、蛇咬伤等。

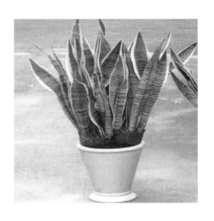

相传在一个森林里，居住了许多动物，有老虎、狮子等，它们相处得很和睦。一天，不知从哪儿跑来一只不知名的野兽，到处欺负森林里的小动物，不是咬伤，就是咬死，老虎对它的行为感到愤怒就去找那野兽讲理。谁知那只野兽不听老虎那一套，趁老虎不注意，将老虎的尾巴咬掉了。老虎发怒了，与此兽展开了一场生死搏斗，最后，老虎将那只野兽咬死了，自己也因此累死了。从此，森林又恢复了平静。过了一段日子，在老虎搏斗的地方，长出了一种植物，叶子又细又长，上面还有斑，像老虎尾巴上的花斑，为纪念老虎的功劳，就把这个植物称作"虎尾兰"。

一〇三 虎杖 —— 湿热瘀痰皆消散，又治黄疸阴阳莲

虎杖，为蓼科植物虎杖的干燥根茎和根。本品茎高三尺有余似杖，表面斑点散生如虎斑，故名。

【别名】酸杖、阴阳莲。

【药性】味微苦，性微寒。归肝、胆、肺经。

【功效】利湿退黄、清热解毒、散瘀止痛、化痰止咳。

【主治】风湿痹痛、湿热黄疸、淋浊带下、痈肿疮毒、水火烫伤、毒蛇咬伤、症瘕经闭、肺热咳嗽、跌打损伤等症。

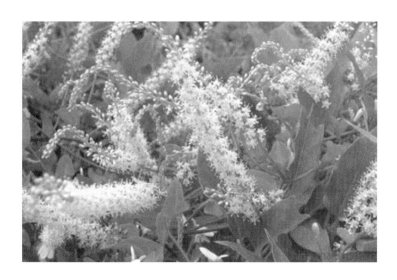

虎杖药用其根，局部外敷，以鸡蛋清或醋调匀涂患处。内服虎杖若剂量过大，偶有口干、口苦、恶心、腹泻、腹痛等。现用其治疗烧伤、前列腺炎、痤疮、慢性骨髓炎、胆道感染、上呼吸道感染等。

鄞县（今宁波市鄞州区）有一个叫耿梦得的武尉，他的老婆患了"砂石淋"，小便刺痛，尿中有"砂石"，往小便盆小便时，砂石下落，剥剥有声。其实，这病就是尿路结石，中医称为"砂淋""淋证""石淋""血淋""腰痛""肾积"……耿梦得的老婆用尽各种药方都不见效，偶然间，见到了一个药方子：将虎杖根拿来洗干净，捣碎，得一合（一升的十分之一），加入水五杯，煎成一杯，除去渣滓，然后放入少量的麝香、乳香一起研调，喝下，可治。服后一个晚上，病愈！

在四川历史文化名城——阆中城郊大佛寺旁的石壁上，"虎溪"两个大字至今还清晰可见。据传这与孙思邈用虎杖为老虎治腿病相关。

相传这里曾山势险峻、林密草茂，生长着许多名贵药材。一天，孙思邈来到这里采药，忽听见呻吟之声不绝于耳。他急忙跨过山溪，却见对面岩石上有气无力地卧着一只吊睛白额大虎，正眼巴巴地望着他。孙思邈走上前去，蹲下身来。那虎便慢慢地将脚抬起，放在他的膝上。孙思邈一见这腿又红又肿，就急忙从药囊中掏出药来，捣碎，取山泉调好，一边敷在老虎腿上，一边又将这药喂老虎吃下。几天后老虎的腿病便痊愈了。从此，这老虎与孙思邈形影不离，竟成了他的坐骑。孙思邈骑着它跋山涉水采药，如履平地。

孙思邈为老虎治病的事一下子传开来。后人为了纪念他，在大佛寺里建了药王殿。那药因为治好了老虎的腿疾，大家便唤它"虎杖"，意思是说仗着它治好了老虎的腿病。

孙思邈是否真用虎杖治好过老虎的腿疾，现在已无法稽考。然而在中药里，虎杖的确是一味治疗关节疾病的良药。

现代中医学认为虎杖具有抗菌、抗病毒、镇咳平喘、泻下、祛痰、保肝、抗肿瘤、降血糖、降血脂作用。

谚语：患了肝炎，就用阴阳莲（虎杖）。

一〇四 花椒 —— 温中散寒兼杀虫，良药佐料大众通

花椒，为芸香科植物青椒或花椒的干燥成熟果实。

【别名】青花椒、狗椒、蜀椒、红花椒。

【药性】味辛，性温。归脾、胃、肾经。

【功效】温中止痛、杀虫止痒。

【主治】脘腹冷痛、呕吐泄泻、虫积腹痛、湿疹、阴痒等。

"花椒"一名，最早有文字记载是在《诗经》里。《诗经》是西周时期的民间诗歌集合，说明中国人民于两千多至三千年前已经利用花椒了。古代人认为花椒的香气可辟邪，有些朝代的宫廷，用花椒渗入涂料以糊墙壁，这种房子称为"椒房"，是给后妃住的。后来就以椒房比喻后妃宫女，《曹操文集》"假为献策收伏后"篇及《红楼梦》第十六回中"每月逢二六日期，准椒房眷属入宫请候"之句足以佐证。

花椒树结实累累，是子孙繁衍的象征，故《诗经·唐风》称："椒聊之实，藩衍盈升。"又班固《西都赋》载"后宫则有掖庭椒房，后妃之室"，意思是皇帝的妻妾用花椒泥涂墙壁，谓之椒房，希望皇子们能像花椒树一样旺盛。

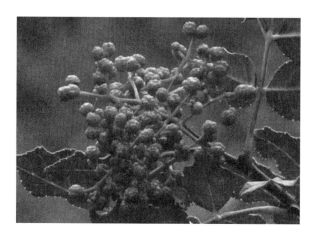

一〇五 花蕊石 —— 止血却又化瘀血，双向调血功效卓

花蕊石，为变质岩类岩石蛇纹石大理岩。

【别名】花乳石。

【药性】味酸、涩，性平。入肝经。

【功效】止血化痰、收敛止血。

【主治】咯血、吐血。

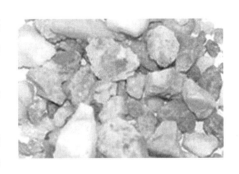

花蕊石是一味临床上常用的止血药物。在这么美的名字后面，还有一段动人的故事。

传说在南宋时期，杭州凤凰山麓的皇宫内有位漂亮的小公主，年方十四，还未出嫁。有一段时间她忽然患起病来，整日茶饭不思，面黄肌瘦，精神倦怠。当时皇帝请了不少医生来为她诊治，都不见效，就张榜招医，许诺若能治好小公主的疾病，将给予重赏。不久，皇宫前来了一位郎中，要求给公主看病，太监领他来到公主寝宫外面。郎中见寝宫内外花团锦簇，使人陶醉的异香迎面扑鼻而来。他给公主切脉后眉头不觉一皱，对皇上说："公主是有孕在身。"皇上大怒道："胡说八道，公主尚未婚配，长居深宫，怎能怀孕？"郎中答道："公主怀的不是人孕肉胎，而是花孕石胎。这是因为公主长在深宫，喜爱鲜花，常在花丛中走动嬉戏，连寝宫内也串花为帘，白花缀床，时间一长，被花之精气聚胎，名为花蕊石。"皇上听罢觉得也有道理，就叫他开药治疗，公主服药后，不到一顿饭工夫，果然产下一个石头怪胎，其晶莹剔透、花香扑鼻，之后公主谈笑自如，病体完全康复。皇上因郎中治好了公主的奇病，要奖赏郎中，问他需要什么时，郎中提出将那块花蕊石赏给他，皇上应允了。郎中就带那块花蕊石走了，说也神奇，以后凡遇到出血的病症，只要服用花蕊石就能止住，原来花蕊石还是一味具有很好的止血作用的中药。

一〇六 槐花——止血擅治便痔血，儿时生啖味甘谐

槐花，为豆科植物槐的干燥花及花蕾。

【别名】槐蕊。

【药性】味苦，性微寒。归肝、大肠经。

【功效】凉血止血、清肝泻火。

【主治】便血、痔血、吐血、血痢、崩漏、衄血、肝热目赤、头痛眩晕等。

古诗中提及槐花的诗句很多，多借以表达一种悲凉和愁思，如"袅袅秋风多，槐花半成实"（白居易《秋日》），"薄暮宅门前，槐花深一寸"（白居易《秋凉闲卧》），"昔年住此何人在，满地槐花秋草生"（子兰《太平坊寻裴郎中故宅》），"风舞槐花落御沟，终南山色入城秋"（子兰《长安早秋》）。此外，槐花在民歌中也偶有提及，例如四川宜宾地区的一首传统山歌《槐花几时开》，表现了少女对情郎的一往情深。

庾肩吾，是中国南朝梁代文学家、书法理论家。庾肩吾常常吃槐子，到了七十多岁时，头发依然乌黑，眼睛能看细字。故六朝《太清草木》言："十月采槐子，一次二十一颗，连皮吃下，可以去百病、长生通神。"后来明朝李时珍写《本草纲目》时专门收载此事："庾肩吾常服槐实，年七十余，发鬓皆黑，目看细字。古方以子人冬月中胆中渍之，阴干百日，每食后吞一枚，云久服明目，白发还黑，有痔及尤宜服之。"

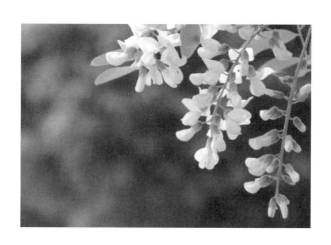

"槐树槐，槐树槐，槐树底下搭戏台，人家的闺女都来了，俺的闺女咋不来……"这是砀山一带的童谣。槐树为仙树，槐花仙子总是借槐花的袅袅香气走出南天门洞察人间的凡事。槐树下搭戏台，有迎接仙女下凡之说。特别是"三月三"这一天，平时很少露面的大闺女小媳妇也可以从娘家婆家走出来看戏。

古时候有一个庄里有一大户，清早就派人套车去接闺女，太阳已是丈高了，还没见人影。庄主于是差大领前往看个究竟。大领正候在树上等着看戏，听到吩咐，急忙下来，赶到地方一瞧，原来姑娘鼻子出血，家人正熬药诊治，啥法都试过了，就是不止。郎中见大领满头满身沾的都是槐米，心想，槐为"鬼木"，也许此花可以治这邪症。于是吩咐家人在药中加点槐米，可姑娘服后，依然如故。一家人叽叽喳喳相互埋怨。大领见状，急忙说："吵，吵，吵吧！吵到黑，就有好戏看了……"郎中听："对呀！'凡血见黑则止'，槐米为何不炒焦再用呢？"于是将槐米炒过入药，果然见效。这种炮制方法直到现在还在沿用。

在笔者魂牵梦萦、心往神逸的童年记忆里，除了下河摸鱼、上树扰蜂之外，便是吃的余韵弥味了。那时农村已经开展土地承包，倒也衣食无忧。但毕竟物资匮乏，新鲜食物很少。春天来临，最早的便是油绿绿的成串成串的榆钱，可以生吃赏其娇嫩之翠，品其淡幽甘润之香；又可将其揉入窝头之内，则窝头平添了斑斑幽绿，飘散了几多大自然的馨香。这是春天带给我们的第一份美味与厚礼。之后不久，便是洁白的槐花挂满枝头，傲春激空。较之榆钱，她少了幽绿，却多了亮艳的洁白，好似春天绿意之外的圣洁。生啖之新鲜清爽甘甜，颇具花食之独韵，又可煮槐花粥以做主食，不仅美味充饥，还能清肠排浊，一扫前冬之稽留浊毒，畅发新春之无限憧憬。这便是大自然中春天的馈赠，也是童年记忆里美食的不灭香缕，更是中药在生命里的永恒馨香。

槐米，为槐花未开的花蕾。药理研究表明，槐米含黄酮体及苷类芦丁（芸香苷）、槐苷 A、槐苷 B、槐苷 C 及鞣质等。芦丁即有软化血管、降低毛细血管通透性、防治高血压的功效。北京四大名医之一的施今墨老先生生前喜欢槐米、黄芩同用，治疗高血压疗效甚佳。

谚语：门前一棵槐，不是招宝，就是进财。

一〇七 黄柏——清热泻火主下焦，外洗亦疗疮疡烂

黄柏，为芸香科植物黄皮树或黄檗的干燥树皮。

【别名】檗木、柏皮。

【药性】味苦，性寒。归肾、膀胱、大肠经。

【功效】清热燥湿、泻火解毒、除骨蒸。

【主治】湿热泻痢、黄疸尿赤、带下阴痒、热淋涩痛、湿热脚气、痿证、骨蒸劳热、盗汗、遗精、疮疡肿、湿疹湿疮等。

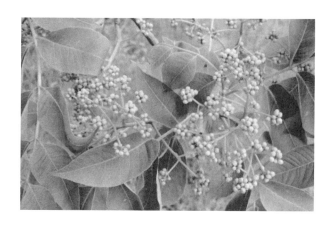

从前，长安有个富商，叫王善夫，小便不通，成中满（饮食停滞所致的脘腹胀满病）。以后，大腹便便，坚硬如石，壅塞之极，腿脚肿胀，破裂出黄水，双眼突出，吃不下，睡不得，苦不堪言。求李东垣治。李东垣询问了病因和其他医生所用之方，想起《素问》中说的，"无阳则阴无以生，无阴则阳无以化。又云，膀胱州都之官，津液藏焉，气化则能出矣"，想此病小便癃闭，肯定是无阴而阳气不化的缘故。于是对病人说："你这是吃得太好了，山珍海味积热损伤了你的肾水，导致膀胱久而干涸，小便不化，火又逆上，而为呕哕。"同时给病人开了以北方寒水所化大苦寒的药，黄檗、知母各一两，酒洗焙碾，肉桂一钱做引子，热水丸如茨子大，每服二百丸，沸汤下，过了一会，前阴如刀刺火烧一般，尿就跟山洪暴发一般出来了，一转眼，肿胀消散。

歌曰：下焦湿热有专长，泻火除蒸疗疮疡。湿疹湿疮且瘙痒，清热燥湿功效彰。阴虚火旺又盗汗，知柏地黄疗效强。

一〇八 黄精 —— 健脾润肺益气阴，性味甘平鸡头参

黄精，为百合科植物滇黄精、黄精或多花黄精的干燥根茎。

【别名】鸡头参、囊丝黄精（白芨黄精）、重楼。

【药性】味甘，性平。归脾、肺、肾经。

【功效】补气养阴、健脾润肺、益肾。

【主治】脾胃气虚、体倦乏力、胃阴不足、口干食少、肺虚燥咳、劳嗽咯血、精血不足、腰膝酸软、须发早白、内热消渴等。

相传天台山上有个云雾仙洞，每隔三千年西王母才命仙女打开洞门一次，放出瑶池仙水，以灌溉洞口四周的黄精。待成熟后，全部供仙人们食用，以求青春常驻。

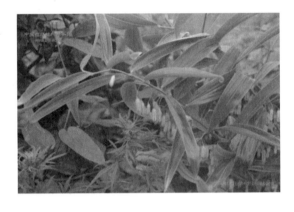

有一年，天台山下发生大旱，庄稼枯死，百姓缺吃少喝，又得了一种怪病。村里最漂亮的秀姑，新婚三个月也染上了这种病，奄奄一息。秀姑的丈夫黄经看见妻子病成这样，着急万分，又一筹莫展。正在此时，一个白胡子道士，肩背葫芦，手拄拐杖，路经他家门口。黄经邀请道士为秀姑诊治。道士诊脉后说："姑娘肺热胸闷，已成慢痨。据贫道所知，村内不少人得这种病。若要治好此病，需连服黄精三个月，但这种仙草长在天台山云雾仙洞，须得翻过九座高山，蹚过九条深涧，攀登千丈岩壁，你能行吗？"

小伙子说："为了全村人和秀姑，我就是上刀山下火海，也要找到云雾仙洞和仙草。"道士为黄经的精神所感动，就把手中的拐杖送给他，并说："你带上它，就会找到云雾仙洞，再用拐杖轻轻一敲，洞门就会打开。"黄经接过拐杖，感激不已，说道："请老神仙留下高姓大名！"道士哈哈一笑："我叫葛玄。"说完，就不见了。黄经经历了千辛万苦，找到了云雾仙洞。这时，拐杖头的金光射向一块巨门似的岩石上。黄经用仙杖在岩石上轻轻一敲，石门慢慢打开了。根据葛仙翁的吩咐，黄经用杖头往洞顶一戳，洞顶立刻流下

一股清澈的仙水，洞口外在仙水流过处慢慢地长出了一片黄精。这时，西王母带着天兵天将要来收黄精。因为葛仙翁已预料到会发生战斗，在杖头上加了十万禁咒，天兵天将只好收兵而归。

乡亲们纷纷采了黄精食用，病很快就好了。黄经为了阻止西王母再来关闭云雾仙洞，就一直守在洞口，以仙水和黄精为生，久而久之，也成了仙人。

关于黄精，宋代的《阶神录》里记载过一个非常有意思的故事。临川有一富豪生性残暴，常虐待下人。家中一婢女不堪忍受虐待，负气逃入深山之中。因饥饿难挨，只能拔溪边的一种野草充饥。开始她觉得这野草味道不错，甜滋滋的，能填饱肚子、消除口渴，多吃几次后自觉神清气爽、身轻如燕，于是就天天将这种野草当饭吃。一天夜晚，她坐在大树下休息时，听到草丛中有声音，以为是野兽要伤她性命，恐惧中纵身一跃，居然一下子腾空上树。待到天亮，她觉得可以下来了，不自觉中双脚已经轻快着地。如此矫健的身手让她一直躲开主人的追捕，直到数年以后，她被设计缚捉。经仔细询问，人们才知道，这些年她赖以生存的就是黄精。

谚语：返老还童用黄精。

黄精泡水喝能够很好地保护身体健康，同时对于多种疾病都有着良好的治疗作用。如果身体出现了脾胃虚弱、食欲不振、肺虚咳嗽以及精血不足的情况，可以适量地服用黄精。另外，如果出现了消渴症或者是糖尿病，将黄精泡水喝或者是和其他的中药材搭配，也能够很好地促进身体健康。

在很多中药名方中，黄精是最能够滋补身体虚脱、倦怠、食欲不振的一种药材。除此之外，如果男性出现了肾虚的毛病，可以适量地多吃一些黄精，它能够令肾脏快速地恢复健康。除了以上介绍的几种作用之外，如果患有了脚癣，也可以用黄精泡脚，快速地远离脚癣。

黄精具有补气养阴、健脾、润肺、益肾功能。用于治疗体倦乏力，精血不足等症；还有抗缺氧、抗疲劳、抗衰老作用；能增强免疫功能，增强新陈代谢；有降血糖和强心作用。

一〇九 黄连——湿热火毒尽消散，良药苦口是黄连

黄连，为毛茛科植物黄连、三角叶黄连或云连的干燥根茎。

【别名】王连、支连、川连。

【药性】味苦，性寒。归心、脾、胃、肝、胆、大肠经。

【功效】清热燥湿、泻火解毒。

【主治】湿热痞满、呕吐、泻痢、高热神昏、心火亢盛、心烦不寐、心悸不宁、血热吐衄、胃热呕吐吞酸、消渴、痈肿疖疮、目赤肿痛、口舌生疮，外治湿疹、湿疮、耳道流脓等。

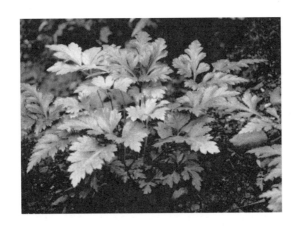

相传，一位陶姓医生有个女儿叫妹娃，长得漂亮，又聪明、活泼，被老两口视如掌上明珠。妹娃喜欢栽花种药，每天早上起来，第一件事就是到园子里看花看药。

正月的一天早上，寒霜未化，冷气袭人。妹娃来到园子里，见花未开，草未萌芽，就开了后门，沿着小路往山上走。忽然，她看到路边有一朵油绿色的小花开放了。妹娃越看越喜欢，就把它连根挖起，种在园子里。第二年，园里绿色的小花开得更多了。

不久，妹娃得了一种怪病，满身燥热，又吐又拉，只三天，就瘦得皮包骨头了。陶医生到外地给人治病尚未回来，妹娃的母亲只好请当地另一名医前来给女儿治病。这位名医是陶医生的朋友，诊治十分细心。可连服三剂药都未见效，肚子越拉越厉害。

　　帮工看在眼里，很焦急，怎么办呢？忽然，他想起那绿色的小花，前个月自己喉咙痛，偶然摘下一片叶子，嚼了一下，虽然苦得要命，但过了一个时辰，喉咙痛居然减轻了。接着，他又嚼了两片叶子，当天就不痛了。治妹娃这个病，这种花草能不能当药呢？不妨试一试。想到这里，他就连根带叶扯了一株起来，煎成一碗水，趁妹娃的妈妈去煮饭时，端给妹娃喝了。谁知早上喝的，下午病就好多了，再喝了两次，病居然全好了。这时，陶医生回来了，一问经过，非常感动，连声感谢帮工说："妹娃害的是肠胃湿热，一定要清热燥湿的药才医得好。这开绿花的小草，看来有清热燥湿的功效呀！"

　　因为这位帮工姓黄名连，为了感谢他，这味药材也就取名为黄连。

　　黄连被称为泻火之最。黄连之乡为四川省洪雅县、石柱县。

　　歇后语：哑巴吃黄连，有苦说不出。

　　歌曰：苦口良药清湿热，泻火解毒难超越。高热神昏且谵语，神志转清不胡说。热毒泻痢为要药，疮疡肿毒不可缺。

一一〇 黄芪——补气之长黄芪良，利水消肿解毒疮

黄芪，为豆科植物蒙古黄芪或膜荚黄芪的干燥根。

【药性】味甘，性微温。归脾、肺经。

【功效】补气升阳、固表止汗、利水消肿、生津养血、行滞通痹、拔毒排脓、敛疮生肌。

【主治】气虚乏力、食少便溏、水肿尿少、中气下陷、久泻脱肛、便血崩漏、肺气虚弱、咳喘气短、表虚自汗、内热消渴、血虚萎黄、气血两虚、气虚血滞、半身不遂、痹痛麻木、痈疽难溃、久溃不敛等症。

相传古时有一位善良的老中医，姓戴名糁，善针灸术，为人厚道，待人谦和，一生乐于救助他人，后因救坠崖儿童牺牲。老人形瘦，面色淡黄，人们称他为"黄耆"以示尊敬，意为面黄肌瘦的

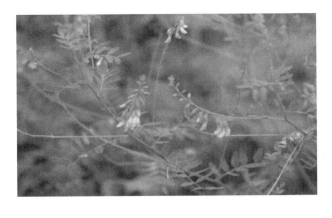

老者。老人去世后，人们为纪念他，便将其墓旁生长的一种草药起名为"黄芪"。黄芪入药始载于《神农本草经》，古人写作"黄耆"，而李时珍在《本草纲目》中则是这样来解释它的名字："耆，长也，黄耆色黄，为补药之长，故名。"

中医认为，黄芪是重要的补气药，全身之气皆能补益。所以，清代名医黄宫绣在《本草求真》一书中将黄芪推崇为"补气诸药之最"。与人参相比，黄芪的补气之力虽不及，但人参没有升阳、固表、内托、利水的功效。黄芪的应用范围涉及内、外、妇、儿、五官、骨伤科等，有一药多能的美誉。

如今，我们也可以学学当年的胡适先生，让黄芪为我们的健康保驾护航。取生黄芪十五克、大枣十枚，用开水冲泡饮用，能增强体质，有预防感冒的作用，适用于体质虚弱、易患感冒者。需要注意的是，脉细数、舌质红，属中医肾阴虚者，不宜服用。

　　黄芪除了有以上的功能外，它本身的营养也十分丰富。近代生化分析研究发现，黄芪含有丰富的微量元素 —— 硒。硒对人体来说是非常重要的微量元素，它能提高机体对疾病的抵抗能力，并延缓细胞衰老。黄芪还是一味抗癌防癌的中药新秀。

　　《旧唐书·方技传》记载：唐朝许胤宗在南陈新蔡王手下做官时，柳太后突然患中风说不出话来，请遍名医治疗都没有效果。柳太后因为口噤不能服药，眼见病情一天比一天加重，众医束手无策，新蔡王更是心急如焚。而精通医药的许胤宗不但不着急，反而提出用热汤气熏蒸法为太后治病。于是用黄芪、防风两味药煮汤数十斛，放到柳太后的床下，药汁弥漫，烟雾缭绕，柳太后当天晚上就能说话。经过一段时间调理以后，太后便康复同以前一样了。

　　柳太后猝患中风，是年老体弱、气血失调的结果。而黄芪性温，善补气升阳、固表行滞；防风性微温，善散风胜湿止痛。李果说："黄芪得防风其功愈大。二者相伍，既能补气固表而健体，又能散风行滞而调气血，恰中病理。再加上热蒸汽既能温通经络，促进气血运行，又能润肌肤、开毛窍，促进药物成分吸收，故能在较短时间内收效。"

　　黄芪有降低血糖的作用，所以在治疗糖尿病（消渴）时常用作主药，多与山药、生地黄、天花粉、五味子等药物配伍。提到用黄芪治疗糖尿病，不能不提及"陆黄芪愈胡适重疾"的故事。陆仲安（1882 — 1949）是民国初年北京著名中医，因他善用黄芪，故有"陆黄芪"之美称。孙中山先生在病危之际，亦曾请他诊治过。1920 年秋，著名学者胡适患消渴，出现多饮、多食、多尿症状，身体逐渐消瘦，经北京协和医院的医生检查确诊为糖尿病，认为"无药可治"，嘱其回家休养。胡适崇尚西方文化，主张全面西化，在医学上也是力主普及西医，对中医持否定态度，认为中医不科学。后来毕竟受绝症困扰，在朋友的劝说下，他抱着试一试的心态，由冯幼安介绍前往陆仲安寓处就诊。陆认为其病累及心肾，再三斟酌，处以黄芪汤治之，用大剂量黄芪，配伍党参、石斛、黄精、山药、地黄等药，药量之大，只得以大砂锅煎煮。胡适服几剂后果然病情好转，遂安心服用。经过陆仲安的精心诊察用药，其症状全部消失，获得良效 —— 经协和医院复查，检查指标全部正常。不仅大夫们大为惊讶，更使胡适先生从内心赞叹中药的功效，他终于提出："必须使世界医药界了解中国医药的真正价值。"

　　黄芪亦为疮家圣药，它能托疮生肌，常用于外科痈疽脓疡，不论脓成未溃，还是溃后不收口，或者热毒未尽，炎症仍在发展，都可使用。

黄芩 —— 一味黄芩清金散，湿热得除火毒蠲

黄芩，为唇形科植物黄芩的干燥根。

【别名】腐肠、淡黄芩。

【药性】味苦，性寒。归肺、胆、脾、大肠、小肠经。

【功效】清热燥湿、泻火解毒、止血、安胎。

【主治】湿温、暑湿、胸闷呕恶、湿热痞满、黄疸、泻痢、肺热咳嗽、高热烦渴、血热出血、痈肿疮毒、胎动不安等。

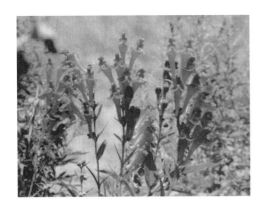

清杨士瀛《仁斋直指方》曰："黄芩之退热，乃寒能胜热，折火之本也；柴胡之退热，乃苦以发之，散火定标也。"

识别黄芩时，有人提出：黄芩为什么心黑而中空呢？要知道这个原因，民间流传着一个神奇的故事：相传，在四川的大山里，有一对苦命的小姐妹，姐姐叫黄芩，妹妹叫黄连。父亲早丧，其母为了养活这对小姐妹，为人做活，也累得疾病缠身。母亲临终时嘱咐说："我不行了，你们姐妹两个以后要互相照料，相依为命，不管谁找到好地方，都要有福同享。"姐妹俩当着母亲的面都点头答应了。

母亲死后，黄芩带着黄连，四处流浪，以乞讨为生，饱受风寒之苦。开始姐妹俩相处还可以，时间久了，黄芩总觉得小妹妹是个拖累，便产生了遗弃妹妹的邪念。于是，就把弱小的黄连撇在了四川的大山里，独自一人去寻找她的幸福生活。可怜年幼瘦弱的小黄连，因无人照料，连冻带饿，不久便饿死在山里了。后来，小黄连丧生的地方，长出了许多瘦弱的小草，其形状很像小黄连那枯瘦的身形，人们就把这种草取名为黄连。由于小黄连的一生饱受苦寒，所以这种草的性味也是极苦寒的。

黄芩呢，她抛弃了妹妹黄连，独自去寻求幸福，后来她虽找到了一个较好的地方，但每每想到黄连，她总觉得心中有愧。夜里睡觉总是噩梦纷纭，

不久便因心中空虚而死。在黄芩死去的地方，也生了一种小草，这种草的根也是黄色的，小时坚实，稍一长大，就变得心黑而中空，人们说这就是黄芩的化身，把这种草取名为黄芩。

黄芩这味药还救过李时珍。在二十岁那年夏天，李时珍因感冒咳嗽，日久不愈，渐至发热，肤如火燎，每日吐痰碗许，烦躁口渴多饮，寝食几废，六脉浮洪。服了柴胡、麦门冬、荆芥、竹沥等清热滋阴的药物月余，均无效果，病情越加严重，众医都认为必死无疑。危急之下，其父李言闻根据金元时期名医李东垣的经验，治肺热如火燎、烦躁口渴多饮、白天热盛者，其病当为气分发热，宜用一味黄芩汤，泻肺经之火，于是只用黄芩一两，加水两杯，煎至一杯后，将药汤给李时珍一次服下。次日即身热尽退，随后吐痰、咳嗽皆愈。

李时珍在《本草纲目》"黄芩"条下详尽地记录了这件事，并感慨："药中肯綮（筋骨结合的地方，比喻最重要的关键），如鼓应桴，医中之妙，有如此哉。"

一味黄芩治好了李时珍严重的肺部疾患（据其症状分析当属现代医学之肺部感染一类疾病），正是由于黄芩具有苦寒之性，能泻实火，也就是发挥了黄芩抗菌消炎、退热的药理作用，故对壮热烦渴、肺热咳嗽有良好的疗效。李时珍在"黄芩"条"附方"下列有黄芩单方，治"肺中有火"："清金丸：用片黄芩为末，水丸梧子大。每服二三十丸，白汤下。"

一一二 火麻仁 —— 润肠通便火麻仁，常服可成百岁人

火麻仁，为桑科植物大麻的干燥成熟种子。

【别名】 大麻、火麻仁、大麻子、大麻仁、火麻子。

【药性】 味甘，性平。归脾、胃、大肠经。

【功效】 润肠通便。

【主治】 血虚津亏、肠燥便秘。

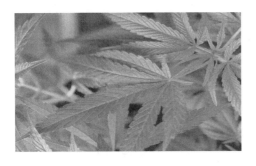

世界上有五大长寿之乡，中国广西的巴马长寿村就位列其中。在巴马长寿村，随处可见九十多岁的老人。有一位老红军，一百一十三岁了，人精瘦，精神矍铄，记忆力超好。他给大家讲以前他们红军的故事，就像在讲昨天才发生的事一样清楚，更令人吃惊的是，他看书写字样样行，眼不花，手不抖，令大家非常羡慕。另外一个老奶奶，一百零四岁了，常常自己洗衣做饭，种菜砍柴，养鸡喂猪，做各类家务活都易如反掌。

去过巴马长寿村的人都知道，这里的人以喜食火麻汤而出名。巴马人钟爱火麻汤，就像韩国人喜爱泡菜一般，几乎天天都要摆上餐桌。巴马本地人给它起了一个很迷人的名字 —— 长命油，并且有"每天吃火麻，活过九十八"的说法。

一一三 藿香——解暑化湿脾胃畅，藿香正气美名扬

藿香，为唇形科植物广藿香的干燥地上部分。

【别名】土藿香、排香草、大叶薄荷、山茴香。

【药性】味辛，性微温。归脾、胃、肺经。

【功效】芳香化湿、和胃止呕、祛暑解表。

【主治】湿阻中焦之脘腹痞闷、呕吐、外感暑湿、湿温初起、发热身困、胸闷不舒、寒湿闭暑、腹痛吐泻等。

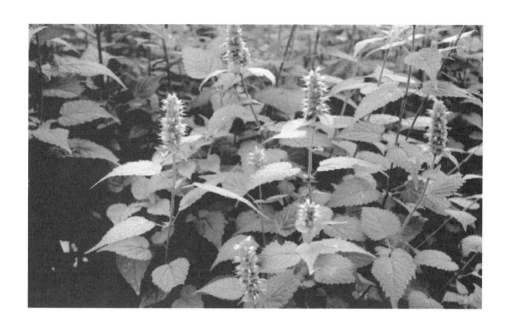

许久之前，深山里住着一户人家，哥哥与妹妹藿香相依为命。后来，哥哥娶亲后就从军在外，家里只有姑嫂二人。平日里，姑嫂相互体贴，每天一起下地，一块儿操持家务，日子过得和和美美。一年夏天，天气连日闷热潮湿，嫂子因劳累中暑，突然病倒。只见她发热恶寒、头痛恶心、倦怠乏力，十分难受。藿香急忙把嫂子扶到床上说："你恐怕是中了暑，治这种病不难，咱家的后山上就有能治这种病的香味药草。我这就上山去把它采来，早日治愈你的病。"嫂子念小姑年轻，出门不便，劝她别去。藿香却全然不顾，执意进了深山。

霍香一去就是一天，直到天大黑时才跌跌撞撞回到家里。只见她手里提着一小筐药草，两眼发直，精神萎靡，一进门便扑倒在地，瘫软成一团。嫂子连忙下床将她扶坐床上，询问缘由，才知她在采药时，不慎被毒蛇咬伤了右脚，中了蛇毒。嫂子听后顿时神情紧张，赶紧脱下霍香右脚的鞋袜。只见霍香的脚面上有两排蛇咬的牙印，右脚又红又肿，连小腿也肿胀变粗了。嫂子一面呼救，一面抱起霍香的右脚，准备用嘴从伤口处吮吸毒汁。但霍香因怕嫂子中毒，死活不肯。等乡亲们听见嫂子的呼救将郎中找来，为时已晚。

嫂子用小姑采来的药草治好了病，并在乡亲们的帮助下埋葬了霍香。为牢记小姑之情，嫂子便把这种有香味的药草亲切地称为"霍香"，并让大家把它种植在房前屋后、地边路旁，以便随时采用。从此"霍香"草的名声越传越广，治好了不少中暑的病人。因为是药草的缘故，久之，人们便在"霍"字头上加了一个"草"字头，将"霍香"写成了"藿香"。

芳香化湿之最 —— 藿香。

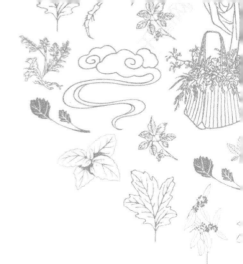

J

一一四 鸡骨草 —— 山上生长鸡骨草，肝炎黄疸可治疗

鸡骨草，为豆科植物广州相思子的干燥全株。其药材似鸡骨，故名。

【药性】味甘、微苦，性凉。归肝、胃经。

【功效】利湿退黄、清热解毒、疏肝止痛。

【主治】湿热黄疸、乳痈肿痛、胁肋不舒、胃脘胀痛等。

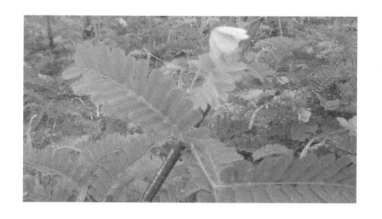

鸡骨草的种子相思子可作药用，但有毒。古人常用以象征爱情，比喻男女间的相思。红豆有"南国春来发几枝，采来红豆寄相思。红豆本是相思子，一寸相思一寸灰"的赞誉，成了纯洁爱情的象征。王维有"红豆生南国，春来发几枝。愿君多采撷，此物最相思"的佳句。

相思豆产于两广一带，形如豌豆，朱红色。民间习俗中说，相思豆和玉一样，是有灵性的吉祥之物，定情时，送一串许过愿的相思豆，会求得爱情顺利。结婚后，在夫妻枕下各放几颗许过愿的相思豆，可保夫妻同心、百年好合。所以，这种红豆历来被视为爱情、友谊的象征及信物。相思豆颜色鲜红，带有美丽的光泽，种子经久不腐、不破不烂、不碎不蛀、不腐，质坚如钻、色艳如血，其边缘向内部逐步加深，心心相印，宛如一颗心形的红宝石。

另有一种蔬食亦名红豆，又名赤小豆，全国各地均产，无毒，状如绿豆，但其皮红。相思子不能当作赤小豆使用，食用时万万不可混淆。现代中医学认为鸡骨草对肠平滑肌可显著增强其收缩度。

一一五 鸡冠花 —— 花如鸡冠好艳丽，止带止血还止痢

鸡冠花，为苋科植物鸡冠花的干燥花序。

【别名】鸡冠、鸡冠头花、海冠花、家鸡冠花、老来少等。

【药性】味甘、涩，性凉。归肝、大肠经。

【功效】收敛止血、止带、止痢。

【主治】吐血、崩漏、便血、痔血、赤白带下、久痢不止等。

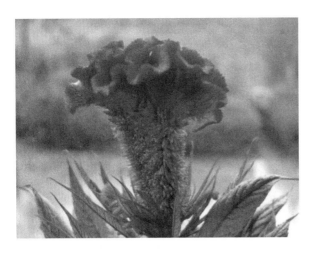

古人吟咏叹赏鸡冠花，大多从色彩和形象入手。如唐代罗邺诗云："一枝浓艳对秋光，露滴风摇倚砌旁。晓景乍看何处似，谢家新染紫罗裳。"在这类隐喻性描写中，已分明糅进了对君子处世不随波逐流的人格品质的赞美，从而大大丰富了鸡冠花的品赏内涵。

明代还有一个有趣的白鸡冠花传说。一天，皇上想试试翰林学士解缙的文才，于是让他以鸡冠花为题作诗一首。解缙当然不含糊，脱口便出："鸡冠本是胭脂染……"哪知话音刚落，皇上忽然从衣袖中取出一朵早就准备好的白鸡冠花，笑着对他说："这是白的。"解缙见了灵机一动，马上改口吟道："今日如何浅淡妆？只为五更贪报晓，至今戴却满头霜。"非常巧妙地把刚开了头吟咏的红鸡冠花，换成了白鸡冠花。皇上和在场的人无不佩服解缙的机敏和才情。

中药飘香

一一六 鸡内金 —— 鸡胃能消铁与石，瘀血积食何须提

鸡内金，为雉科动物家鸡的干燥砂囊内壁。

【**别名**】鸡黄皮、鸡肫皮、鸡腕胚、炒内金。

【**药性**】味甘，性平。归脾、胃、小肠、膀胱经。

【**功效**】健胃消食、涩精止遗、通淋化石。

【**主治**】食积不化、消化不良、小儿疳积、遗尿、遗精、泌尿系或肝胆结石症。

沈阳城西龚庆龄，三十岁，胃脘有硬物堵塞，已经好几年了，饮食减少，感觉吃什么东西都"不能下行"，这种情况感觉太不好了。后来，他听说有个叫张锡纯的人，在沈阳建立了中国第一家中医院，他很好奇：啊，中医也有中医院？于是，马上跑到了张锡纯建立的立达中医院求治。

张锡纯给他诊脉，其脉象沉而微弦，右边尤其如此。张锡纯认为这是他的胃中有积，胃气难以下行，所以阻塞了气机的下降，于是，张锡纯开方子：鸡内金一两、生酒曲五钱。就这么个简单的方子，一共就两味不像药的药，一个鸡内金，是食物，一个酒曲，这个大家也熟悉。看了方子，大家都不相信能治病。结果如何呢？结果是龚庆龄服了几剂以后，硬物全消，好了。

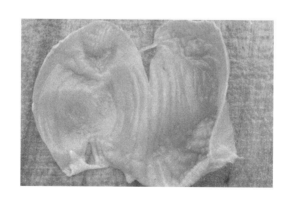

一一七 鸡血藤 —— **养血行血鸡血藤，舒筋活络不再疼**

鸡血藤，为豆科植物密花豆的干燥藤茎。

【**药性**】味苦、甘，性温。归肝、肾经。

【**功效**】活血补血、调经止痛、舒筋活络。

【**主治**】月经不调、闭经痛经、风湿痹痛、肢体麻木、血虚萎黄等。

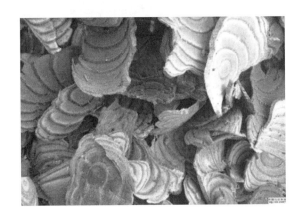

鸡血藤特别之处在于它的茎里面含有一种别的豆科植物所没有的物质，当其茎被切断以后，其木质部会立即出现淡红棕色，不久慢慢变成鲜红色汁液流出来，很像鸡血，因此被命名为鸡血藤。

古时有一后生叫李富，给财主放牛，风里来雨里去，渐渐手足麻木，肢体半瘫，被财主赶出家门。他虽然行走不便，但为了生计，跟随家旁寺中采药的和尚上山采药，以卖药为生。李富非常善良，爱帮助别人，遇到穷人生病，便无私将药赠送给他们。

一年夏天的一天，李富采药很晚才回来。在朦胧的月光下，他把头和腿架在攀缘的粗藤上，不知不觉睡去。刚一入睡，就梦见一只特大的公鸡，大大的白冠，长长的脖颈，死死地将他缠绕，使他动弹不得，只觉得全身透麻，血液凝固，四肢酸疼。他企图张嘴呼救，但嘴张无力闭合。这时，庞然大物却向他脸上、口里喷洒鲜红的血液，鲜血灌满了他的肚子，他像一个半球体，从高山上跌滚了下来，满身大汗而惊醒。醒后李富心慌不止，浑身麻木。他定了定神后，全身逐渐轻松，用手擦去了脸上的血液，只觉得口中很苦。这时天已经黎明，抬头望去，只见这藤子被他压断的破处滴出像血液一样的液体，染红了他的脸，灌饱了他的肚子。

后来他将这件事原原本本地告诉了和尚，和尚说："你心肠好，有高人点化，你就将这藤子砍回家煮水喝吧。"这后生就按照和尚的意思，天天砍一段藤子回家煮水喝。斗转星移，两个月过去了，李富的全身麻木、酸疼的症状全部消退，活动自如。别人问其缘由，他就将事情的原委告诉人们。就这样，一传十，十传百，很多类似的病人均被治愈。由于这种藤的藤中液体色如鸡血，再加上后生的梦境，人们就把这味药叫作鸡血藤。

一一八 积雪草 —— 湿热肿毒服之散，止血疗伤消疥癣

积雪草，为伞形科植物积雪草的全草或带根全草。

【**别名**】连钱草、地钱草、马蹄草。

【**药性**】性寒。归肝、脾、肾经。

【**功效**】清热利湿、消肿解毒。

【**主治**】痧气腹痛、暑泻、痢疾、湿热黄疸、砂淋、血淋、吐血、衄血、咯血、目赤、喉肿、风疹、疥癣、疔痈肿毒、跌打损伤。

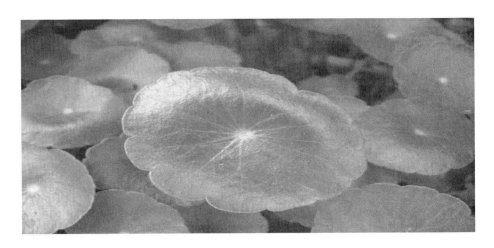

积雪草美容治瘢痕。《拾遗记》记载了一则孙权的儿子孙和的故事。孙和不小心误伤了心爱的邓夫人。邓夫人面颊部伤口很大，鲜血染红了衣裤，医官用当时最好的药为之医治。用积雪草，配白獭的脊髓、白玉和琥珀等合成了外用药。疗效果然灵验，治愈后由于多加了朱砂，面部白里透红更显得娇艳可爱，据说这一种药竟花费百两黄金之多。至今还有人用来做美容之用。

一一九 荠菜 —— 凉血止血能明目，清热止泻利肿消

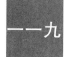

荠菜，为十字花科一年生或二年生草本植物荠菜的全草。

【别名】地米菜、地菜。我国南北皆产，多生长于野坡荒地，溪边岩旁，幼嫩带有一股香味，又称香荠菜，因其叶边缘不齐，又称菱角菜，湖北、贵州叫地米菜。

【药性】味甘、微苦，性凉。归脾、胃、肝经。

【功效】凉血止血、平肝明目、清热止泻、利尿消肿。

【主治】益脾明目、祛风解热、止血和胃。

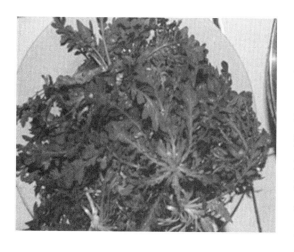

阳春三月，正是荠菜生长的旺季，吃来特别柔嫩鲜香，农历三月三日左右，是吃荠菜的季节，民间有不少地方以荠菜煮鸡蛋吃来预防疾病。据说此法可治头晕，大概是荠菜平肝明目的作用。在荠菜花盛开之时，有人还佩戴荠菜花，希求驱瘟祛病，以图如意吉祥，古谣甚至有"三月戴荠花，桃李羞繁华"的说法。也有人将其煮粥吃，故又有"粥里加荠菜，身强体不衰"的说法。

荠菜虽以农历三月三日食用为宜，然由于我国南北季节温差较大，江南以三月三日左右为宜，江北食用时间略晚。荠菜若已开花，茎已老则不堪食用，只宜药用。荠菜的味道非常鲜美，其所以味道甚美是因为含有多种氨基酸。荠菜清香扑鼻、鲜嫩爽口，既可做家常菜蔬，又可做筵席佳肴，不仅味美而且营养丰富，所以有"荠菜春蔬第一鲜，常服祛病又延年"的说法。荠菜做药用，具有利尿、解热、收缩血管以及止血等作用，并能轻度扩张冠状动脉，降低血糖以及收缩子宫，故对高血压、眼底出血、牙龈出血、鼻出血、便血、尿血、肾炎水肿、青光眼、痢疾、冠心病患者以及月经过多妇女，颇为适用。

一二〇 荠苨 —— 土桔梗与空沙参，解毒化痰功堪臻

荠苨，为桔梗科植物荠苨的根。

【别名】苨苨、杏参、杏叶沙参、白面根、土桔梗、空沙参、梅参、长叶沙参。

【药性】味甘，性寒。归肺经。

【功效】利肺、解毒。

【主治】咽痛消渴、疔疮肿毒、虫蛇毒伤。

葛洪《肘后方》云："一药而兼解众毒者，惟荠苨汁浓饮二升，或煮嚼之，亦可作散服。"故荠苨具有清热、解毒、化痰之功，治燥咳、喉痛、消渴、疔疮肿毒之症。

荠苨解毒之功传说源于动物。相传一猎户外出打猎，用毒箭射中一野猪，野猪带箭而跑，猎户知其跑不多远即死，故而尾随之。只见野猪穿过一岭，到一片野草丛生之凹地，用嘴翻开泥土，吞食一植物根，不一会儿安然而逃。猎户奇之而不得解，过去察看，乃荠苨也。遂将此药之功传于后世。

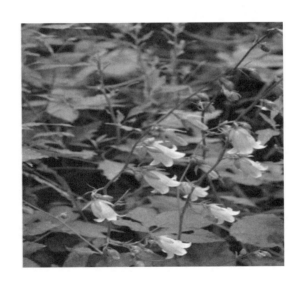

一二一 夹竹桃 —— 温通血脉能强心，温肺祛痰可定喘

夹竹桃，为夹竹桃科植物夹竹桃的叶或树皮。

【别名】柳叶桃、叫出冬。

【药性】味辛、苦，性温，有大毒。入肺、心经。

【功效】温通血脉、温肺祛痰。

【主治】心力衰竭、喘咳、癫痫、跌打肿痛、血瘀经闭。

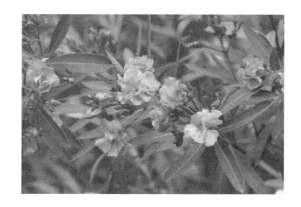

相传，在公元前 1400 多年，南美洲某一个原始丛林中，有一个部落。这个部落里的人白天以狩猎为生，晚间则居住在岩洞之中。由于气候潮湿，很多人都出现心慌、气急、下肢水肿等症状。在夏季的某一天，一个病人感到异常的烦闷、口渴、胸中不舒。他来到夹竹桃树旁，看见红艳艳的花朵、青翠欲滴的树叶，就顺手摘了几片树叶和几朵小花，在口中咀嚼起来，嚼了一会，他感到口渴、胸闷好了一些，又继续嚼了一会，然后回到岩洞休息。不料，奇迹出现了，他的心慌气急症状明显改善，下肢水肿消失。他惊喜若狂，奔走告诉部落中人。那些病人嚼服后，也同样出现了好的效果。从此以后，夹竹桃被奉为神树，逐渐在西方流传。

一二二 绞股蓝 —— 益气安神解热毒，能清能补功用殊

绞股蓝，为葫芦科植物绞股蓝的干燥地上部分。

【**别名**】天堂草、五叶参、七叶参等。

【**药性**】味甘、苦，性寒。归肺、脾经。

【**功效**】益气健脾、清热解毒、止咳祛痰。

【**主治**】脾虚证、肺虚咳嗽等。

绞股蓝始载于《救荒本草》，云："绞股蓝，生田野中，延蔓而生，叶似小蓝叶，短小软薄，边有锯齿，又似痢见草，叶亦软，淡绿五叶攒生一处，开小花，黄色，亦有开白花者，结子如豌豆大，生则青色，熟则紫黑色，叶味甜。"据其生长环境及形态特征，其所述即本种。

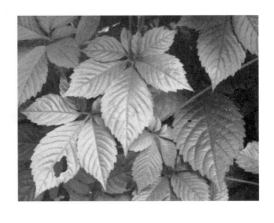

朱橚，明太祖朱元璋第五子，自幼好学，能辞善赋。明朝初期，庶草荒芜，民不聊生。朱橚考察可救饥馑的野生植物四百一十种，证实其花实根皮叶之可食者，分草、木、谷、果、菜五部，逐一绘图说明，取名《救荒本草》，以备荒年充饥之用。是书刊于 1404 年，在食疗与营养学方面有着相当大的贡献。绞股蓝首次被收录即在此书中。

在中国境内，绞股蓝主要分布于陕西、四川、湖南、湖北、云南、广西等省或自治区，有"南方人参"之美称，尤其以生长于南方的绞股蓝品质最优，民间称其为神奇的"长寿不老药草"。可人工栽培，喜荫蔽环境，富含腐殖质的沙质壤土或中性微酸土质均可生长。绞股蓝其味微苦，味新气清，每年夏秋之际可采收三至四次，它不但可以果腹充饥，而且具有类似人参的滋补作用，食后神清气爽，精神倍增。绞股蓝品种很多，有三叶、五叶、七叶、九叶之分，其中九叶甘味绞股蓝皂甙含量最高，但我国境内非常少见，其次是七叶甘味绞股蓝，七叶的药用价值和保健功效是普通五叶的五到十倍。

绞股蓝的有效成分是绞股蓝皂甙、绞股蓝糖甙、水溶性氨基酸、黄酮类、维生素、微量元素、矿物质等。经过药理、毒理及临床应用证实，绞股蓝对多种癌细胞有显著的抑制作用，此外还有降血脂、降血压、降血糖、镇静、催眠、抗紧张、抗溃疡、抗疲劳、延长细胞寿命，以及增进食欲、增强抵抗力、通畅大便、平喘止咳消痔、减肥、治疗虚症、抑制胆结石形成、抗衰老等多种功效。除具有人参的功效外，还具有人参不具备的多种作用，并且没有人参过量服用的反应以及任何其他毒副作用。

绞股蓝可以明显延缓肾上腺、胸腺及内分泌器官的萎缩进程，维持内分泌系统的正常机能，所以它具有降血糖和改善糖代谢的作用，是糖尿病人理想的药品和保健品；它可以降低血液黏稠度、防止微血栓形成并能增强心肌细胞对缺氧的耐受能力，有保护心肌的作用；可明显地增强机体的免疫力；有神奇的抗癌作用。除此之外，它还有消除疲劳、增强食欲、镇静催眠、延缓衰老等保健作用。1986 年，国家科委在"星火计划"中，把它列为亟待开发的"名贵中药材"之首位，2002 年卫生部又将其列入最受欢迎的保健品名单。

其用法既可以煎汤内服，又可以泡茶饮用。虽然其性无毒，又为可食之菜蔬，但也有少数患者服用后，可能会出现恶心呕吐、腹胀腹泻、头晕、眼花、耳鸣等症状。如果出现这些症状，休息一会儿就会自行消失，无须惊慌。很久以来，绞股蓝在我国一直都以茶食饮之，它的药理作用其实早已为大众所肯定。

一二三 桔梗 —— 根茎耿直名桔梗，祛痰排脓治咽疼

桔梗，为桔梗科植物桔梗的干燥根。

【别名】包袱花、铃铛花、僧帽花。

【药性】味苦、辛，性平。入肺经。

【功效】宣肺、祛痰、利咽、排脓。

【主治】咳嗽痰多、胸闷不畅、咽痛音哑、肺痈吐脓。

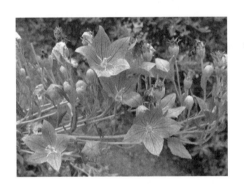

朝鲜族民歌《桔梗谣》，又名《道拉基》。"道拉基"是朝鲜族人民喜爱吃的一种野菜，即桔梗。这首朝鲜民歌最初产生于江原道，后流传全朝鲜半岛。歌词不一，曲调平缓流畅。传说道拉基是一位姑娘的名字，当地主抢她抵债时，她的恋人愤怒地砍死地主，结果被关入监牢。姑娘悲痛而死，临终时要求葬在青年砍柴必经的山路上。第二年春天，她的坟上开出了紫色的小花，人们叫它"道拉基"花，并编成歌曲传唱，赞美少女纯真的爱情。每年春天，朝鲜妇女结伴上山挖桔梗，由于她们平日按习俗不得出门，因此在外采集桔梗时唱这首歌也表达了一种愉快的心情。《桔梗谣》音乐轻快明朗，生动地塑造了朝鲜族姑娘勤劳活泼的形象。

朝鲜族人民对桔梗特别有感情。在朝鲜、韩国、日本，桔梗被当作蔬菜食用十分普遍。韩国人素有食用鲜桔梗的习俗，韩国超级市场等处常有小包装的保鲜、冷藏或腌制桔梗出售，把它当作是餐桌上必不可少的一种菜肴。韩国过去曾大量地栽培和加工过桔梗，但精明的韩国人发现我国的桔梗质优价廉，因而转向从我国大量进口桔梗，并把它加工成药菜产品销往日本、美国及其他国家和地区，获利匪浅。桔梗原产我国，各地都有野生。我国的许多地区也用桔梗根制作腌菜，颇具风味，并深得人们的喜爱。此外，桔梗可酿酒、制粉做糕点，种子可榨油食用。

《本草求真》言其"系开提肺气之圣药，可为诸药舟楫，载之上浮"。元素曰：其"与甘草同行，为舟楫之药"。

一二四 金果榄 —— 药性苦寒如噙胆，解毒止痛又利咽

【别名】青牛胆、金桔榄、金苦榄、地胆、天鹅蛋。

【药性】味苦，性寒。归肺、大肠经。

【功效】清热解毒、利咽、止痛。

【主治】咽喉肿痛、痛肿疔毒、胃脘热痛、泻痢腹痛等。

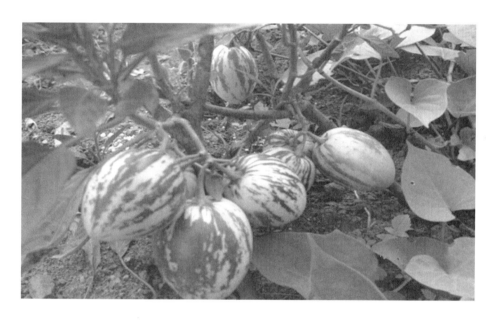

从前，湖南与广西交界的崇山峻岭中，住着一户人家，夫妻俩有一对儿女，日子虽然过得清贫，倒也其乐融融。夫妻俩共同守着几亩薄田，由于清贫，田里的耕作都是一家人一起出动，通常是夫妻俩在前面拉犁，儿女在后面推。即使一家人辛苦劳作一年，也只能勉强糊口。

一天，正当一家人在田里耕作时，突然来了一头青牛。夫妻俩既高兴，又为牛的主人着急，他们决定暂时替牛的主人喂养这头青牛。

第二天，当他们去田里耕作时，这头青牛也跟着来到田里，帮他们耕田，这样他们的田很快便耕完了。在此后的半年时间里，牛的主人都没有来找牛，这头牛也帮了他们家很多的忙。

半年后的一天，夫妻俩的儿子得了疮疡，由于家贫，加之山高路远没有得到及时的医治，病情逐渐加重，最后发展到全身疮疡还伴有喉痛，奄奄一

息。正当全家人沉浸在悲痛中时，突然天空中飘来一片白云，白云上坐着一位白发老者。老者说道："牛儿，还不回来？"只见他家的那头青牛便腾云而起，匍匐在老者身边。

当老者和青牛准备离开之时，那头青牛突然开口说话了："我本是太上老君的坐骑，只因贪玩来到人间迷了路，被好心的你们收养。如今我主人来找我了，我要随我主人回去。现在你们的儿子病重，我无以为报，请收下这个，这个能救你们儿子的性命。"说完便从口里吐出一黑物落在地上，随太上老君而去。

黑物落地后很快便生根，长出一藤状植物。夫妻俩将植物连根拔起，发现下面有一串如牛胆大小的疙瘩，便迅速将这些疙瘩煮水给儿子喝。说来也怪，儿子喝下去没有多久，身上的疮疡便好了大半，也能开口说话了。因为这植物的根像牛胆，于是他们便把这种植物称为青牛胆。

一二五 金钱草——花开黄艳似金钱，结石淋肿一并蠲

金钱草，为报春花科植物过路黄的干燥全草。本品颜色金黄，形似铜钱，故名。

【别名】神仙对坐草、地蜈蚣、铺地莲。

【药性】味甘、咸，性微寒。归肝、胆、肾、膀胱经。

【功效】利尿通淋、利湿退黄、解毒消肿。

【主治】石淋、热淋、小便涩痛、湿热黄疸、胆胀胁痛、疔疮痈肿、毒蛇咬伤等。

从前，有个男人肋下突然如刀扎似的刺痛，后来竟活活痛死了，剖腹检查，发现胆里有一块小石头。妻子怀念丈夫，把这块石头装在小网袋里，挂在脖子下，终日不离。一天，她上山割了一大捆草抱回家，发现那块石头化了一半，她十分奇怪，逢人便讲。一位医生听到后，就和她上山，照样割草回来，按类分开，把那块石头先后放到每种草上试验，结果终于找到了能化胆石的药草。医生说："它比金钱还贵重，就叫它金钱草吧！"这种金钱草的茎柔弱伏地而长，春末夏初开黄花，沿地而过，故又名过路黄。至今人们用它清热祛湿、利尿排石，疗效很好，特别是对胆、肾、膀胱结石有较好效果。

谚语：金钱草是救命王，专治走胆周身黄。石淋的特效药为金钱草。

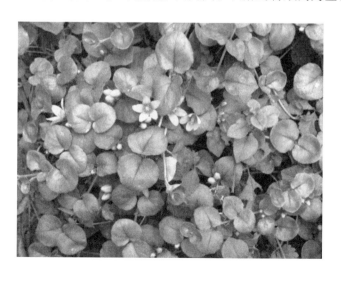

一二六 金荞麦——金锁银开金荞麦，热毒散去痈脓排

金荞麦，为蓼科植物金荞麦的干燥根茎。

【别名】野荞麦、金锁银开、铁拳头、铁甲将军草。

【药性】味微辛、涩，性凉。归肺经。

【功效】清热解毒、排脓祛瘀。

【主治】肺痈吐脓、肺热咳嗽、瘰疬疮疖、乳蛾肿痛、腹胀食少、疳积消瘦等。

内蒙古自治区鄂尔多斯市准格尔旗有个神山。唐代时，有位民间医生上山采药，忽然看到有两位仙女结伴游戏，尽情歌舞。民间医生驻足观看，仙女便笑呵呵地走过来搭讪。霎时，云绕波涌，如鱼滚动，民间医生竟跟着仙女走进洞中。洞内温暖如春，四季常青。仙女对民间医生百般照顾，一日三餐，必吃两顿荞面。民间医生只待到第三天，便因思念亲人出山回家。哪知，人物全非，子孙已历五世。这

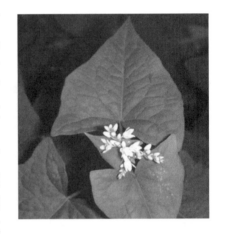

时民间医生方觉几百年过去了，他却长生不老。逢人便说："常食荞面，增寿年轻。"此后，山区农民便祖祖辈辈种荞麦，吃荞面凉粉。

一二七　金莲花 —— 花黄色艳如金莲，味苦性寒治咽炎

金莲花，为毛茛科植物金莲花或亚洲金莲花的花。

【别名】旱金莲、金梅草、旱地莲、金芙蓉、金疙瘩。

【药性】味苦，性寒。归肺、胃经。

【功效】清热解毒。

【主治】上感、扁桃体炎、咽炎等热性病。

这是公元前 2697 年的故事。这一年，是我们祖先黄帝主政的一年，也是我国干支纪年的第一个甲子。黄帝为了纪念打败蚩尤，就铸了一只足足有三丈三尺高的大鼎，来庆贺这次胜利。到了庆贺的那天，各地的人们成千上万从四面八方涌来，就连天上的许多大神也都纷纷降落，赶来参加祝贺。长空悬彩虹，大地放百花，好不热闹。到正午时刻，猛然间，天地大亮，从半空中飘下来一朵朵五光十色的彩云，等到那些彩云慢慢向万里蓝天缓缓散去以后，却看见一条火鳞金甲、红光闪烁的赤色巨龙，徐徐降落下来。这条巨龙落下来，就把龙头搁在宝鼎上，那龙须直垂到地面上。而那赤龙的身子，却

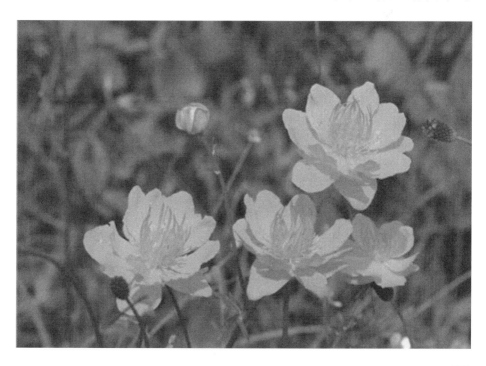

仍然在半空中晃来荡去。这时，弦停歌休，舞止声寂，所有的珍禽异兽、神仙臣民都盯着这条赤红的神龙。黄帝见了，心中大喜，知道赤龙是来接自己升天的。于是就脚踩金色的莲花，缓缓飘起，到赤龙身边，骑上龙背。赤龙就徐徐升向天空。当时许多臣民见到这样，才知道黄帝要升天了。哪个不想升天，没法爬上龙背，人们就争着拉龙须，想攀上去。因为攀的人太多了，竟拉断了龙须。断了的龙须，落到地上，就长成了今天的"龙须草"。

黄帝集天下臣民于此，成仙而去，于是这儿就叫作"仙都"了。这就是今天浙江缙云县的仙都。在仙都丹峰山几百丈高的峰顶上，到今天还留有黄帝放鼎的遗迹，因鼎过重，陷了下去，成为一个大坑。日子一久，里面积满水，像湖一样，人们就称其为"鼎湖"。这鼎湖里，曾留下黄帝脚踩过的金莲花，以后慢慢蔓延开来，满湖都是莲花，色彩鲜艳，香浮十里，引得人们纷纷争着来采。天神见到，就刮起一阵神风，把金莲花卷上天去了。不料，还有两片很小很小的花瓣，没被天神收去，而落到一座山上去了。这金莲花渐渐长大，夜夜在山顶上放出熠熠金光，一闪一耀，很像初绽的花朵。人们惊异极了，就称呼它为"金华"（"华"是古写"花"字）。这座山，就是今天的"金华山"。金华山下的县叫"金华县"，也就是今天的"金华"。另外一朵莲花就落在仙都山上，化为托住"问渔亭"的基石。

一二八 金银花 —— 一花两色金银现，清热解毒风热散

金银花，为忍冬科植物忍冬的干燥花蕾或初开的花。

【**别名**】忍冬花、银花、双花。金银花藤生，凌冬不凋，故又名忍冬花。

【**药性**】味甘，性寒。归肺、心、胃经。

【**功效**】清热解毒、疏散风热。

【**主治**】痈肿疔疮、喉痹、丹毒、外感风热、温病发热、热毒血痢等。

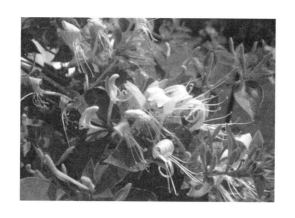

传说从前有一对孪生姐妹，一个叫金花，一个叫银花，不幸两人都患了热毒病。死前她们立下誓言，为了后人不再为热毒病所苦，死后要变成专治这种病的药草。后来，在她们的坟墓上真的长出了一种到处延伸、随物攀附、长达数米至数十米的藤蔓。用它治疗热毒症，果然效果很好，人们出于对金花和银花的怀念，把这种药草起名为金银花。

在民间传说中，金银花是爱情的见证之花。相传在很久以前，有个书生偶遇一富家小姐，两人一见钟情，便在丫鬟的安排下频频约会。有一天他们在园林中散步时，发现有一种花成对开放且特别清香，两人触景生情，便指花为盟，私订终身。不料，姑娘的父母知晓后，因嫌弃书生家境贫寒，坚决不同意这门亲事，硬要将他们拆散。书生从此发奋苦读，最终考中了状元，并将姑娘明媒正娶，有情人终成眷属。从此，他们把定情之花栽得满院皆是。这种花就是金银花。有诗云："天地细蕴夏日长，金银两宝结鸳鸯。山盟不以风霜改，处处同心岁岁香。"因此，人们又称它为"鸳鸯花"。

崇宁年间，苏州天平山白云寺中的五个和尚，在山上采到一丛很大的蘑菇，摘回后煮了吃。食后到了夜间，发生呕吐。寺中有金银花一棵，三人急忙采金银花叶生食，遂愈。另两人不肯食，呕吐至死。此事宋朝洪迈《夷坚志·再补》中记之。而这个故事，还见于宋朝张邦基《墨庄漫录》。

金银花清热解毒，治疮无二。宋朝杜牧在《老学庵笔记》中记载一案："予族子相，少服菟丝子凡数年，所服至多，饮食倍常，气血充盛。忽因浴，……背肿。……赤嫩异常，盖大疽也。适四五月间，金银藤开花时，乃大取，依《良方》所载法饮之。两日至数斤，背肿消尽。"

金银花的茎枝叶亦皆入药。《本草纲目》中记载："忍冬，茎叶及花，功用皆同，昔人称其治风除胀，解痢逐尸为要药，而后世不复知用；后世称其消肿散毒治疮为要药。"《医学真传》中记载："余每用银花藤，人多异之，谓非痈毒疮疡，用之何益？夫银花之藤，乃宣通经脉之药也。"金银花的茎枝入药称为"忍冬藤"，又名银花藤，味甘性寒，归肺、胃经，有清热解毒、疏风经络的作用。

民间有一种习惯，即在端午前后给儿童喝几次金银花茶，可起到预防暑季热疖发生的效果。将金银花加水蒸馏制成金银花露，有解暑清热的作用，可治疗小儿热疖、痱子等症，还可以作为夏季解暑饮料，可预防中暑、感冒及肠道传染病。

金银花被称为清热解毒之最；金银花之乡为山东省平邑县。

谚语：清热解毒金银花，痈肿疮疡一把抓。

一二九 荆芥——解表性平统寒热，炒炭止血亦神通

荆芥，为唇形科荆芥属植物荆芥的干燥地上部分。

【别名】假苏、姜芥、香荆芥、鼠蓂、小茴香。

【药性】味辛，性微温。归肺、肝经。

【功效】祛风解表、透疹消疮。

【主治】感冒、麻疹不透、风疹瘙痒、疮疡初起等。本品炒炭，其性味已由辛微温变为辛涩微温，长于收敛止血，可用于便血、崩漏、产后血晕等多种出血证。

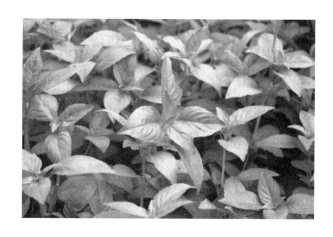

遥知不是草，为有暗香来。药菜两用荆芥穗，解表散风发热退。透疹消疮又止痒，风寒风热皆可配。东风起，百草竞长，在中国的大部分山野，我们都可以看见一种本草，柔软轻盈、随风摇曳，却不肯向任何风低头——它就是荆芥。荆芥不仅可入菜，也可作为中药。"荆防入药本相须，更喜辛香作野蔬。鱼蟹河豚妨食物，举乡古拜隐方书。皮膜里外风皆去，头首高巅热可除。一捻千金真不易，管教疮疥净无余。"这便是清朝赵瑾叔写的《本草诗·荆芥》，讲的就是荆芥的药用价值。

荆芥者，其茎如荆，味如芥。相传古代云贵大旱，民不聊生，百姓以野菜充饥，忽有一老仙飘然而至，随手采一草，谓众人曰："此草名假苏，邪之将至，食可避之。"语毕而去。遂传遍乡邻，争相食之，时不多日，果发瘟疫，富豪之家或不食者死亡大半。至此食假苏之习流传于今。且常食者，年

逾古稀，从不落齿，民间又称为"稳齿菜"。

很早以前，有位年过三十的妇人，初次怀孕生下一个男孩，全家高兴不已，喜溢满堂。一天午饭后，产妇睡着睡着，觉得身体很热，无意识地掀去薄薄的被子。且由于连日来家中宴请四方亲友劳累不已，不知不觉一直睡到黄昏。家人发现时，她像喝醉了酒一样，已经不省人事了。连着请了三位医生，都没有医治办法，急得家人团团转。正在此时，大门外走进一位老人。老者进屋后，从身上的衣兜里随手掏出一个小瓶，从中取出一些黄褐色的粉末，用绍兴酒调匀，将病人的嘴掰开，将药液灌进胃内。慢慢地产妇醒了过来。他们感谢老者的救命之恩。老者笑道："我用的药是荆芥。当初我看到产妇的病情后，判断是因为产后劳累，内热蓄积体内，汗出又导致毛孔开放，故而风邪从汗毛孔侵入体内，导致中风，继而引起昏睡。在这方面荆芥是有很好作用的一味药，可散发体内风热邪气，使其上行而发散。"就这样，荆芥渐渐地被广泛地使用于产后中风症。

清香荆芥味，思乡河南人。荆芥是药食两用植物，有强烈香气。中原一带很早就有食用荆芥的习惯，《唐本草》始收入菜部。宋代苏颂《本草图经》记载其"辛香可啖，人取作生菜"。元代《饮膳正要》有药膳"荆芥粥"。河南人食用荆芥，常吃的有荆芥拌黄瓜、辣椒丝拌荆芥、凉拌荆芥，常在汤羹中放几片嫩绿的荆芥叶子增加香气和色泽，西红柿汤面上撒上一把清香水绿的荆芥头，顿时一碗色香味俱全的家常美食就可出锅了，只要是河南籍的老乡都知道那鲜美的味道，漂泊在外的中原人最思念那清香微麻的荆芥香。荆芥入菜羹总是做香味佐料，独特的味道无声地提醒你：有我就是不一样。

清代汪昂《医方集解》曰："荆芥最散血中之风。"

民谚：医家不用新荆芥，木贼从来不用鲜。

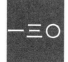

一三〇 橘红 —— 燥湿化痰肺脾经，咳嗽痰喘化橘红

橘红，为芸香料植物橘及其栽培变种大红袍、福橘、化州柚或柚的未成熟或近成熟的干燥外层果皮。前者习称"毛橘红"，后者习称"青光橘红"。

【别名】化皮、化州橘红。

【药性】味辛、苦，性温。入肺、脾经。

【功效】理气宽中、燥湿化痰。

【主治】咳嗽痰多、食积伤酒、呕恶痞闷等症。

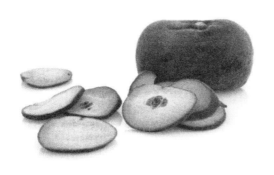

一日，从罗江西岸上游走来一人，只见他步履轻浮，一步一喘，满身病态。这人来到罗江口走上石龙头，来到一棵绿叶成荫的老树底下。一路的咳喘，似乎已使他筋疲力尽，再也走不动了。这时，他觉得喉里火燎，胸口气闷，很想喝水。刚好他身旁的小石坑中有点积水，他俯下身去，对着石坑里的水就喝，几口水落肚，浑身舒坦，他也就睡过去了。不知过了多少时辰，他一觉醒来，只觉得喉清肺爽，咳嗽渐止，精神也好了很多。这时，他记起刚才饮的水，低头一看，石坑正在树的根部，坑中的水青黄青黄的，水面飘着不少的花，有很多花已沉于坑底；再抬头望，这棵老树正开着满树的花，芳香袭人。他明白：这是橘红老树，是这树的花治好了他的病！他想，现在有不少人犯了咳嗽病，何不将橘红广为种植，为天下人治病？主意一定，他即在紧挨老树的地方搭起了一间草庵，住了下来。每天，他剪下老树的枝条，移植到附近的山地。他日出而作，日落而息，接枝不止，经过九个春秋的辛勤劳作，宝岭下橘树成荫，橘花飘香，橘红果挂满了枝头。他用橘红花、橘红果，不知治好了多少咳嗽病人。

一晚，皓月当空，橘香四溢，突然间，空中笙鼓声动，一只白牛飘然而下，落在种橘人的身边。他背起了药篓，带着橘红果、橘红花，跨上牛背，和着笙鼓，顺罗江而上，为罗江两岸、为天下的人治病去了。后来人们才知道，这人就是罗仙翁。化州人民为了纪念罗仙翁护橘、植橘之功，便在州城东门侧建了宏伟的"罗仙门"和"华严庵"。

明朝初年，化州有一个州官，由于贪得无厌、耽于酒色，终于得了严重的气管炎。日咳，夜咳，升堂咳，退堂咳，咳得他撕心裂肺、六神无主。州内的名医差不多都请遍了，药也服了无数，但都无济于事。眼见得病情日趋严重。

一天，衙役又给他请来了一位老中医，老中医诚惶诚恐地一番望、闻、问、切之后，什么"涤痰汤""止咳散"之类开了一剂。衙役奴婢们立即买药的买药，煲药的煲药。第一剂服下之后，照咳无误。老中医听州官述说经过后，立即采摘了一包橘红花，又开了两剂中药，每剂配了适量的橘红花。结果，药到病除。这个州官十分得意，立即把这棵树封了，据为己有。他每年采摘的花、果，除留点下来准备治自己想起就胆战心惊的咳嗽病外，余下的即拿去巴结上司，之后逐级上传，最后传入了皇宫，被皇宫列为贡品。这任州官因为有了这棵橘红树，后来官阶连升，大大发迹，化州橘红也自此闻名于世。

按梁绍壬《岭南杂记》相传：化州橘红树，为仙人罗辨种于石龙腹上，共九株，各相去数步，以近龙井略偏一株为最，并在署大堂左廊下，龙口相近者次之，城以外则臭味殊。又有传说在近龙井下有礞石，礞石能化痰，橘树得礞石之气故化痰之力更胜。故梁氏家藏《苏泽堂化州橘皮》著有橘红歌曰："右龙灵异不可测，首向青霄尾潜泽。有时声吼洪如鹅，有时喷沙白似雪。鸣或宰相应期生，鸣或科甲蝉联翼。由来州牧履其常，唯恐怪奇骇愚俗。亭碑鼓吹镇其头，告镂累石填其穴。天生灵异无可凭，离奇屈曲化为橘。橘之为性温且平，能愈伤寒兼积食，消痰止嗽功更奇。谁先辨此真龙脉，价值黄金不易求，寄语人间休浪掷。"

相传，在明朝初年，有一北方人到化州任县太爷，他长年累月罹患喘咳痰多的病，每晚都要衙役煎药而服。一个风雨交加的初春夜晚，衙役懒得到外面取水，便在庭院内金鱼池里取水煎药给县太爷饮，县太爷服后顿觉心胸舒坦，喘平气顺，痰消寝安。翌晨，县太爷便一再追问原委，衙差推搪不过，便将真情禀告。县太爷感到蹊跷，便亲临该池，见水池周围有几棵橘红花盛开，香气馥郁扑鼻，池水中漂浮着许多橘红花。县太爷料想必定是橘红之功效，于是，便将原来的药方配加橘红数片煎服，连服数日后，喘咳病竟全好了。

一三一 菊花——诗文雅意几多赞，风热肿毒一并蠲

菊花，为菊科植物菊的干燥头状花序。按产地和加工方法不同，菊花分为"亳菊""滁菊""贡菊""杭菊""怀菊"。

【别名】黄花、菊华、帝女花、银丝串珠、空谷清泉、珠帘飞瀑、玉牡丹、银燕、一团雪、寿客、金英、秋菊、甘菊、甜菊花。

【药性】味甘、苦，性微寒。归肺、肝经。

【功效】疏散风热、平抑肝阳、清肝明目、清热解毒。

【主治】风热感冒、温病初起、肝阳上亢、目赤昏花、疮痈肿毒等。

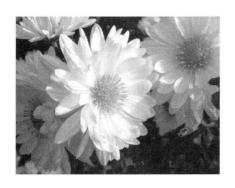

菊花自古以来备受文人骚客的青睐，一直是吟诗作赋的对象。所以古今关于菊花的诗词凡多，今选录几首如下。战国·屈原："朝饮木兰之坠露兮，夕餐秋菊之落英。"东晋·陶渊明："采菊东篱下，悠然见南山。"唐·杜甫："寒花开已尽，菊蕊独盈枝。旧摘人频异，轻香酒暂随。"唐·白居易："一夜新霜著瓦轻，芭蕉新折败荷倾。耐寒唯有东篱菊，金粟初开晓更清。"唐·孟浩然："待到重阳日，还来就菊花。"宋·苏轼："轻肌弱骨散幽葩，更将金蕊泛流霞。欲知却老延龄药，百草摧时始起花。"宋·陆游："菊花如志士，过时有余香。眷言东篱下，数枝弄秋光。"

菊花古时雅称"延寿客"，其入药始载于《神农本草经》，被列为上品，有"久服利血气，轻身耐老延年"的记载。菊花有多方面的用途。李时珍《本草纲目》载："其苗可蔬，叶可啜，花可饵，根实可药。囊之可枕，酿之可饮，自本至末，罔不有功。"菊花品种极多。《本草纲目》中说："菊之品凡百种，宿根自生，茎叶花色，品品不同。"

菊花可益寿延年，有利血脉的作用，对于老年人常见的动脉硬化症、高血压、冠心病等颇为有效。故北宋苏东坡有"南阳白菊有奇功，潭上居人多老翁"之咏，正是说菊花有益寿延年之效。清代扬州八怪之一的郑板桥也据此在《题菊石图》中题诗赞美菊花的功效："南阳菊花多著旧，此是延年一种

花。八十老人勤采啜，定教霜鬓变成鸦。"

菊花可酿长寿酒。宋代诗人陆游有一次病倒了，就饮用菊花酒，结果饮酒后病除。于是他写诗赞道："菊得霜乃荣，惟与凡草殊。我病得霜健，每却童子服。岂与菊同性，故能老不枯。"陆游还用菊花做枕，堪为熟知菊花药性者，请看他的另一首诗："寄采菊花作枕囊，曲屏深幌闭幽香。唤回四十三年梦，灯暗无人话断肠。"

菊花菜肴是我国饮食文化中的亮点。宋代名菜中就有菊花肴馔。明朝谢肇淛《五杂俎》记载，"传记……刘禹锡作菊花斋"，并记食菊羹。在火锅中放进菊花瓣，半熟时捞出来吃，会令人满口芳香。清代慈禧太后很喜爱菊花火锅，《御香缥缈录·上苑奇葩》记载了其煮食方法：选白菊花瓣洗净，待火锅汤沸，先下鱼肉片，后下菊花瓣，使火锅倍加清香可口。慈禧所用的益寿方药中，有单用菊花熬成的菊花延龄膏。

明清时期，将鲜花采用蒸馏法制作香露，用来入汤、入酒、调汁制饵，其味鲜香怡人。当今有不少脍炙人口的菊花名菜，如广东的"腊肉菊花饼""菊花蛇羹"，杭州的"菊花烩三丝""菊花咕咾肉"，北京的"菊花鱼球""菊花肉"等。菊花入馔的食法很多，烧菜、凉拌、制饼、做糕、煮粥皆可。清朝曹庭栋《老老恒言》中所记百余种煮粥方中就有菊花粥，服食可养肝血、悦颜色、醒脑明目、清热解渴。古人有"真菊延龄，野菊泻火"之说。然其味苦性寒易败胃，故不宜久服。

又据《西京杂记》记载，汉代初年，宫中九月九日佩茱萸、食蓬饵、饮菊花酒，可以使人长寿。魏文帝曹丕在重阳节赠给钟繇一束菊花，并作祝寿词："故屈平悲冉冉之将老，思餐秋菊之落英，辅体延年。莫斯之贵，谨奉一束以助彭祖之术。"清代宫廷医案记载有："老佛爷脉息左关弦数，右寸关洪而滑，脉经有火，肺胃蓄有饮热，气道欠舒，目皮目延涩，胸膈有时不畅。"后经太医以鲜菊花瓣，用水熬透，去渣服用，数日后肝清目明，病体改善。可见，菊花是有益于人体健康的良药。

浙江省桐乡市被称为杭菊之乡。

民谚：黄菊泡茶把热散，白菊明目又平肝。

歌曰：观赏菊花不入药，药用菊花有定法。散风清热杭菊花，平肝明目滁菊花。肝阳上亢白菊花，清热解毒野菊花。

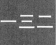

一三二 决明子 —— 明目亮睛千里光，润肠通便子决明

决明子，为豆科植物决明或小决明的干燥成熟种子。

【别名】 决明、草决明、夜合草子、野花生子。
【药性】 味甘、苦、咸，性微寒。归肝、大肠经。
【功效】 清肝明目、润肠通便。
【主治】 头痛眩晕、目赤涩痛、畏光多泪、目暗不明、肠燥便秘等。

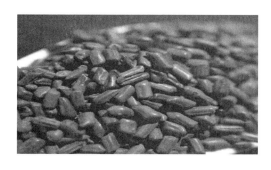

"愚翁八十目不瞑，日数蝇头夜点星。并非生得好眼力，只缘常年饮决明。"这首诗是一名老秀才所作，相传，这位秀才还不到六十岁的时候就患了眼病，两眼无光，走路还需挂手杖，人们都叫他"瞎秀才"。

有一天，一个南边药商从他门前经过，见门前有几株野草，就问这些草苗卖不卖。老秀才反过来问："你给多少钱？"药商说："你要多少钱我就给多少钱。"老秀才心想这几株草还挺值钱，就说："俺不卖。"药商见他不卖就走了。

过了两日，这个药商又来了，仍是要买那几株草。这时候秀才门前的草长到了三尺多高，茎上开满了金黄色花。老秀才见药商又来买，认为这草必有价值，否则药商为什么老要买。老秀才仍是舍不得卖。

秋日，这几株野草结了菱形、灰绿色有光泽的草籽。老秀才一闻草籽味挺香，认为准是好药，就抓了一小把，天天用它泡水喝，日子一长，眼病好了，走路也不挂手杖了。又过了一个月，药商第三次来买野草。见没了野草，问老秀才："野草你卖了？""没有。"老秀才就把野草籽能治眼病的事说了一遍。药商听后说："这草籽是良药，要不我怎会三次来买。它叫'决明子'，又叫'草决明'，能治各种眼病，长服能明目。"之后，老秀才由于常饮决明子泡的茶，一直到八十多岁还眼明体健。

歌曰：清热明目又润肠，目赤涩痛疗效强。润肠通便配合用，头痛眩晕有专长。

卷柏 —— 色绿入肝破血积，强阴益精延寿奇

卷柏，为卷柏科植物卷柏的全草。本品苗如柏而细卷，故名。

【别名】豹足、求股、交时、石莲花、回阳草、不死草、万年松、石花、还魂草。

【药性】味苦，性寒。归肾、膀胱、大肠经。

【功效】清热燥湿、泻火解毒、退热除蒸。

【主治】湿热带下、热淋、脚气、泻痢、黄疸。

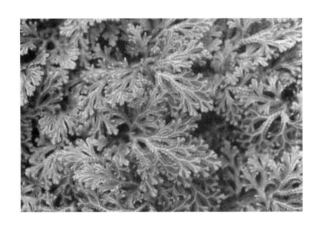

卷柏色绿，主入肝血，生山石之间，具强大的生命力和破石而出之勇，故有破之功，入血破血，入胃破积，用于经痛等血所致疾患。内服能强阴益精，又能使人延寿而长生，中医正在研究用其减缓衰老之方。

卷柏治破伤风为一绝。《曲池妇科》中就记录着一个有效的预防方法：将卷柏洗净后烘干，磨粉，绢包放瓷瓶内密封，再放在水锅上隔水蒸透；小儿断脐后，即用粉敷切口止血，盖护严密。几经临床试验，没有发生感染等并发症。卷柏在新法接生推广之前，为妇产科立了一大功。它的生命力极强，人们曾遇到这样的怪事：压制成标本，保藏在橱中的卷柏，几年后再放入水中，竟"复活"了。民间称它为九死还魂草、万年青、长生草等，确是名不虚传。

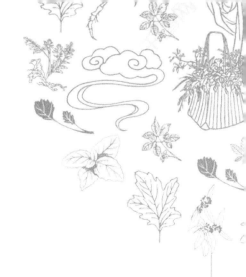

K

一三四 苦豆子 —— 擅治湿热苦豆子，新疆特产顽癣去

苦豆子，为豆科植物苦豆子的种子。

【别名】 苦豆根、苦甘草。

【药性】 味苦，性寒，有毒。归胃、大肠经。

【功效】 清热燥湿、止痛、杀虫。

【主治】 湿热泻痢、胃脘痛、吞酸、湿疹、顽癣、白带过多、疮疖、溃疡等。

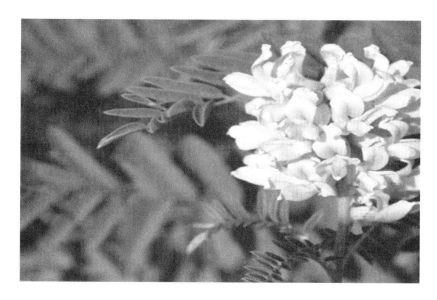

在吐鲁番这片神奇的土地上长着很多苦豆子草，自古以来吐鲁番人就习惯用味苦的农副产品做哈密瓜的肥料。别看苦豆子苦，可用它做肥料长出的哈密瓜却格外的甜。苦豆子为豆科槐属植物，主要分布于我国北方的荒漠、半荒漠地区。苦豆子适合生长于荒漠、半荒漠区内较潮湿的地段，如半固定沙丘和固定沙丘的低湿处，地下水位较高的低湿地、湖盆沙地、绿洲边缘及农区的沟旁和田边地头。

苦豆子不仅是优良的固沙植物与可利用牧草，还是重要的药用植物，用途广泛，储藏丰富，开发利用价值极高。早在1914年国外就从苦豆子籽实中提出"苦参总碱"。世界性研究苦豆子始于20世纪30年代初，苏联学者用"苦参总碱"入药后，发现具有清热解毒、抗菌消炎等作用，又分离出槐定

碱、槐安碱。1930年被正式列入《美国药典》，在世界上引起广泛重视并用于医药界，随后美国抗癌研究中心发现苦参碱中的槐果碱在临床上有抗癌效果。

国内研究始于1971年。为了开发资源，1975年研制成苦豆子生物碱制剂——"苦豆子片"治疗腹泻新药，被正式载入1977年版《中国药典》，现改名为"克泻灵片"。1983年开发出苦参碱制剂"妇炎栓"，用于治疗妇科疾病。1984年国内建成了第一条苦豆子生物碱工业生产线，开始了苦豆子生物碱系列产品的批量生产。

苦豆子在吐鲁番地区还有一个药用的传说。据说很久以前，在鄯善吐峪沟，有一户穷人家的孩子患痢疾拉个不停，眼看孩子拉脱水了，白眼翻出来了，而家里却拿不出一分钱给孩子治疗，在百般无奈下，这户穷人家的男主人突然由"良药苦口"联想到苦豆子。于是他立马去拔了一丛苦豆子回来，用水洗一洗就下锅煮，直煮得穷人家充满了苦味，感觉时间差不多后，他停了火，盛出锅里的苦水，凉一凉，硬往孩子嘴里灌，在白天就灌了六遍，夜里又灌了三遍。第二天，奇迹真出现了。孩子的眼睛重新发光了，且开始要吃要喝了，也不见拉了。

据了解，在吐鲁番地区的维吾尔医中，还真有将苦豆子入药一说，至于是否像传说的那样神效，不得而知。但是，当地的医生都知道，苦豆子籽是有毒的，但可以用其做原料，制造农药。

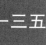

一三五 苦参——根系坚固好汉拔，湿热疮癣手拈拿

苦参，为豆科植物苦参的干燥根。

【**别名**】藏苦骨、凤凰爪、地骨、地参、好汉拔、鸦胆子。

【**药性**】味苦，性寒。归心、肝、胃、大肠、膀胱经。

【**功效**】清热燥湿、杀虫止痒、利尿。

【**主治**】湿热泻痢、便血、黄疸、湿热带下、阴肿阴痒、湿疹湿疮、皮肤瘙痒、疥癣麻风、滴虫性阴道炎、湿热小便不利等。

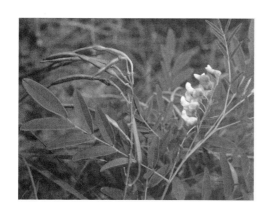

天秀山余脉生长有多种名目的草药，其中苦参是常见的一种。据说早年大旱，有人因饥饿吃食了很多苦参的根茎，结果中毒，造成呼吸加快、流涎，最后因呼吸抑制而死亡。牲畜也有因吃食苦参而中毒、出汗、搐搦而死的。那以后，山下人们再不敢枉食这种草药，除少量入药外，大部分苦参，都被人们充当木柴烧火。

山下村寨里有个叫张五的农民，他上山从不用柴刀拦腰砍断苦参，而是凭借自己的一身好力气，总是连根把苦参拔出来，回家后，他还剥开苦参的茎皮编织麻袋，他编织的麻袋特别经久耐用。

于是，很多人也学张五的样子不用砍刀，用双手去拔苦参，却没有一个人能连根拔出的。张五可以教会人们用苦参茎皮编织麻袋的手艺，却不能传授连根拔苦参的力气。因为苦参根须发达，扎地纵横，即便健壮汉子也很难连根拔出。人们由此彻底佩服了张五的神力。苦参从此也有了一个新的名字叫"好汉拔"。

至今，人们仍习惯把这种生长在山坡草丛中或郊野、路边、溪沟边上的苦参草药，称为"好汉拔"。

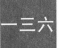一三六 **款冬花** —— 至冬而花名款冬，止咳润肺归肺经

款冬花，为菊科植物款冬的干燥花蕾。本品至冬而花，故名。

【**别名**】冬花、款花。

【**药性**】味辛、微苦，性温。归肺经。

【**功效**】润肺下气、止咳化痰。

【**主治**】新久咳嗽、咳喘痰多、劳嗽咯血等。

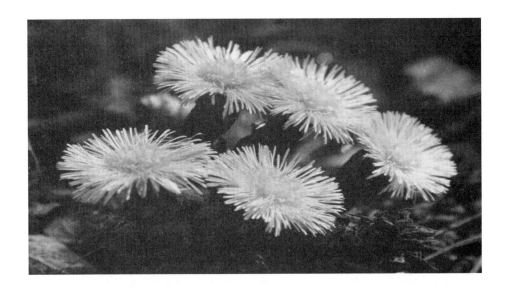

李时珍《本草纲目》言其"款者至也，至冬而花也"，故名为款冬花。本品辛散质润，温而不燥，为润肺止咳化痰良药，适用于多种咳嗽气喘。民间还常以款冬花与知母、贝母合用治久咳不止，并有"知母、贝母、款冬花，专治咳嗽一把抓"的谚语。

张籍是唐代著名诗人，唐贞元时中进士，曾任太常寺太祝、工部下水部员外郎等职。张籍家境贫寒，一生体弱多病，后还因患眼疾而失明，所以在当时就有"贫病诗人"之称。

有一次，张籍不幸外感风寒，连续数日咳嗽不止。因无钱医治，病情日渐加重。张籍此时心急如焚，一筹莫展。此时，他忽然记起曾经有一位僧人向他说起一种叫款冬花的中药，治疗久咳特别有效。于是，他嘱家人采来款冬花，煎服几次后，病情大减，咳嗽也止。他即兴写下了这样一首诗："僧房

逢着款冬花，出寺吟行日已斜。十二街人春雪遍，马蹄今去入谁家。"张籍这首诗既反映了他对那次亲身经历的回忆，更表达了诗人对中药款冬花的由衷赞美。

从入冬孕育花蕾至新春花枝招展，饱经风霜，备尝艰辛，元宵佳节尤为艳丽，好像为乡亲们奉献，人们把这花叫作"看灯花"，用这花给人治疗咳喘病，用它的名字给这药起了个名叫"冬花"。因此花款款迟开，又称为"款冬花"。

有意思的是，宋代药学家苏颂的《图草本经》还记载了款冬花的一种特殊用法——疗久咳熏法。每旦取款冬花如鸡子许，稍用蜂蜜拌润，纳入一密闭铁铛内，铛上钻一小孔，插入一笔管，铛下着炭火，待烟从笔孔口出，以口含吸咽之，烟尽乃止，数日必效。单独用款冬花烟熏吸入以止咳，此法不能不说是一种颇有创意的发明，至今也值得借鉴研究。

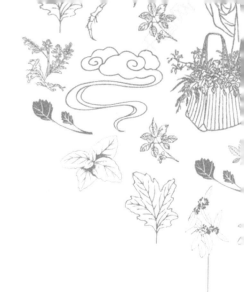

L

一三七 莱菔子 —— 萝卜籽来擅理气，冲墙倒壁化食积

莱菔子，为十字花科植物萝卜的干燥成熟种子。

【**别名**】萝卜子、菜头子。

【**药性**】味辛、甘，性平。入脾、胃、肺经。

【**功效**】消食除胀、降气化痰。

【**主治**】饮食停滞、脘腹胀痛、大便秘结、积滞泻痢、痰壅喘咳等。

莱菔子，能消食除胀，功效显著，有"冲墙倒壁"之称。

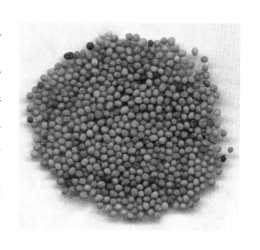

相传齐州有人得一狂病，经常唱一首歌："人间二月雨和尘。阳春踏尽秋风起，肠断人间白发人。"还经常做梦，梦中见红裳女子引他入宫殿中，一小姑令他唱歌云："五云华盖晚玲珑，天府由来汝腑中。惆怅此情言不尽，一丸萝卜火吾宫。"后遇一道人给他看病，说是犯了大麦毒所致。梦中言少女，指心神，小姑乃脾神。《医经》言萝卜制面毒，故曰火吾宫。火者，毁也。遂以药并萝卜治之，其疾而愈。此病实乃热毒所致。

传说有一年慈禧太后过生日，由于山珍海味和各色精美食品吃得过多，她病倒了。政治上一贯机敏的慈禧，这次在饮食上却失算了。她不理解这是因贪吃厚腻而得的病，反而命令御医用上等人参煎成"独参汤"进补。这对她的病无疑是火上浇油。"独参汤"服过，不但没有使她病体好转，反而日甚一日地觉得头胀、胸闷，浑身无力，不思饮食，并且脾气暴躁，鼻孔流血。御医们没能治好，只得张榜求医。有一位郎中看了皇榜，经过分析，心里有了数，便揭榜而去。他进宫给慈禧诊断之后，即从药箱里取了三钱莱菔子，将其研为细末，再用茶水、面粉调匀，做成药丸呈上去，美其名曰："小罗汉丸。"没想到，慈禧服了三天，竟然病好了。慈禧大喜，赐给这位郎中一个红顶子（清代官衔的标志）。这就是"三钱莱菔子，换个红顶子"谚语

的来历。

莱菔子就是莱菔的种子，莱菔就是萝卜。萝卜是一种传统的价廉物美的蔬菜，全国各地都有。它营养丰富，味道鲜美，生吃熟吃皆可。可用来腌制咸菜，可炒着吃，可煮着吃，也可做包子馅。作为药材，莱菔子是中医常用的化痰、行气、消积的良药。《本草纲目》记载，有人因好吃豆腐而积食，与一卖豆腐者说及此事。卖豆腐者对他说："有一次正在做豆腐，我妻误将萝卜汤滴入锅中，结果豆腐不但没做成，反而更稀了。"病者由此得到启发，回家榨取萝卜汁液痛饮一顿，把豆腐积食治好了。这与慈禧服"小罗汉丸"的道理是一致的。

谚语：一进九月九，医生抄了手。家家吃萝卜，病从何处有。

一三八 老鹳草 —— 擅祛风湿通经络，泄泻痢疾皆能瘥

老鹳草，为牻牛儿苗科植物牻牛儿苗、老鹳草、野老鹳草的干燥地上部分。

【别名】 老鹳嘴、老贯筋、老牛筋。

【药性】 味辛、苦，性平。归肝、肾、脾经。

【功效】 祛风湿、通经络、止泻痢、清热解毒。

【主治】 风湿痹痛、麻木拘挛、筋骨酸痛、疮疡、泄泻痢疾等。

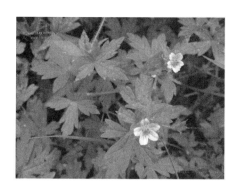

老鹳草有一段鲜为人知的传奇来历。相传在隋唐时期，著名的医药学家孙思邈云游至四川峨眉山上的真人洞，并在洞中炼丹和炮制多种治疑难病的妙药。由于四川属盆地气候，湿度很大，上山求医的患者大多患风湿病，而孙思邈用遍所有方法仍束手无策，陷于苦思之中。一天，孙思邈带着徒儿上山采药，忽然发现有一只灰色的老鹳鸟在陡峭的山崖上，不停地啄食一种无名小草，随后拖着沉重的躯体缓慢地飞回密林的鹳鸟窝中。过了几天，孙思邈又见到这只老鹳鸟去啄食此草，奇怪的是这次老鹳鸟比上次飞得雄健而有力了。于是，孙思邈对徒儿说：老鹳鸟长年在水中寻食鱼虾，极易染上风湿邪气，老鹳鸟能食，说明此草无毒，食用该草后此鸟疾飞更有力，表示该草对动物有一定益处。随即命徒儿采回很多这种无名小草，煎熬成浓汁，让前来应诊的风湿病患者服用，并带些药草回去自己熬汤服用。几天之后，奇迹发生了，原来双腿及关节红肿的病人症状均已肿消痛止，并且可下地行走了。喜讯惊动了各地山民，人们奔走相告，慕名前往治病的络绎不绝。有许多经过治疗痊愈的风湿病人，请孙思邈给此药草起一个名字，孙思邈略思片刻道："此药草是老鹳鸟认识发现的，应归功于老鹳鸟，故取名为'老鹳草'吧！"由于中药老鹳草对风湿病确有显著的疗效，民间习用的老鹳膏和老鹳草外用膏药治疗风湿痹症一直流传至今，经久不衰。

一三九 雷公藤 —— 有毒称曰断肠草，风湿痹痛却愈了

雷公藤，为卫矛科植物雷公藤的干燥根或根的木质部。

【别名】黄藤根、黄药、水莽草、断肠草。

【药性】味苦、辛，性寒，有大毒。归肝、肾经。

【功效】祛风除湿、通络活血、消肿止痛、解毒杀虫。

【主治】风湿顽痹、麻风病、顽癣、湿疹、疥疮等。

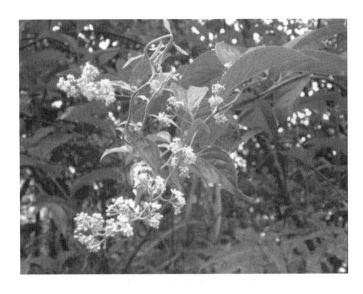

蒲松龄的名著《聊斋志异》中，有篇关于水莽草的故事。一个姓祝的书生，路途口渴，巧遇美丽的卖茶少女，买茶一杯后饮下，顿时腹痛难忍，中毒身亡。原来此茶是用水莽草泡的。姓祝的书生死后，变成了水莽鬼，却不肯找替身害人，反而救助了许多中毒之人。

李时珍在《本草纲目》里记载，莽草，又称芒草、鼠草，有毒，食之令人迷惘。生长在滇南者花红，呼为火把花；生长在岳阳者，谓之黄藤。如入人畜腹内，即粘肠上，半日黑烂，又名烂肠草。

湖南岳阳的黄藤岭，漫山遍野地长着水莽草。当地人轻生时，只需服下六七片水莽草的嫩芽，就魂归西天。几十年前，有一个被麻风病折磨得痛不欲生的青年，特地到此采了一把水莽草，煎服一碗，想以此了结生命。不料服后上吐下泻，昏睡了一天，不但没有死，反而全身轻快，病痛去了大半。

一些医生得知这个绝处逢生的故事后，很受启发，试用水莽草煎剂内服治疗麻风病，获得成功。后来，水莽草又被称为雷公藤。

一四〇 雷丸——可杀多种寄生虫，提及雷丸虫不应

雷丸，为白磨科真菌雷丸的干燥菌核。

【别名】雷矢、雷实。

【药性】味微苦，性寒。归胃、大肠经。

【功效】杀虫消积。

【主治】绦虫病、钩虫病、蛔虫病、虫积腹痛、小儿疳积等。

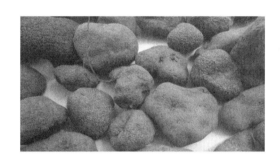

本品寄生于竹，得霹雳而生，故名。雷丸得竹之余气所结，其性味苦寒，质坚实而性降，主杀三虫而消积。多服易伤阴。

相传，在古代洛州，有一个名叫杨丽的人。他患有一种很怪的病，每次与人说话，其腹内就发出像有人回答的声音。他初患此病，每言语时，腹内回答的声音很小，侧耳细听，才能够微微听到。后来，声音渐渐变大，数年之后，每次说话，腹内回答的声音，犹如两人对面相谈。

有一天，杨丽外出，遇到一位名叫陈汉罗的道士。二人相谈时，杨丽腹内应话如流，声音之大远远超过杨丽的说话声。陈道士听后说："此乃是应声虫啊！即肠内寄生虫所聚之病，如果长久不治，还会传染给妻子儿女等人。其治法，最好捧读《神农本草经》。读一声，应声虫即回一声，读到应声虫不应时即取该药服下，连用几回，即可虫除，痊愈。"

杨丽听后，半信半疑。俗话说恨病求医，杨丽回到家后，便借来一部《神农本草经》，认真地读了起来。当读至下下品雷丸项下"雷丸，味苦，寒。主杀三虫，逐毒气，胃中热。利丈夫，不利女子，作摩膏，治小儿百病"时，那应声虫顿时失声，他再连读数十遍，仍不见腹中应声。随后，杨丽便立即从药店购到雷丸六两，压为细粉，分成六等分，早晚用冷开水冲

服，三日服完。果然，服完药还不到三日，便打下几尺长的绦虫三条、蛔虫数条、钩虫数十条。自此，再言谈话语，腹内再无回答之声了。杨丽感到很奇怪，又去找陈道士。他借拜谢的机会，向陈道士问道："此妙方如何得来？"陈道士说："因读唐朝张鷟《朝野佥载》一书得知，这是名医张文中所创之法。他曾治好一个名叫文仲的人，那人腹内寄生了许多绦虫、钩虫、蛔虫，经服用雷丸很快见效。从此此方就载入书中。"

野生雷丸，多寄生于腐朽的竹根上。它呈不规则块状，大小不等；表面棕黑色或黑褐色，有网状皱纹；质坚硬，不易破碎；断面呈牙白色，角质，有颗粒集结样花纹。虽然雷丸能杀灭寄生虫，功效很好，但因为它所含溶蛋白酶遇热后可使其失去活性而失效，所以服用时，宜为丸散服，不宜煎煮，日用量为二到六钱。就是用散剂服用也须用冷开水，不可用温热开水送服。

一四一 丽春花 —— 虞美人化得此花，收涩止痢效堪夸

丽春花，为罂粟科植物丽春花的花或全草。

【别名】赛牡丹、锦被花、虞美人。

【药性】味酸，性微寒。归大肠经。

【功效】收涩止痢。

【主治】收敛止泻、镇痛、止咳。

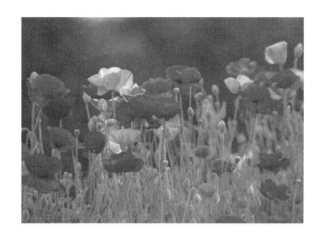

相传雅州名山县出虞美人草，花叶两相对，人或近之，即向人而俯，如唱虞美人曲，则此草相应而舞，别的曲则不舞。人们相传为虞美人之化身也。

秦代末年，楚汉相争。西楚霸王项羽兵败，被汉军围于垓下。行将败之，项羽招心爱的美人虞姬夜饮。忽然，听到楚歌四起，不禁慷慨悲歌："力拔山兮气盖世，时不利兮骓不逝。骓不逝兮可奈何！虞兮虞兮奈若何！"歌罢泪下，与姬分别。虞姬即拔剑自刎，死于项羽马前。后从虞姬血染之地，长出一株草花，人们称之为"虞美人"。

一四二 荔枝核 —— 行滞止痛治疝气，解凝散聚化痰核

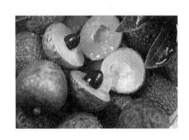

荔枝核，为无患子科植物荔枝的干燥成熟种子。

【药性】味甘、微苦，性温。归肾、肝经。

【功效】散寒止痛、行气散结。

【主治】肝郁气滞、胃脘久痛、痛经、产后腹痛、睾丸肿痛、疝气疼痛等。

《本草备要》言荔枝核"入肝肾。散滞气，辟寒邪。治胃脘痛，妇人血气痛"。《本草纲目》言其"治癫疝气痛，妇人血气刺痛"。辨证选用，对女子痛经、产后腹痛、受寒腹痛、疝气等甚有效。

一天，大诗人白居易正在家中修改诗稿，有位南方的诗友来看望他，还带来一些刚成熟的荔枝。于是两人一边研究诗稿，一边品尝鲜美可口的荔枝。吃着吃着，白居易不由得诗兴大发，挥笔写下一首赞美荔枝的诗句："……嚼疑天上味，嗅异世间香。润胜莲生水，鲜逾橘得霜。……"这时，他的妻子春兰进来，看见桌子上摆着许多荔枝核就拢在一起找了张纸包起来，随手放在桌子的抽屉里，时间一长，就忘掉了。

一个月后白居易因受凉腹痛发作，同时疝气病也发了，行动不便。春兰便到郎中家取药，郎中问明病情后，把预先包好的一包中药给了春兰。春兰回到家，因为家务活儿忙，没有立刻煎药，就顺手放在她原先放荔枝核的抽屉里。过了一会儿，活儿忙完了，春兰准备好药锅，从抽屉里拿出郎中包好的中药，打开一看，是几粒荔枝核。她忽然想起了自己存放的荔枝核，她想是不是拿错了，于是打开另一个纸包，一看也是荔枝核，两个包儿一个样。她低头思索了一会儿，难道郎中给的药就是荔枝核？这荔枝核能治腹痛？慎重起见，春兰又到郎中家询问，郎中说他给的药就是荔枝核，是治疗寒气腹痛的良药，他曾用它治愈不少腹痛病人。春兰这才熬了荔枝核水，让白居易服用。没过几天，白居易的腹痛消失了，就连疝气病也好了。以后，他逢人就说，见人便讲：荔枝核能治疝气病。后来，白居易到京城居住，又告诉了一个御医。御医在编修《本草》时，收集了荔枝核，就这样荔枝核作为一味中药流传下来。

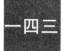

一四三 了哥王 —— 抗跌耐打金腰带，消肿止痛瘀结散

了哥王，为瑞香科植物了哥王的茎叶。

【别名】九信菜、鸡子麻、也黄皮、石谷皮、金腰带、红灯笼。

【药性】味苦、微辛，性寒，有毒。归心经。

【功效】清热解毒、化痰散结、通经利水。

【主治】瘰疬、痈肿、风湿病、百日咳、跌打损伤。

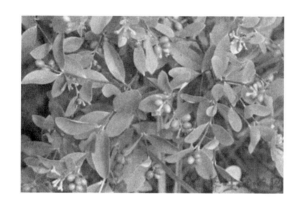

传说，很久以前，有一个会飞檐走壁的贼。一日，他在行窃时被人抓住捆缚，任凭人家拳打脚踢，未见其皱眉喊痛。众人觉得奇怪，问他练的啥功夫不怕击打。他说有秘方。众人命他说出秘方，可免送官查办。那贼说是一种草药根皮，平时搓成腰带系在身上，作案前预先咬下一段儿，用自己的小便送服，如果被人捉住，击打无妨，说完解下腰带相送。众人问他药名，他说师傅秘传，不知其名。众人给那腰带起名"贼裤带"。

后来，那贼改邪归正，从军后屡建战功，当了将军。每遇部下作战受伤，他就解带医治，颇有奇效，将士们给那草药取名"将军带"。此药就是"了哥王"。

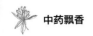

一四四 连翘 —— 热毒肿结服之妙，疮家圣药是连翘

连翘，为木犀科植物连翘的干燥果实。

【别名】 莲轺、老翘、连翘衣、空翘。

【药性】 味苦，性微寒。归肺、心、小肠经。

【功效】 清热解毒、消肿散结、疏散风热。

【主治】 痈疽、乳痈、丹毒、风热感冒、温病初起、热入营血、高热烦渴、神昏发斑、热淋涩痛等。

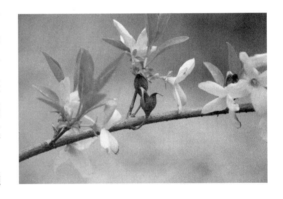

连翘是韩国首都首尔市的市花，它的花语是预料。这种花有一种近似于魔法的神奇力量，据说睡觉时在枕头下面压着连翘花，就会梦见未来伴侣的容貌。这不是一种邪恶的巫术，而是一种美好的魔法。

千步连翘不染尘，降香懒画蛾眉春。虔心只把灵仙祝，医回游荡远志人。

很久以前，摩天岭的山岙里住着大牛和莲巧这对相依为命的兄妹。有一天，莲巧去山上给哥哥送饭，走到一个山坡上，忽然看到一条大蟒蛇缠住一个孩子。她一个箭步冲上去，搬起一块石头，用力向蟒蛇砸去。蟒蛇疼痛难忍，松开了孩子，张着血盆大口向莲巧扑来，孩子得救了，而莲巧却被蟒蛇缠死。莲巧死后不久，在她的坟旁长出了棵棵小树，小树越长越多，越长越大，人们都说这是莲巧姑娘变的，为了纪念她，就把这种树叫成了连翘树。

连翘主清心火，解疮毒，有"疮家圣药"之称。《日华子本草》称其"治疮疖止痛"。李时珍引张元素所云："连翘之用有三：泻心经客热，一也；去上焦诸热，二也；为疮家圣药，三也。"连翘主要是治疗心经病变，谚云："连翘不去膈，捉住心头热。"根据使用来看，连翘主要为治疗疮疡的要药。

谜语：天天向上 —— 连翘。

一四五 莲子 —— 出于淤泥濯清涟，补脾益肾心神安

莲子，为睡莲科植物莲的干燥成熟种子。莲者连也，花实相连而出，故名。其实俗称曰莲子。

【药性】 味甘、涩，性平。归脾、肾、心经。

【功效】 补脾止泻、止带、益肾涩精、养心安神。

【主治】 脾虚泄泻、带下、遗精滑精、心悸失眠等。带心莲子能清心火，祛除雀斑，然不可久煎。

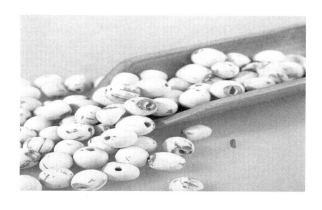

相传范蠡曾与西施相恋。为了协助越国灭吴，西施在范蠡的护送下只身前往吴国，以身许国。途经嘉兴时，西施心痛难忍，捂住心口，呼吸急促。

都说病由心生，西施思国、忧国的情绪萦绕心头，尽管有范蠡照顾，但她的病情仍不见好转。说来也巧，范蠡碰巧遇到一个丫鬟手捧莲蓬前来探望，进门便说："我听说莲子有养心安神之功，特意采一些过来给西施姑娘。"范蠡喜出望外，连忙给西施剥食。莲子的清香让西施十分喜爱，这一来，连心悸失眠的病也稍有好转，心口也不再那么疼了。范蠡见莲子有如此神效，想多买些回来。途经鸳鸯湖时，见湖心采莲的姑娘们嬉戏玩耍，在荷叶的衬托下更是可人至极。范蠡上前询问可否买下莲蓬取子食之，并道出西施心病的事实。姑娘们听罢，被范蠡的真情感动，便告知煮食莲心羹有利于西施的病情，而做莲心羹的食材并非此处的莲子，而是陈莲子。范蠡便听从她们的指引顺利地找到陈莲子，回到住处后亲自下厨，将洗净的莲子调以冰糖炖稠。西施连吃了几碗之后，恢复了以往的精神。

西施病好之后，他们便动身继续前往吴国。再次路过鸳鸯湖时，范蠡不禁感慨万千，莲心 —— 连心！这可是西施心连越国的心啊！

老百姓们为了纪念西施，将莲子羹做成甜点，成为当地的名小吃。

一四六 凌霄花 —— 活血通经又祛风，泻肝治损尚美容

凌霄花，为紫葳科植物凌霄或美洲凌霄的干燥花。

【别名】紫葳花、上树蜈蚣花、倒挂金钟。

【药性】味甘、酸，性寒。入肝、心包经。

【功效】活血通经、凉血祛风。

【主治】月经不调、经闭、症瘕、产后乳肿、跌打损伤、风疹发红、皮肤瘙痒、痤疮等。

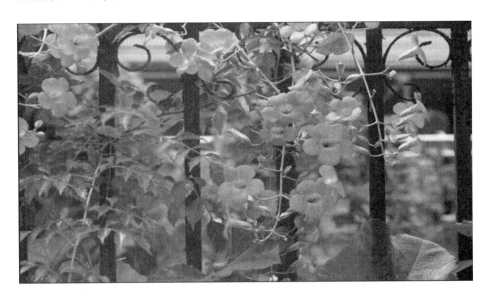

《天宝本草》言其"行血通经，治跌打损伤，痰火脚气"。

在闽西一个叫龙地的山村里，住着一户姓董的财主，他有一个女儿叫凌霄，生得如花似玉，又会吟诗作画。

女儿大了，董财主和老婆商量给她找个门当户对的人家，便托亲求友四处择婿。可他们哪知道女儿凌霄早已深爱上了年轻英俊、勤劳善良的长工柳明全了。善良的凌霄姑娘常常背着爹娘把好吃的东西送给柳明全，还悄悄为他缝制新衣裳，两人山盟海誓，发誓生生死死都要在一起。

这事被财主和他老婆知道了。财主怒气冲天，命令家丁把柳明全毒打一顿后，丢到了荒郊野外。不到天明，柳明全就断了气。第二天，村里乡亲们把柳明全埋在了村外的小河边。没过几天，神奇的事情发生了，柳明全的坟

堆上长出了一棵枝叶茂盛的大柳树，缠绵细长的柳条随风飘动，好像一串串泪珠。而凌霄姑娘被董财主监禁起来，她日夜不吃不喝，思念着柳明全，没过几天，就变得面容憔悴。一天，丫鬟偷偷告诉凌霄姑娘，柳明全已死去十余天了。这时，凌霄姑娘像疯了一样，冲出家门，跑到了柳明全的坟前，拜了三拜，便猛地一头撞死在大柳树上，霎时变成一棵木质藤，藤条围绕着柳树干向上爬，一边爬一边长粗，不大一会工夫，就和柳树长在一起了，枝头开满了赤色的花朵。

后来，人们发现凌霄姑娘变的花，能医治风湿性关节炎、跌打损伤和血崩等疾病。从此，为了纪念凌霄姑娘，人们就把这味中药起名叫"凌霄花"，并一直沿用至今。宋陆游曾著《凌霄花》诗云："庭中青松四无邻，凌霄百尺依松身。高花风堕赤玉盏，老蔓烟湿苍龙鳞。"

一四七 灵芝 —— 灵芝仙草人皆知，益气安神不老药

灵芝，为多孔菌科真菌紫芝或赤芝的干燥子实体。

【别名】三秀、瑶草、木芝。

【药性】味甘，性平。归心、肺、肝、肾经。

【功效】补气安神、止咳平喘。

【主治】心神不宁、心悸失眠、虚劳气短、不思饮食、肺虚咳喘等。

　　自古以来，灵芝就被认为是美好、吉祥的象征，好像麒麟、凤凰等祥兽灵禽一样，还流传着许多有趣的故事。古以芝为仙草，谓有使人驻颜不老及起死回生之功，故名。据近代临床实验，灵芝有助于机体保持稳定，增强免疫力，促进新陈代谢，还有抗衰老、抗癌等作用。

　　芝类药物始载于《本经》，根据芝的颜色不同，将芝类分成赤芝、黑芝、青芝、白芝、黄芝、紫芝六种。《本草经集注》曰：此六芝皆仙草之类，俗所稀见，族种甚多，形色环异，并载《芝草图》中。今俗所用紫芝，是朽树木株上所生，状如木檽。《纲目》把历代有关芝类的记载加以引证，并提出了自己的见解，曰："芝类甚多，亦有花实者，本草唯以六芝标名，然其种属不可不识。"灵芝作为延年益寿的上品，并无特别的使用禁忌，平时有条件的可以用来养生，增强体质。

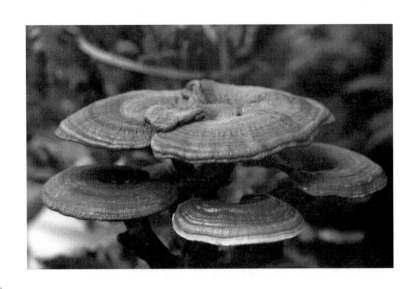

灵芝并不是草，而是一种菌。灵芝和蘑菇、木耳一样，是真菌的子实体，植物学上属多孔菌目、灵芝科，各地均有分布，只是野生环境下数量极其稀少，由于数量稀少的缘故，人们利用其药用价值的机会并不多。《神农本草经》说灵芝可"益心气，补中，增慧智不忘，久食轻身不老，延年神仙"。

灵芝色彩斑斓，有青芝、赤芝、黄芝、黑芝、白芝、紫芝等品种，优雅的伞盖和长柄犹如一朵升腾的祥云，令人浮想联翩。它光亮似漆，质坚硬，经久不坏，能使人想到不死。

在民间传说中，灵芝的功效非常神奇，以至于能让死人还阳。古代的一些文学作品，将灵芝的作用夸大，甚至神话了，如《白蛇传》中白娘子盗仙草救许仙的故事，就十分深入人心。

灵芝具有一定的滋养和强壮作用，如某些慢性疾病应用灵芝以后，既能减轻症状，又能减少发病次数。所以又有"小小灵芝草，药用价值高"的说法。有一种说法，灵芝要顺纹切，否则会伤灵芝的灵气，无论猪肉、牛肉、羊肉、鸡肉，都可以加入灵芝炖煮，按各自的饮食习惯入调料喝汤吃肉。煲灵芝的配搭首选是鸡，鸡汤的味道较浓，可盖住灵芝本身的味道。

相传，秦始皇登基后，为使自己长生不老，命大臣诏告天下为他献计献策。一时间，举国上下再无安宁之日。秦始皇听信"灵丹"可以长生不老，就命术士带人昼夜炼丹，一刻不能停。秦始皇又听说灵芝是不死草，召见文武百官，命大臣们不管花多大代价，死多少人也得把不死草取回；抗旨者，将灭九族。大臣们想不出让国家安宁，又让秦始皇安心的万全之策，只好让徐福带队，挑选五百童男五百童女择日由入海口（现在河北省盐山县千童镇）出海，东渡日本，寻不死草。所以历代王侯将相狂热追逐，视灵芝为神物，就连神佛都手持"灵芝如意"，寿星向如来佛进贡的也是灵芝。深受中国古文化影响的日本，直到今天还保留着不少古时遗风，在举行婚礼时，向新人赠送灵芝，象征新婚夫妇能永偕百年。

中国古代对于灵芝的认识起源于《山海经》中关于炎帝幼女瑶姬"精魂"化为"芝草"（灵芝）的神话故事：瑶姬出嫁时"未行先卒"，她的精魂飘荡至姑瑶之山，炎帝哀其早死，封她做了巫山云雨之神。后来楚怀王在巫山上为她立了一座庙，她看到山谷间瘴气弥漫，给人民带来灾难和疾病，便在山上种下了珍贵的灵芝，以供人们采集治病。

灵芝示祥端，更曾被封建统治者加以利用来神化自己、愚弄百姓。汉武帝元封年间，甘泉斋因年久失修，梁柱上长出了一簇灵芝，于是群臣上下举国吹捧，誉为祥瑞，认为只有皇帝德重盖天，芝草才会降临人间。于是就有了"王者仁慈则芝草生"（《尔雅疏注》）、"王者德至则芝草实茂"（《白虎通》）等歌颂封建统治者的说法。

中国是世界上最早认识和使用灵芝的国家。在春秋战国时的《列子·汤问》中，对灵芝的发现和药用已有了较详尽的描述："朽壤之上，有菌芝者（注：菌芝即灵芝）。煮百沸其味清香，饮之明目，清脑，心静，坚肾，其宝物也。"

灵芝历代被人们视为吉祥与美好的象征，并被当成是起死回生、返老还童的神药。这一方面与历史上秦汉以后神仙之学的盛行有关，因为灵芝被术士们渲染为吃了可以升天成仙，因此产生出一些神秘色彩；另一方面也应当与灵芝生长在高山险峰、悬崖峭壁，较为稀少难得有关。正因为该药较难得，所以并不被医学家广泛应用，如明朝药物学专家李时珍在其药物学巨著《本草纲目》中，只是轻描淡写地描述灵芝"疗虚劳，治痔"。并且在评论灵芝时说："古今皆以为瑞草，又云服食可仙，诚为迂谬。"说明了其严肃认真的科学态度。

关于灵芝的诗歌《长歌行》（汉乐府）：仙人骑白鹿，发短耳何长。导我上太华，揽芝获赤幢。来到主人门，奉药一玉箱。主人服此药，身体日康疆。发白复更黑，延年寿命长。

一四八 刘寄奴 —— 宋武皇帝刘裕名，活血消肿愈伤情

刘寄奴，为菊科植物奇蒿或白苞蒿的干燥地上部分。

【**别名**】金寄奴、乌藤菜、九里光、白花尾、千粒米、斑枣子、九牛草。

【**药性**】味苦，性温。入心、肝、脾经。

【**功效**】破血通经、散瘀止痛、疗伤止血、消食化积。

【**主治**】瘀滞肿痛、产后瘀滞腹痛、血瘀经闭、跌打损伤、金疮出血、食积腹痛、赤白痢疾等。

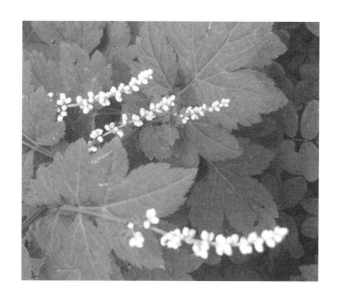

众所周知，刘寄奴本来是宋武帝刘裕的小名，可为什么又成了一味中药呢？这源于《南史》记载的关于宋武帝刘裕的一个传说：刘裕小名刘寄奴，幼年时家里很穷，靠割些芦苇柴火度日。传说刘寄奴小时上山砍柴，见一巨蛇，急忙拉弓搭箭，射中蛇首，大蛇负伤逃窜。第二天他又上山，却隐隐约约从远处传来一阵阵捣药声，即随声寻去，只见草丛中有几个青衣童子捣药，便上前问道："你们在这里为谁捣药？治什么病呢？"童子说："我王被寄奴射伤，故遣我们来采药，捣烂敷在患处就好了。"寄奴一听，便大吼道："我就是刘寄奴，专来捉拿你们。"童子吓得弃药逃跑，寄奴便将其草药和臼内捣成的药浆一并拿回，用此药给人治疗，颇有奇效。后来，刘寄奴领兵打仗，凡遇到枪箭所伤之处，便把此药捣碎，敷在伤口，很快愈合，甚为灵

验。但士兵们都不知道叫什么药，只知是刘寄奴射蛇得来的神仙药草，所以就把它叫"刘寄奴"。这是我国唯一用皇帝的名字命名的中草药，一直流传至今。

这则故事虽是传说，但刘寄奴确实是一味伤科良药。刘寄奴味苦，性温，揉之有香气，昔人谓为金疮要药，主要用于治跌打损伤、瘀血疼痛，又治产后余疾，以其行血迅速之故。古代医家认为刘寄奴为破血之仙剂，其性善走，专入血分，专疗血证，所以有"家有刘寄奴，不怕刀砍头"的说法，一般是将其配伍他药以后入煎剂服用，现常用其治疗创伤出血、痛经，亦用于治急性传染性肝炎、烧伤。

一四九 龙胆 —— 清热化湿入肝胆，味苦性寒名龙胆

龙胆，为龙胆科植物条叶龙胆、龙胆、三花龙胆或滇龙胆的干燥根及根茎。

【**别名**】龙胆草、胆草、陵游、草龙胆、苦龙胆草、地胆草、山龙胆、四叶胆。

【**药性**】味苦，性寒。归肝、胆经。

【**功效**】清热燥湿、泻肝胆火。

【**主治**】湿热黄疸、阴肿阴痒、带下、湿疹瘙痒、肝火头痛、目赤肿痛、耳鸣耳聋、胁痛口苦、强中、惊风抽搐等。

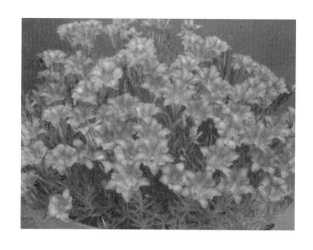

传说，大洋山曾村有个穷孩子叫曾童，长年替财主放牛为生。一天，曾童牵牛上山，见山坪的水塘中有个美女在洗澡，就躲在树丛里张望。一会儿，那美女洗完澡，走上岸来，忽然变成一条大蛇，盘在塘边呼呼睡去，口里还吐出一宝珠，闪闪发光。曾童胆大，走上前去，悄悄拾来，放在身边玩。原来这是一条修炼已久，能变化人形的蛇神。这颗珠就是蛇丹。

蛇神睡醒，见蛇丹丢失，心里慌张，急忙变做一个"老咛客"，四下里寻找起来。老咛客见了曾童，就问："放牛阿哥，你有否看见有颗珠落在地上？"曾童从袋里摸出蛇丹，双手送还给她。老咛客见曾童诚实，认曾童做了干儿子，在洞府里一住三年。这天，蛇娘对曾童说："你已长大，可以去做事了。当今太子生了重病，没人能够治好。你去治好他，就会'白马尽骑，

高官尽做'了！""我不会看病。""没关系，为娘肚里有胆汁，你钻进去取一点来，保准能治好。"蛇娘说着给曾童一枚针和一只放胆汁的小空瓶，马上现出大蛇原形，伏在地上，张开大口。曾童顺蛇口钻入蛇肚，摸到蛇胆，举针一刺，接了几滴胆汁，又钻了出来。

蛇娘为曾童收拾行装，又送曾童到门外。临别时，蛇娘对曾童说："以后有难事就找娘，只要爬上三十三级崖梯，敲三下，娘就会来开门的。"曾童记下，一路走去。

曾童来到京城，揭了皇榜，用蛇胆汁治好了太子的病。皇帝怜他年少，父母双亡，就留他伴太子读书习武，还赐名曾相，说是日后太子登基时再拜为丞相。过了一年，公主也生了与太子一样的病。皇帝召来曾相，说："卿若能治好公主，朕就招你为驸马。"曾童想到临别时蛇娘的吩咐，就连夜赶回大洋山，爬上崖梯，数到三十三级时停下，敲了三声，石门立即打开。娘儿相见，格外欢喜。

蛇娘已知曾相的用意，又给他一枚针和一只空瓶，还交代说："你这次入肚取胆汁，只能用针戳一下，勿贪多！"曾相钻入蛇肚，刺了一下，接了胆汁，偏偏心想，这胆汁这么灵，索性多取一点。娘啊娘，你也不要小气，让儿多取点吧！这么一想，又举起手来，一连猛刺几针。大蛇负痛，嘴巴一闭，肚子一缩，打了几个滚，就昏过去了。曾相呢，也被活活闷死了。

蛇娘怨曾相贪心，又怜公主病重，就化成老聆客，采了蛇胆草，来到金銮殿，推说曾相暴死，由娘代子送医，得到皇帝的信任。蛇娘让公主服了蛇胆草，公主的病也就好了。

皇帝一时高兴，问起这草药的名字。皇帝没听清蛇胆草，就说："龙胆草好，龙胆草好！"皇帝是"金口"，"蛇胆草"也就成了"龙胆草"了。说话间，老聆客已不见了。

后人根据这个传说，在大洋山顶盖了一座"蛇神庙"，庙里刻着一对联：心平还珠蛇神为娘，心贪刺胆蛇娘吞相。

歌曰：清热燥湿力量大，下焦湿热顶呱呱。黄疸阴肿又阴痒，湿疹瘙痒效亦佳。肝火头痛目赤肿，胁痛口苦强中瘥。龙胆泻肝为名方，脾胃虚寒不用它。

一五〇 龙眼肉 —— 来历不凡龙之眼，补养珍品龙眼肉

龙眼肉，为无患子科植物龙眼的假种皮。

【别名】桂圆肉、元肉。

【药性】味甘，性温。归心、脾经。

【功效】补益心脾、养血安神。

【主治】气血不足、心悸怔忡、健忘失眠、血虚萎黄等症。内有停饮、痰水及湿滞中满者慎服。

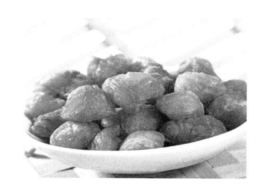

相传，龙眼果实正成熟于阴历八月桂月之时，又因其果实极圆，故有"桂圆"之称；而状似龙眼，又得之"龙眼"之名。本品既不滋腻，又不壅气，为滋补良药。

当年哪吒打死了东海龙王的三太子，还挖了龙眼。这时，恰好有位叫海子的穷人家孩子因缺乏营养，身体羸弱，常常患病，经调补多月仍不见好转。哪吒闻讯后，便立即把龙眼给海子吃了。海子吃了龙眼后，不仅身体强壮起来，不再患病，而且渐渐地长成了个彪形大汉，结婚后还生了十三个子女，自己也活了一百三十多岁。海子去世后，他的坟上长出一棵龙眼树，树上结满了龙眼。东海边上的百姓闻讯后，纷纷前去摘取龙眼，食肉后以核种树。此后家家户户都种龙眼树，吃龙眼肉，因而个个都身强体健，不患疾病。

谚语：血虚夜不眠，米粥煨桂圆。

一五一 漏芦 —— 清热解毒消痈结，通经下乳舒筋脉

漏芦，为菊科植物祁州漏芦的干燥根。

【别名】野兰、和尚头、大头翁、毛头。

【药性】味苦，性寒。归胃经。

【功效】清热解毒、消痈、下乳、舒筋通脉。

【主治】乳痈肿痛、痈疽发背、瘰疬疮毒、乳汁不下、湿痹拘挛等。

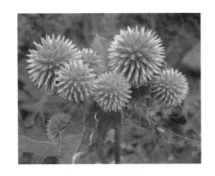

相传东北松花江畔住着一位女大夫，她不仅医术高明，而且心地善良，经常给松花江两岸的百姓免费送药治病，深得百姓的爱戴。

一日，女大夫上山采药的途中，遇到一个乳痈（乳腺炎）患者。女大夫看到患者痛苦的表情，便上前主动为她看病。在看病的过程中得知，这名妇女刚刚做了母亲，由于乳汁排出不畅通，所以患了乳腺炎，她的孩子由于没有乳汁可吃，饿得哇哇直哭，面黄肌瘦。女大夫知道，如果不赶紧将这名妇女的乳痈治好，那么她的小孩就会有生命危险。她看了看刚采的药材，但是没有发现能治疗乳痈的药，正在焦急之时，她看到路边有一种开着紫色花朵的植物。她随手将这个植物拔起，放在嘴里尝尝是苦味的。女大夫想到，中医里很多味苦的药都能治疗火毒壅盛的疾病，便将这种草药连根捣烂敷在患处。并嘱咐这名妇女回去按照她的方法将这种草药外敷和煮水喝，没几日这名妇女的乳痈就好了，乳汁也通畅了，甚至比以前的汁水更多。

女大夫得知这种草药有治疗乳痈和通乳的功效，欣喜若狂，以后凡是遇到这样的病人，用这种草药来治疗都有效，便称这种草药为"漏乳"。后人觉得这个名字不雅，便据谐音改称为"漏芦"。

一五二 芦根 —— 退热何必名贵药，免费芦根亦能消

芦根，为禾本科植物芦苇的新鲜或干燥根茎。苇之初生曰葭，未秀曰芦，长成曰苇。本品乃芦之根茎，故名。

【别名】芦茅根、苇根、芦头。

【药性】味甘，性寒。归肺、胃经。

【功效】清热泻火、生津止渴、除烦、止呕、利尿。

【主治】热病烦渴、胃热呕哕、肺热咳嗽、肺痈吐脓、热淋涩痛等。

《福州府志》记载：秦始皇听说东南方有王气，便令人凿山至福建连江境内，发现一根巨大的芦根，长达数丈，横卧于所凿之处，白天砍开它，到晚上又合拢。正无可奈何，忽有人梦见神人告语说："夕置畚锸于此，根可立断也。"次日依其言行事，芦根果然断而为峡。后人就给此地取名为荻芦峡。

相传江南有个山区，这个地方有个开生药铺的老板。由于方圆百里之内只有他这么一家药铺，所以这个药铺老板也就成了当地的一霸。不管谁生了病都得吃他的药，他要多少钱就得给多少钱。

有户穷人家的孩子发高烧，病很重。穷人到药铺一问，药铺老板说退热得吃羚羊角，五分羚羊角就要十两银子。穷人说："求你少要点儿钱吧，这么贵的药咱穷人吃不起呀！"药铺老板说："吃不起就别吃，我还不想卖呢。"穷人没法，只有回家守着孩子痛哭。

这时，门外来了个讨饭的叫花子，听说这家孩子发高烧，家里又穷得买

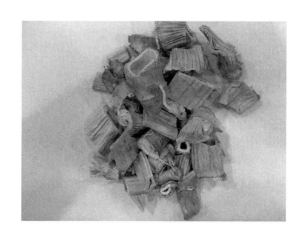

不起那个药铺老板的药，便说："退热不一定非吃羚羊角不可，你到塘边挖些芦根回来吃。"

穷人急忙到水塘边上，挖了一些鲜芦根。他回家煎好给孩子灌下去，孩子果然退了热。从此，这里的人们发高烧时就再也用不着去求那家药铺了。芦根成了一味不花钱的中药。

谚语云：清退高热证，煮粥加芦根。

歌曰：清热泻火又生津，止渴除烦效力珍。肺痈咳嗽脓痰多，清肺排脓配薏仁。

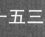

一五三 芦荟 —— 凉肝通便疗虫癣，美容神药誉人间

芦荟，为百合科肉质植物库拉索芦荟叶的汁液浓缩干燥物。

【药性】味苦，性寒。归肝、胃、大肠经。

【功效】清肝泻火、泻下通便、消疳杀虫。

【主治】热结便秘、小儿疳积、疥癣、惊痫抽搐等。

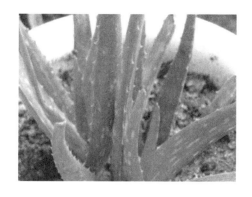

关于芦荟有很多美丽的传说。晚唐著名诗人、医药学家刘禹锡在《传信方》一书中记载：少年时他曾患有顽癣，初时在颈项间，后来延伸到左耳周围，并渐渐成为湿疮。医生用斑蝥、狗胆、桃根等治疗，不仅未见效果，反而使湿疮浸淫转盛。正在全家无计可施之际，家人偶遇楚州一卖药商贾，嘱用芦荟一两、炙甘草半两，研末，先以温浆水把患处洗干净，后用药粉涂搽。用药不久，顽癣湿疮很快就治愈了，全家人十分高兴，惊叹此药神奇。

据说非洲一代艳后容颜不老秘方就是用芦荟汁沐浴。由此推知，约在四千年前，人类已经认识并懂得利用芦荟了。时至今日，这些美丽的传说已真假难辨，精明的商人却从中看到了商机。于是，"富含芦荟原汁"的洁面、护肤、沐浴产品如雨后春笋层出不穷。

芦荟防辐射的奇效：芦荟在民间有皮肤病"万应良药""天然美容师"等美称。日本人对芦荟十分推崇。很多人用芦荟胶汁抹在因核辐射所致的伤口上，惊人的奇迹出现了，伤口很快愈合，而且不留瘢痕。日本人迄今还把芦荟誉为原子弹的克星药物。古埃及女王娄巴特拉由于经常使用芦荟护肤，迷人的美貌历久不衰。芦荟可以有效地清除空气中的甲醛等有害气体，而甲醛是现代家装中的主要污染物。因此，在室内放置几盆芦荟，既可观赏，又可

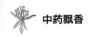

净化空气，减轻污染。特别值得一提的是，芦荟属景天酸代谢类植物，白天气孔关闭，夜间气孔开放，在黑暗中能迅速固化二氧化碳。

芦荟还有通调月经的作用。能凉肝明目，可治疗血热目昏。芦荟可治疗小儿疳积、虫积所致的面黄肌瘦。如小儿肝热惊风、痰热内盛，则常配南星、天竺黄、贝母等清化痰热之品。取鲜芦荟叶肉或叶汁每天早晚涂于面部，每次二十至三十分钟，长期坚持可使皮肤润泽光滑、白嫩细腻。

一五四 鹿茸 —— 温阳首选鹿头找，东北盛产称三宝

鹿茸，为鹿科动物梅花鹿或马鹿的雄鹿头上未骨化密生茸毛的幼角。

【药性】味甘、咸，性温。归肝、肾经。

【功效】壮肾阳、益精血、强筋骨、调冲任、托疮毒。

【主治】肾阳不足、精血亏虚、虚劳羸瘦、阳痿遗精、宫冷不孕、神疲、畏寒、眩晕、耳鸣耳聋、肾虚腰脊冷痛、筋骨萎软、冲任虚寒、崩漏带下、阴疽内陷不起、疮疡久溃不敛等。

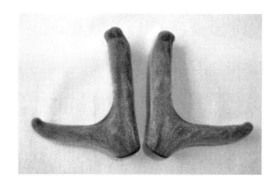

在长白山地区流传着这么一个美丽的传说。很久以前，关东的大地上没有一条大江大河，生活在这的动物饱受干旱的折磨。王母娘娘知道后，就派了七仙女降临凡间，凿开了长白山天池，放出了一条清清的碧波，形成一条瀑布，流成了两道白河，救活了鸟兽们。不料凿天池的任务过重，完工时，七仙女都累倒了。正在这时，从森林里跑出来了一只梅花鹿，来到仙女面前，泪眼婆娑。猛然间它一头向石坨子撞去，撞断了角，口含茸血喂仙女饮用。七仙女得到了鹿茸的滋补，转眼间就变得精神焕发，从而及时回到了天庭。鹿茸被称为补阳之最。

一五五 鹿衔草 —— 仙鹿衔来救命草，祛风止咳筋骨矫

鹿衔草，为鹿蹄草科植物鹿蹄草或圆叶鹿蹄草等的全草。鹿衔草，言鹿有疾，衔此草即治愈，故名。鹿衔草叶基部丛生，卵圆形。鹿衔草茎、叶均为紫红色。

【别名】破血丹、纸背金牛草、大肺筋草、红肺筋草、鹿寿茶。

【药性】味甘、苦，性温。归肝、肾经。

【功效】祛风湿、强筋骨、止血、止咳。

【主治】风湿痹症、月经过多、崩漏、咯血、外伤出血、久咳劳嗽、泻痢日久。

相传在一个山区小村，住着一个名为邱四的农户，其妻很善良，一日上山干农活，听一小鹿在叫，她循声追去，见小鹿叫的地方伏卧一老鹿。老鹿蹄扎一刺，肿大而不能行。小鹿含泪舔老鹿伤蹄，又舔邱妻之手。邱妻会意拔去刺，包其蹄，喂其食而去。数日后，老鹿伤愈，小鹿感激，见邱妻蹿跳而叫，

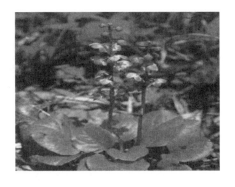

又衔野鸡于其家，以报其恩。后来邱妻临产出血不止，邱四急而无法，见小鹿在外，诉其难。小鹿跑去叫来老鹿，衔着不少小草放于床前，示意熬服。邱四依其意熬汤给其妻服，血果止。从此，邱四夫妇常用此草为人治病，并取名为鹿衔草。

一五六 罗布麻 —— 生于西部罗布麻，平肝利尿降血压

罗布麻，为夹竹桃科植物罗布麻的干燥叶。

【药性】味甘、苦，性凉。归肝经。

【功效】平肝安神、清热利尿。

【主治】肝阳眩晕、心悸失眠、浮肿尿少等。

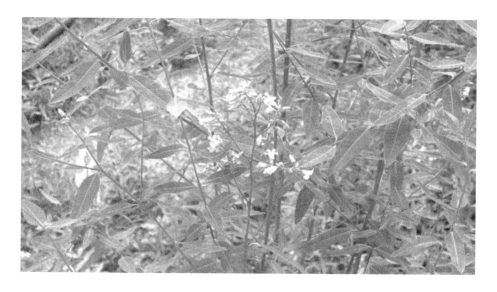

关于罗布麻的起源，还有个神奇的传说。很久以前，塔克拉玛干沙漠不断扩大，迫使孔雀河改道，罗布泊地区由于干旱缺水，人畜濒于死亡，不少人出去找水，都未能如愿，一去不返。

有年春天，一位叫玛洛佳的维吾尔族少女自告奋勇，要到远处去找水。乡亲们都为这位勤劳勇敢的姑娘祈祷，愿她早日找到水源回来。玛洛佳踏上了无垠的荒滩，不知走了多少路程，也没找到水源。干热的沙漠风卷着黄沙铺天盖地而来，刮得玛洛佳晕头转向。她挣扎着又走了一段路，终于倒在干涸的丘地上。

日子一天一天过去了，乡亲们见玛洛佳还没回来，就派人朝她去的方向寻找。发现她那被黄沙埋没了半截的身躯，从心窝里长出了一棵植物，这植物开的小花，跟玛洛佳头巾上的花儿颜色一模一样。后来，这种植物在戈壁滩上到处生长。人们还发现，这种植物剥出的皮纤维很多，可以织布做衣

裳，这就是今天我们看到的野麻。人们编了一首歌谣：看见了野麻花，就想到了玛洛佳。可爱的姑娘呀，你用身心把戈壁荒滩美化。

这歌谣一年年、一代代地传下来，人们对罗布麻的珍视，不仅在于它的窈窕身姿，还在于它的经济价值。巴州尉犁县和若羌县等地群众，民间就有饮罗布麻叶去火清凉的习惯。

新疆产的罗布麻植株既粗又高，茎皮纤维长、拉力强、柔软而有光泽。据文献考证，早在三百年前，巴州尉犁县、若羌县等地区群众就有用罗布麻纤维织布的记载。

罗布麻叶清凉祛火，降压降脂。无论辽河平原、黄河两岸，还是大江南北、西北高原都有它的足迹，但它最眷恋的土地仍是新疆的罗布泊一带。它根深叶茂，新叶展翠，花儿红白相映，白的如玉，红的似霞，给浩瀚戈壁添上无限生机。

一五七 罗汉果 —— 利咽化痰又通便，桂林三宝罗汉甜

罗汉果，为葫芦科植物罗汉果的干燥果实。

【药性】味甘，性凉。归肺、大肠经。

【功效】清热润肺、利咽开音、润肠通便。

【主治】肺热燥咳、咽痛失音、肠燥便秘等。

罗汉果是中国广西桂林市著名特产，是桂林三宝之一。罗汉果又被称为甜味素，因其甜度高、热量低而作为甜味剂广泛使用，常作为肥胖者和糖尿病患者的代用糖。

相传天降虫灾，神农尝百草以寻良方，如来佛祖怜悯神农之苦，特派十九罗汉下凡，以解神农氏之难。其中有一罗汉发愿，要灭尽人间虫灾，方回天界。发愿完毕，化身为果，寓意罗汉所修之果，后世简称罗汉果。附带一提，这也是人们通常只晓得十八罗汉的原因。

传说数百年前有位叫罗汉的乡村医生，常在广西永福县龙江一带的山岭间采集草药。经过多次行医实践，他发觉一种野生藤果有消痒止痛的功效，叶可治顽癣、痛肿，根可敷疮疖，果毛是刀伤良药，遂加以研究、栽培。山里人以此果煮茶长期饮用，高寿者众多。人们由此怀念罗汉，更将此果取名为罗汉果。另一种说法是，因为罗汉果的根块溜圆而肥大，像罗汉晒肚皮，所以罗汉果由此得名。

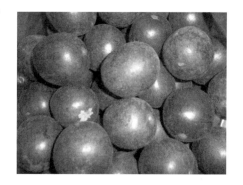

一五八 绿豆 —— 民间长用解毒药，也是五谷暑热消

绿豆，为豆科植物绿豆的干燥种子。

【别名】青小豆。

【药性】味甘，性寒。归心、胃经。

【功效】清热解毒、消暑、利水。

【主治】痈肿疮毒、暑热烦渴、药食中毒、水肿、小便不利等。

很久以前，有一个姑娘，长得很漂亮，但是有个毛病，特别容易上火，尤其是一到夏季就会长粉刺，还常中暑。有一年，她在中原的一个亲戚带来了一些绿豆。这年夏天来临，天气变热了，姑娘甚是烦心，也没什么胃口，尤其中午，只煮些粥来喝。

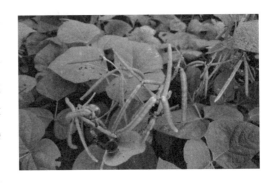

亲戚带来了不少绿豆，她觉得那些绿豆要是不吃完，到时候发霉就全浪费了。所以，每次煮粥，就往里放些绿豆。整个夏天，她都是喝着绿豆粥过来的，奇怪的是，这个夏天她没有像以往那么上火，也没有长粉刺，没有中过暑，而且肌肤也变得比以前要好看。姑娘欣喜若狂，没想到，这小小的绿豆还有这么神奇的功能。一传十，十传百，后来人人都得知了绿豆有清热解暑、排毒美容的功效。现在，绿豆已经成了夏季解暑、保健之佳品。

谚语：家中一碗绿豆汤，清热解毒赛神方。

中药飘香

（下）

刘玉良 主编

李如辉　黄双英　陶　林 副主编

浙江工商大学出版社
ZHEJIANG GONGSHANG UNIVERSITY PRESS
·杭州·

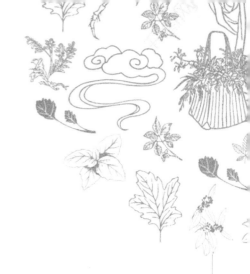

M

一五九 麻黄——根茎功异用麻烦，兼之色黄称"麻黄"

麻黄，为麻黄科植物草麻黄、中麻黄或木贼麻黄的干燥草质茎。

【别名】策敦木、龙沙、狗骨、卑相、麻烦草。

【药性】味辛、微苦，性温。归肺、膀胱经。

【功效】发汗散寒、宣肺平喘、利水消肿。

【主治】风寒感冒、胸闷咳喘、风湿水肿等。

从前有一个行医的老人，收了一个徒弟。刚学了一年半载，徒弟就骄傲起来，师傅反复劝说终究无济于事。后来师傅说："你现在可以另立门户了，收拾一下行李走吧。不过有一种草药，你不能随便卖给人吃，病情辨别不清会出问题的。"徒弟听了不以为然地问道："什么草药？"师傅说："是无叶草。"徒弟满不在乎地问："这药怎么啦？"师傅语重心长地说："这种草药的根和茎用处不同，有四句话你要牢记：发汗用茎，止汗用根；一旦弄错，就会死人。"徒弟不耐烦地点点头，全当成耳边风，压根儿就没有放在心上。

此后，师徒分手，各自行医。师傅不在跟前，徒弟的胆子就大了，没过几天，就忘记了师傅的叮嘱，用无叶草治死了一个病人。死者家属就把他告到官府。一经审问，他便把师傅供了出来。差役传来师傅，县官责问道："你是怎么教徒弟的？"师傅便把情况说了一遍。县官又问徒弟："你还记得那四句话吗？"徒弟想了想说："记得。"县官接着问他："病人有汗无汗？你用什么药治？"徒弟说："病人浑身出虚汗，我用的无叶草茎。"县官大怒，将徒弟打了四十大板，又判坐牢三年，师傅则无罪释放。

徒弟出狱后，找到师傅，承认错误，并决定痛改前非。师傅原谅了他，并继续耐心地传他以医道。因无叶草使他闯过大祸，惹过麻烦，所以，他就把无叶草叫"麻烦草"。后来，又因为无叶草的根是黄色的，故改名叫"麻黄"。

这个故事告诉了大家麻黄名字的由来，还十分清楚地指出麻黄的茎和根均

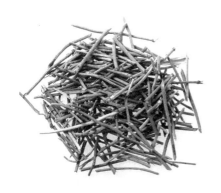

可入药，但作用截然不同。麻黄的茎是发汗解表药，麻黄的根则为收涩固表止汗药。功效助记：麻黄，麻烦的草，根止汗，茎做摇头丸——摇得生汗水（发汗）、直喘（平喘）。

关于麻黄，有一些言简意赅的名家名言，颇值得铭记，如"麻黄以杏仁为臂助""麻黄得熟地而不表，熟地见麻黄而不腻""麻黄为肺经专药""麻黄轻可去实，为发表第一药"。

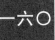

一六〇 马勃 —— 马勃也擅治咽喉，咳嗽咽肿失音走

马勃，为灰包科真菌脱皮马勃、大马勃或紫色马勃的干燥子实体。

【别名】净马勃、灰包菌。

【药性】味辛，性平。归肺经。

【功效】清肺利咽、止血。

【主治】风热郁肺、咽痛音哑、咳嗽、外治鼻衄、创伤出血等。

马勃是个放猪娃。一年夏天，马勃和几个孩子到荒山割草。有个孩子不小心，腿肚子被树枝划破了，鲜血直流。那孩子疼得直哭，别的孩子也吓慌了。马勃却说："别哭，你把伤口按住，等我给你治。"他在山坡上东转西转，找到一个灰褐色的包样东西。马

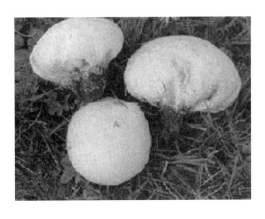

勃把灰包往那孩子的伤口上一按，然后用布条扎紧，便把他背回了家。过了三天，那孩子揭开一看，伤口没化脓，还长出了新鲜的嫩肉；再过两天，伤口全好了。

人们问马勃："你小小年纪，怎么知道那东西能止血？"马勃说："有一回在山上砍柴，一没留神，腿被刀砍了，血流不止，疼得直冒汗。正在这时我看见身边有个大灰包，急忙用它按住伤口，当时就止住了血，过了几天，伤口就长好了。以后，不管手划破了，还是脸碰了皮儿，我都去找大灰包来治。"

从此以后，人们就传开了，凡是有外伤的就找马勃；找不到马勃，就到山上找大灰包。日子一久，马勃便成了大灰包的名字。它是马勃科马勃菌的子实体，幼嫩的时候是球形的，成熟后干燥化为灰褐色的灰包。人们渐渐发现，它不但可以止血，还能清利咽喉、散瘀消肿。由于它的用途越来越多，后来就成了一味有名中药。

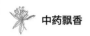

一六 马齿苋——此菜遍地皆可采，止痢保健长寿菜

马齿苋，为马齿苋科植物马齿苋的干燥地上部分。

【**别名**】马齿菜、长寿菜、耐旱菜、太阳草、报恩草。

【**药性**】味酸，性寒。归肝、大肠经。

【**功效**】清热解毒、凉血止血、止痢。

【**主治**】热毒血痢、痈肿疔疮、丹毒、蛇虫咬伤、湿疹、崩漏下血、便血、痔血等。

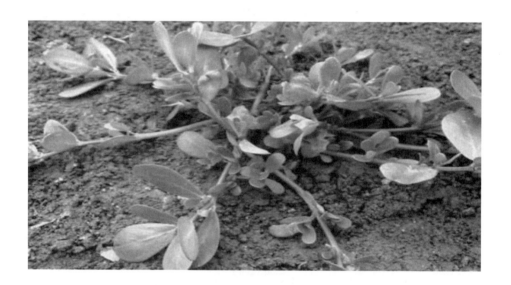

苏颂曰："马齿苋又名五行草，以其叶青、梗赤、花黄、根白、子黑也。"又名五方草，亦五行之义。马齿苋地绵草，痢疾腹痛疗效好。据李绛《兵部手集》载，当年武元衡相国在西川时，患胫疮瘙痒不堪忍受，百医无效，百方不挂。及到京，有厅吏上马齿苋方，用之便愈。李时珍将这一故事记录于《本草纲目》。

上古之时，十日并出，田禾皆枯。二郎神肩挑两山，追赶太阳，太阳无处躲藏，情急之中，见马齿苋长得油绿滴翠、郁郁葱葱，便藏在它的叶下。以后，太阳为了报答马齿苋的救命之恩，便始终不晒马齿苋，天旱无雨，其他植物蔫乎乎的，唯独马齿苋绿油如初，开花吐蕊，结籽繁殖。

还相传古代一年的夏秋之际，北方农村，久旱无雨，赤日炎炎，灾情严重，田间禾苗都枯焦而死。且疫痢流行，饥病交加，老、弱、病、残者相继死去。皇上与地方官吏，对农村的灾荒、人民的疾苦，视若无睹，漠不关心，百姓的生死存亡，只有听天由命。少数壮年力强者，勉强支撑，外出寻觅树皮野草充饥。说也奇怪，他们惊喜地发现，田埂边有一种野草还茂盛地长着。观其全草，光滑无毛，肉质肥厚，心想：这草说不定可以充饥，于是把它连根拔出，采集了一大堆，带回家给全家充饥。吃完后，再去寻觅。吃了几天后，大家居然觉得精神顿起。特别怪的是，所患的"拉肚子病"，也逐渐好了。这个好消息不胫而走，于是村里的人们都去田野寻觅。之后，村民就尊称该草为"长命菜""长命苋"，也有的称它"长寿菜"。

将马齿苋连根拔出后置于烈日下曝晒，多日后仍久盛不衰，再经入地栽种，仍能存活。夏秋季节花开成熟，民间大量采集、洗净，欲将其贮存，供四季常食，则必须将马齿苋全草放锅内，经沸水烫过，然后日光下曝晒多日，才能晒得干燥，贮存备用。可见马齿苋的生命力确实坚强无比，真不愧有"长命菜""长命苋""长寿草"的美名。

唐杜甫《园官送菜》："清晨蒙菜把，常荷地主恩。守者愆实数，略有其名存。苦苣刺如针，马齿叶亦繁。青青嘉蔬色，埋没在中园……又如马齿盛，气拥葵荏昏。点染不易虞，丝麻杂罗纨。"

民间谚语："吃得马齿苋，到老无病患。""马齿苋，沸水炸，人们吃了笑哈哈。为了啥？丑陋的白发消失啦。"

一六二 马尾连 —— 湿热火毒一并祛，泻痢黄疸马尾连

马尾连，为毛茛科唐松草属植物多叶唐松草等的根茎及根。

【别名】草黄连。

【药性】苦味，性寒。归心、肺、肝、胆、大肠经。

【功效】清热燥湿、泻火解毒。

【主治】湿热泻痢、黄疸、热病烦躁、肺热咳嗽、痈疮肿毒、目赤肿痛等。

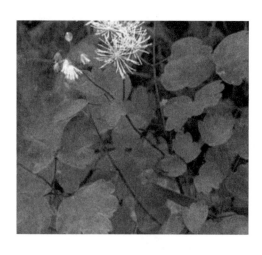

相传当年孙悟空在天庭当弼马温时，私自将天庭里的天马放出喂养，有一匹天马趁乱逃出了天庭，来到人间。看到人间到处都充满了欢声笑语，这匹天马便决定留在人间。

可是，当玉皇大帝知道天庭里少了一匹天马后，命令托塔天王带领众天兵天将来到人间捉拿天马，天马从此踏上了逃亡之路。

在逃亡的路上，天马看到人间百姓的疾苦，就会用自己的法术去帮助他们。但是，由于内力不够深厚，天马虽然变成了人形，可是尾巴却依然还在，这让他很是苦恼。天马逃到西北部一个偏僻的小山村，用自己的法术和所学的医术给当地的老百姓治病。由于天马医术高明，又同情百姓的疾苦，因此深受当地百姓的爱戴。

一天，当天马正专心给一位病重患者看病时，天兵天将发现了他，将他抓了起来。天马向天兵天将求情，请求他们多给他点时间，让他把这个病人治好。但是，天兵天将们不同意，执意要将他带到天庭受审。乡亲们得知他们爱戴的天马要被带走，便集体向天兵天将们求情，请求他们放过天马。

托塔天王为真情所动，便告诉天马："你知道留在人间要付出的代价吗？""知道。"天马答道，"我愿失去我的法力，留在人间做一个普通的凡人，用我的能力来帮助他们。"

　　"好吧。"随即托塔天王便收回了天马的法力，并割下了天马的尾巴作为证据，准备带回天庭向玉皇大帝交差。

　　天马的尾巴虽然被割了下来，但是仍然具有法力。此时，天马便向天王求情道："多谢天王的大恩大德，天王请留步，能否将我的尾巴留一部分给我来救救这个患者。"

　　天王便将部分天马尾巴扔向人间。由于天马的尾巴仍然具有法力，因此患者服下后便痊愈了。这部分扔向人间的马尾落地后，便长出了似马尾的植物，人们服用它来治疗红肿热痛等病。由于味苦像黄连，因此人们便把这种植物称作马尾连，用来纪念那匹伟大的天马。

一六三 蔓荆子 —— 诸子皆降蔓荆升，疏散风热头目清

蔓荆子，为马鞭草科植物单叶蔓荆和蔓荆的干燥成熟果实。

【别名】应京子。

【药性】味辛、苦，性微寒。入肝、胃、膀胱经。

【功效】疏风散热、清利头目。

【主治】外感风热所致的头痛、头昏，风热上扰所致的目昏、目赤肿痛及风湿痹痛、肢体挛急等。

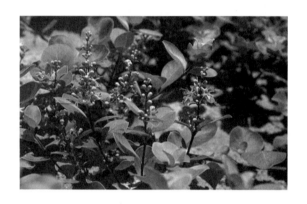

蔓荆子始载《神农本草经》，被列为上品。《本草汇言》言其："主头面诸风疾之药也。主通利九窍，活利关节，明目坚齿，祛除风寒、风热之邪，后世治温痹拘挛，寒邪脚气，入汤散中，屡用屡效，又不拘于头面上部也。"本品含挥发油等，有镇静、镇痛、退热作用。《本草新编》："蔓荆子，佐补中药以治头痛最效，因其体轻力薄，借之易于上升也，倘单恃一味，欲取胜于俄顷，则不能。"

关于蔓荆子防沙固土的作用，在民间流传一个故事。相传在明代洪武年间，太湖县有位名叫刘焘的人在广西柳州做知府。回太湖县省亲时，他带回蔓荆子种子，送给家人种植。其家人将种子撒在河滩上，后逐年生长繁殖。但当时人们对蔓荆子认识不够，对它的生长漠不关心，结果还是寥寥无几。到1883年，几场大雨冲破了圩坝，淹没了万顷良田，时过水落，皆淤成了高低起伏的沙滩，蔓荆子才获得了生长繁衍的适合环境。如今蔓荆子主要产区分布在太湖县河的两岸沙滩上，此地气候好，雨量丰富，而且蔓荆子适应性强，群集蔓生，耐干旱，适宜在土质疏松、通透良好的沙滩上生长。

一六四 杧果——印度神果敬神佛，开胃利尿兼止渴

杧果，为漆科植物杧果的干燥果实。

【别名】庵罗果、望果、莽果、沙果梨、檬果、芒果。

【药性】味甘，性凉。归胃、肺经。

【功效】益胃止呕、解渴利尿。

【主治】胃热上逆、消渴。

杧果应为莽果，大乔木，树高数丈，花开极繁，故名。《交广录》云：蜜望二月开花，五月子熟，色黄，印度佛书称为庵摩罗果、香盖，其中文意思是清净。印度佛教徒常用杧果来敬神。玄奘在《大唐西域记》中，首先介绍就是杧果，可能也是礼佛的一种表示。杧果也是希望之果，故又有望果之名。杧果色黄，味甘酸而性凉，正是益胃、解渴之佳品，由于开胃，故可止呕，富含果汁，止渴而利尿。

杧果树为高大乔木，叶大枝粗，为夏日乘凉的极好去处，其果在印度被称为"神果"，被选作百果之王。相传印度一个虔诚的信徒，总想为佛祖贡献点什么。他看中了杧果树布下的浓荫，特把他家中的杧果树奉献给释迦牟尼，让他夏日在树下憩息。印度至今流传着用杧果叶、花、果做图案装饰寺庙的习俗。唐贞观三至十九年，即629—645年，唐朝高僧玄奘往印度取经，佛祖特意送给唐僧杧果树种，让他带回中国种植。由于引种移植不易，又很稀少，故人们就把它称作"望果"，即可望而不可及之意。

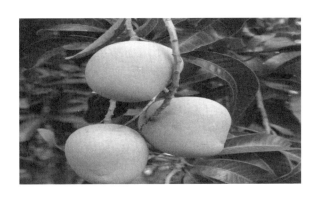

一六五 毛冬青 —— 血栓闭塞毛冬青，活血化瘀冠心病

毛冬青，为冬青科植物毛冬青的根。

【功效】清热解毒、活血通脉。

【别名】乌尾丁、细叶冬青、山熊胆、酸味木、喉毒药、毛披树。

【药性】味苦，性寒。归肺、肝、大肠经。

【主治】风热感冒、肺热喘咳、咽痛、乳蛾、牙龈肿痛、胸痹心痛、中风偏瘫。

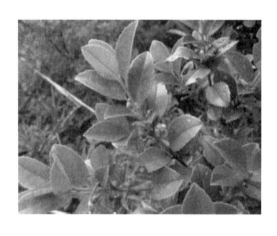

毛冬青药用其根，其具有活血化瘀作用，能有效溶解动脉闭塞性血栓，减少或阻止动脉粥样硬化，治疗血栓闭塞性脉管炎、静脉曲张、动脉硬化闭塞症等。

血栓闭塞性脉管炎是一种动脉和静脉都被侵犯，进行缓慢、周期性加剧的疾病。中医称此病为脱骨疽，早在《黄帝内经·灵枢·痈疽》中就已有记载："发于足趾曰脱痈，其状赤黑，死不治；不赤黑，不死。"唐代孙思邈在《千金翼方》中就认识到了这种疾病是一种非常难以治愈的疾病，时至今日这种疾病依然是一种顽症，没有特效药可治。由于早期动脉血管硬化，管腔变窄，血液循环障碍，供血及回流不好，脉管炎的病人会怕冷、麻木、足部皮肤干燥、趾端皮肤萎缩发硬或肌肉萎缩、小腿酸胀，发凉、发冷在夜间加重，以至剧痛。以毛冬青治疗此病有一定疗效。

毛冬青对心绞痛也有较好疗效，大部分病人服药后胸闷痛、头痛、头晕、四肢麻木等临床症状消失或显著改善。经临床验证，毛冬青对心功能有不同程度的改善，降低血清胆甾醇，降低血压。临床治疗心血管方面的病变，需要大剂量应用。

现代医学认为毛冬青具有抗菌、镇咳、祛痰作用，对心绞痛有较好疗效，可以治疗脑血栓形成、动脉粥样硬化症、血栓闭塞性脉管炎。

一六六 毛茛 —— 辛辣如蒜称猴蒜，祛黄截疟疗疥癣

毛茛，为毛茛科植物毛茛的全草及根。

【别名】 水茛、毛建、毛健草、猴蒜、天灸、毛堇、自灸。

【药性】 味辛，性温，有毒。归肝、胆、心、胃经。

【功效】 退黄、定喘、截疟、镇痛、消翳。

【主治】 黄疸、哮喘、疟疾、偏头痛、牙痛、鹤膝风、风湿关节痛、目生翳膜、瘰疬、痈疮肿毒等。

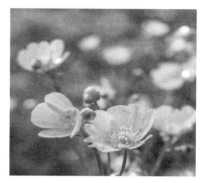

李时珍曰："《肘后方》谓之水茛。又名毛建，亦茛字音讹也。俗名毛堇，似水堇而有毛也。山人截疟，采叶按贴寸口，一夜作泡如火燎，故呼为天灸、自灸。"

相传南方有一财主，心狠手辣，拼命让长工干活，不管他们的死活，不少长工都生了病，其中有一长工身患严重风湿病，关节肿大，不能行走。财主见他不能干活，还得养活他，就起了歹心，趁天黑把他放到山坡一草丛中，并在周围割了些杂草盖在身上而去。这长工哭天喊地无济于事，只好等天明再说。不一会，只觉身上火辣辣地热痛难忍，由于动不得，不久就昏睡过去。等醒来时，又被长工们抬回财主家里，只见其浑身起泡，红肿不堪。说来也怪，虽成这样，却已能行走，不几天竟好如初。这个长工讲了他的经过，长工们愤怒地要找财主算账，被他拦住了："我还要吃人家的，就忍了吧。"财主知道后，自知理亏，也不再说什么了。长工们觉得这草十分奇怪，就常用此草敷在疼痛处，倒也治了不少病痛，只是时间一长皮肤就起泡，他们就叫它"起泡草"。

话说这财主，患胃病多年，医生说是胃寒，需要暖胃药治疗。可这财主爱钱如命，吃药也花了不少钱，他不愿再去药店买药花钱。他想长工用那种草能治风湿寒病，他就不能用来治胃寒病？于是他采了些起泡草煎服，一剂服下，只觉胃部疼痛难忍，由于剂量过大，医救不及而死去，内脏气味恶臭。名医经鉴定，说是这种草把他的肠胃烧烂而死。长工们恨财主爱钱害命，觉得他罪有应得，就把这草叫作"烂肺草"。

一六七 玫瑰花 —— 浪漫多情红灿灿，擅理气血美容颜

玫瑰花，为蔷薇科植物玫瑰的干燥花蕾。

【**别名**】徘徊花、刺客、穿心玫瑰。

【**功效**】味甘、微苦，性温。归肝、脾经。

【**功效**】行气解郁、和血、止痛。

【**主治**】肝胃气痛、食少呕恶、月经不调、经前乳房胀痛、跌扑伤痛等。

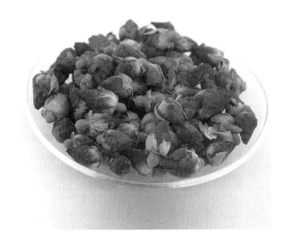

玫瑰长久以来象征着美丽和爱情。古希腊和古罗马用玫瑰象征他们的爱神阿芙洛狄忒、维纳斯。玫瑰在希腊神话中是宙斯所创造的杰作，用来向诸神夸耀自己的能力。玫瑰既是美神的化身，又融入了爱神的鲜血，它集爱与美于一身，这在花的国度里，可是相当幸运的了。可以说，在世界范围内，玫瑰是用来表达爱情的通用语言。

玫瑰、蔷薇、月季，为"蔷薇园三杰"，其实三者不同，而玫瑰又是"天之骄子"。人们视玫瑰为崇高、纯洁、光明的象征，西方将玫瑰比作美丽端庄的妇女。宗教神话中玫瑰是高贵的象征，基督教认为玫瑰是被钉在十字架上的耶稣的鲜血染红的，回教徒则说"是教主穆罕默德用汗水洒在地上方长出稻谷和玫瑰花"。欧洲人认为爱神维纳斯和玫瑰同时诞生。

伊斯兰教圣地麦加有一个叫汉西旦的人，是个无赖。他追求一个美丽的

少女遭拒绝后，竟诬陷她是个叛徒魔女。当少女被教徒们点燃干柴焚烧时，天神可怜少女，把少女围护住，干柴顿时变成了玫瑰花，使少女显得更加美丽。

栽培玫瑰中一定要注意："人粪尿浇之即死。"另外，在同一园中不能种植开红花的果木，如石榴、蔷薇之类，否则满园玫瑰绝不开花。若将夺红之花迁远，则玫瑰可及时而开。

玫瑰又是王族的族徽。英国有名的 Lancaster 与 York 的玫瑰战争（1455—1485），也是各以红、白玫瑰各为象征。最后以亨利七世与伊丽莎白通婚收场，为了纪念这段历史，英格兰以玫瑰为国花，并把王室徽章改为红白玫瑰。

张志真《咏玫瑰》：平阴本是玫瑰乡，名胜词典记述详。种植历史堪悠久，县志记载始于唐。花匠培育圣洁物，慈净大师是和尚。而今遍布五大洲，情人节里最奔忙。

一六八 密蒙花 —— 蒸米用之香万家，清肝明目密蒙花

密蒙花，为马钱科植物密蒙花的干燥花蕾及花序。

【**别名**】小锦花、蒙花。

【**药性**】味甘，性微寒。归肝经。

【**功效**】清热泻火、养肝明目、退翳。

【**主治**】目赤肿痛、畏光多泪、眼生翳膜、肝虚目暗、视物昏花等。

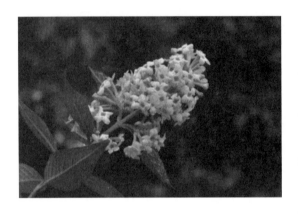

一千多年前被后人奉为"药王"的唐代著名医学家孙思邈，有一则用密蒙花为小白龙治眼病的民间传说，不仅从侧面反映了孙思邈精湛的医术，还反映了密蒙花的独特疗效。

四川阆中古称"保宁府"。远古时候，这里本是一片穷山恶水的不毛之地。后来，玉皇大帝派小白龙到这里来治理山水。他不辞劳苦，呼风唤雨，将阆中打造得处处山泉清冽，年年风调雨顺、五谷丰登。谁知有一年却忽遭大旱，一连七八个月没下过一滴雨，土地龟裂，本来烟波浩渺的嘉陵江也干涸见底断了流。小白龙眼见就要颗粒不收，生灵涂炭，一时间肝胆俱裂，血泪横流，嗷嗷放声大哭。震天动地的哭声感动了玉帝，玉帝便恩准他耕云播雨，以解芸芸众生的燃眉之急。然而，小白龙却从此一病不起，两眼红肿疼痛，泪如热汤，长流不止，倘不及时治疗，他很快要双目失明，变成一条瞎龙。

恰在这时，孙思邈来到阆中采药。一见小白龙的眼睛又红又肿，心里已经明白了八九分，他仔细地把了脉，看过舌头，长叹一口气说："此病根在久郁伤肝，虽然病得不轻，但照我的方法治疗，不出七天就会全好。"孙思邈说着，便从身旁的药箱里掏出一大把密蒙花，洗净加水熬汤。随后用药汤洗过小白龙的眼睛，又让他喝了剩下的一半密蒙花水。在孙思邈的悉心治疗下，果然不到七天，小白龙的眼睛红肿全消，又变得明亮清澈了。后人为了

缅怀孙思邈和小白龙，便将这个故事塑在了大佛寺的药王殿里。

关于西双版纳傣家人喜欢用密蒙花制黄色"毫楞"的习俗，还流传着这样一个传说。在很久以前，有户人家的院子里长着一棵两丈高的密蒙花树。这家的阳台，其一侧用来淘米、洗菜。在密蒙花盛开的某一天，女主人把泡着糯米的瓦盆摆在树下的阳台上。夜里，刮了一阵大风，密蒙花枝、花朵被风吹落了不少，有一枝密蒙花正好落在瓦盆里。次日凌晨，女主人淘米时，把盆里的花枝捡出来，但米中仍剩有不少的密蒙花。她把米放在木甑里蒸起。米饭蒸熟以后，飘出一阵阵特殊的香气。女主人揭开木甑盖一看，惊呆了，发现平时的白米饭变成了黄米饭，而且气味也比平时的清香得多。一家人吃过以后，个个赞不绝口。从此，这户人家便用密蒙花泡米蒸制糯米饭。这事一传十十传百地传开以后，当地人都知道了密蒙花可以做糯米饭的染料。染饭花还成了傣家儿女用来表达爱情忠贞不渝的象征。

一六九 密陀僧 —— 外用杀虫并收敛，内服镇惊兼祛痰

密陀僧，为方铅矿经加工而成的粗制氧化铅。

【**药性**】味咸、辛，性平，有毒。归肝、脾经。

【**功效**】外用杀虫收敛，内服祛痰镇惊。

【**主治**】痔疮、湿疹、溃疡、肿毒诸疮、风痰惊痫等。

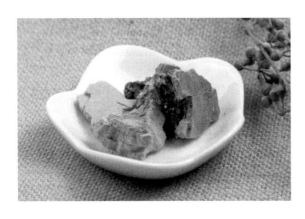

关于密陀僧名称的来历，有一个动人故事。相传，在中岳嵩山中，有一樵夫，一日进山砍柴，忽遇一头恶狼向他扑来，好在他眼急腿快，拼命奔走，方才免为狼食。但因惊吓过度，回家后得一怪病，失音不能言语，多天难愈。

一日，遇一僧人路过，自称能治此病。那僧人取出一块似铜非铜、似金非金的东西，研末后让樵夫用茶水调服。樵夫服药后，很快便感觉浑身轻松，失音不语的症状随即消失。樵夫向那僧人询问药的名称，那僧人并不作答，只是连声念起"阿密陀佛"。后来，那樵夫在一个银匠家里发现炼银炉炉底的残渣很像那僧人给他治病的药，便也试着给人治病，果然也有效果。别人问他这药的名字，他一时无言以对，因想起僧人给他治病时口念"密陀"，便灵机一动，说这药名叫"密陀僧"。

一七〇 墨旱莲 —— 益肾性味甘酸寒，汁墨乌发墨旱莲

墨旱莲，为菊科植物鳢肠的干燥地上部分。

【别名】旱莲草。

【药性】味甘、酸，性寒。入肾、肝经。

【功效】养肝益肾、凉血止血。

【主治】肝肾阴虚、须发早白、阴虚血热、外伤出血。

本品性质寒凉，既可滋补肝肾之阴，又可凉血，而有止血之效，适用于各种阴虚血热出血。《本草纲目》言其"乌鬓发，益肾阴"。《本草从新》言其"甘酸而寒，汁墨补肾，黑发乌须，赤痢变粪，止血，固齿，功善益血凉血，纯阴之质，不益脾胃"。

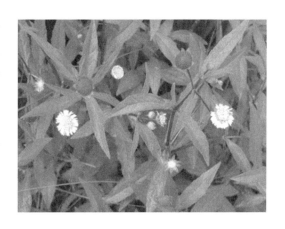

相传唐代有一个叫刘简的人，平生爱慕仙道。只要一听说哪有名山仙迹，就一定要去游览拜访。

开元初年，刘简遇到了一个自称"虚无子"的采药老人。虚无子被刘简这种锲而不舍的精神打动，便邀请刘简到自己的药园参观。虚无子对刘简说："长生不死是不可能的，但长寿还是可望的。"虚无子指着水池边一种长得墨绿鲜嫩的草说："别以为只有高山上的灵芝才是仙草，这水边长的也是仙草。我就是常食这种草药，活到了一百岁，还耳聪目明呢。"

临别时，虚无子送给刘简一包药种，嘱他回去后种在水池边或是水田边，告诉他等苗长到二十厘米后即可开始服用。叶片嫩时可当菜吃，夏秋可采鲜茎叶，每天用鲜品一百克左右煎水喝，冬天利用阴干的茎叶每天三十克煎水饮用。长期坚持必有所成。刘简回家后便遵虚无子的吩咐种植食用，果然他也活到了一百多岁而眼不花耳不聋，能看清书上的小字。由于这种植物叶子墨绿，刘简便将它命名为墨斗草。

谚语：到处长有墨旱莲，止血凉血不用愁。

一七一 牡丹皮 —— 国色天香花中王，根皮又疗热毒伤

牡丹皮，为毛茛科植物牡丹的干燥根皮。

【**别名**】丹皮、牡丹根皮。

【**药性**】味苦、辛，性微寒。归心、肝、肾经。

【**功效**】清热凉血、活血化瘀。

【**主治**】热入营血、温毒发斑、血热吐衄、温邪伤阴、阴虚发热、夜热早凉、无汗骨蒸、血滞经闭、痛经、跌打伤痛、痈肿疮毒等。

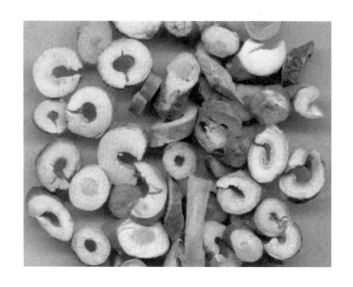

丹皮凉血治先期，扭伤疮毒也可治。牡丹皮用的是牡丹花植物的根皮，历来将其用于凉血。清代黄宫绣对于牡丹皮有一个评价，认为"世人专以黄柏治相火，而不知丹皮之功更胜。盖黄柏苦寒而燥，初则伤胃，久则伤阳，苦燥之性徒存，而补阴之功绝少，丹皮赤色象离，能泻阴中之火，使火退而阴生，所以入足少阴面佐滋补之用，较之黄柏，不啻霄壤矣"。这是讲牡丹皮在治疗肾火病症时可以与黄柏媲美。

相传一千多年前，苏州虎丘山下有一织绸好手名叫刘春。这一年，府台老爷的女儿要办嫁妆，限刘春一月内织出二十四条丝嵌金被面，花样是牡丹。但刘春从来没见过花中之王，不知如何织。半个月过去了，刘春愁得脸色蜡黄，日渐消瘦。一天半夜，他突然口吐鲜血，扑倒在织布机上。这时，

一位美丽的姑娘飘然而至，将一瓶药液倒入刘春的口中，刘春即刻醒来。

姑娘轻声说道："我是牡丹仙子，因抗拒武则天要让百花在严冬开放的旨意，从洛阳逃出。"说完，她用手一指，庭院内立即出现一朵朵怒放着的牡丹花。刘春喜出望外，望着这些盛开的牡丹，立即飞梭织起花来。一朵朵娇艳的牡丹花织出来了，招来成群的蝴蝶。府差拿起被面飞快送往州府。但刚进府门，被面上的牡丹花全部枯谢了，黯然无光。府台老爷气得派人去捉刘春，但刘春早已与牡丹仙子离去，只给乡亲们留下了那个药瓶。药瓶内有半瓶根皮样的药材，后来人们才认出那根皮正是牡丹皮。

牡丹是中国名贵特产花卉，其花硕大而艳丽，雍容华贵，号称"花中之王"，素有"国色天香"之誉。唐朝刘禹锡诗曰："惟有牡丹真国色，花开时节动京城。"牡丹被称为"人间第一香"。

考诸文献，上古无牡丹之名，统称芍药。唐以后始以木芍药称牡丹，"以其花似芍药，而宿干似木"。这是因为牡丹花与芍药花相似，但芍药的茎为草本，而牡丹的茎为木本。宋朝李石《续博物志》载："牡丹初不载文字，惟以药见本草。唐则天以后，洛花始盛。"据《事物记》记载：唐朝武则天称帝，严冬之日醉酒，为游乐上林苑，连夜下诏曰："明朝游上苑，火速报春知，花须连夜发，莫待晓风吹。"第二天早晨，上林苑果然百花齐放，傲香斗艳，但唯牡丹不从。武则天大怒，便把牡丹贬送洛阳。谁料牡丹一到洛阳，反而长得叶茂花盛。从此，洛阳牡丹誉满天下。牡丹由此而得有"洛阳花"之名。但到了宋朝，牡丹已从洛阳出走，在中原各地广泛扎根。明朝时，安徽亳州牡丹盛极一时。后来，曹州（今山东菏泽）牡丹又成为天下之冠。清朝诗人丘逢甲诗赞牡丹曰："何事天香欲吐难？百花方奉武皇欢。洛阳一贬名尤重，不媚金轮独牡丹。"

李时珍《本草纲目》载："牡丹虽结籽而根上生苗，故谓'牡'（分株繁殖，即无性繁殖），其花红，故谓'丹'。"古人评牡丹并论其药用曰："花中之王数牡丹，凉血药中数丹皮。"牡丹之根皮即中药牡丹皮，是一味常用的清热凉血之药。用牡丹花适量，投入粳米中煮粥吃，既香馨可口，又可治妇女月经不调、痛经。而用牡丹花浸酒频服，能醒脑、明目、驻颜，亦治跌打损伤。牡丹花泡茶常饮，可辅助治疗过敏性鼻炎。白丹皮去无汗之骨蒸，地骨皮去有汗之骨蒸，桑白皮去往来寒热之骨蒸。

李白《清平调》咏牡丹："云想衣裳花想容，春风拂槛露华浓。""牡丹，花之富贵者也。""自李唐来，世人甚爱牡丹。"宋人周敦颐在比较莲花与牡丹的同时，也暗示了牡丹当时的社会地位，可见那个时候的牡丹已与玉兰、金桂等一起进入王公贵族的庭院，成为富贵吉祥的象征。然而，牡丹除了观赏价值外，还有不小的药用价值。

《神农本草经》中言："牡丹，出汉中河内。赤色者，亦善。"又云："味辛，寒。主寒热，中风，瘈疭，痉，惊痫邪气，除癥坚，瘀血留舍肠胃，安五脏，疗痈疮。"

"其千叶异品，皆人巧所致，气味不纯，不可用"，这是各类药典中对牡丹的描述。作为药用，牡丹样貌朴素简单，药用功效出色的铜陵牡丹最为接近原始状态，是最佳的道地药材。

铜陵独特的金沙土质，尤其适合牡丹根的生长，作为中国最著名的药用牡丹种植基地，这里的历史可以追溯千年，而更早的时候，深山里，是先人们不断探索的身影去根须、抽木芯，之后得到所需的牡丹根皮。经过处理后的牡丹根皮，有着神奇的功效。

一七二 牡荆 —— 向阳路边随处见，肺疾用之有奇功

马鞭草科黄荆的干燥地上部分。

【别名】黄荆柴、五指柑、补荆。

【药性】味苦，性微寒。归心、胃经。

【功效】益胃止渴、清心除烦。

【主治】心闷烦热、头晕目眩、消渴。

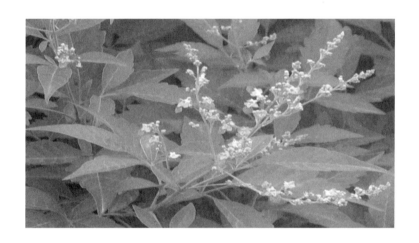

牡荆，多生于山坡路边灌丛中，向阳。牡荆属于马鞭草科，叶揉之，有股独特的香味。牡荆随处可见，山里人常把它当柴烧，其实它的药用价值还是不小的。

关于牡荆，民间流传着许多相关的验方。牡荆鲜叶捣烂外搽可以治疗湿疹。牡荆的种子可以治疗初期伤风感冒。牡荆的枝条可用来治疗支气管炎，配方（五枝汤）：荆条、槐条、桑条、柳条、楸条。每种切十厘米长，筷子粗，水煎服。这个方子还有一个故事。浙江人民广播电台的主持人赵兰，打电话咨询一位医生，能不能配齐试用这五种草药，听说这个方子是一个死刑犯献出来的。这位医生采集好草药并多次使用，效果良好，全国各地都有患者打电话过来，八十岁以上免药费，其治愈率达到了百分之六十。黄荆鲜根五十克，鸡蛋打入煎好的汤中，吃蛋喝汤，可以治疗牙疼，一般两次就好。

牡荆，《名医别录》始载，列入上品；《本草纲目》收载于木部，灌木类。李时珍云："牡荆，处处山野多有，樵采为薪，年久不樵者，其树大如碗也，

289

其木心方，其枝对生，一枝五叶或七叶，叶如榆叶，长而尖有锯齿，五月梢间开花成穗，红紫色，其子大如胡荽子，而有白膜皮裹之。"按上所述，与本种甚象，查对《植物名实图考》蔓荆之附图也系本种。

西南民间有将其叶、花、果晒干制成枕头的习俗。又其地瘴气多，山民会用黄荆子泡茶饮。

荆条是著名的蜜源植物，其花采集而成的蜂蜜叫荆条蜜，是四大名蜜之一（荆条蜜、枣花蜜、槐花蜜、荔枝蜜）。荆条蜜呈浅琥珀色，易结晶，颗粒细小、透明，气味清香，味道甘甜适口，口感好，是蜂业法规中明确指出的一等蜂蜜。

湖南人做豆豉时喜欢把煮熟的黄豆铺在荆条的树叶上面发酵、晾晒，这样做出来的豆豉香味独特，可以增强食欲。据成书于明代嘉靖年间的《医统大全》记载，将大黑豆用甑蒸熟，趁热四围上下用黄荆叶紧护，数日取出晒后以温水洗过，烈日曝十分干后以瓷器收贮密封。

在陈晓卿团队推出的全新美食探索纪录片《风味人间》第二集中，龙泉李山头村的灰碱粽中就用到了牡荆。上山收集牡荆树的枝条。燃烧之后，这些灰烬中含有大量的碳酸钾。用热水反复过滤，获得的碳酸钾水溶液就是灰碱水——一种原始的食用碱。用灰碱水浸泡一夜，淀粉分子舒展，保水力增强，抑菌防腐，粽子可以保存更久。煮透的灰碱粽可以在自然环境下储存一个来月。

一般以为，荆棘的意思是荆条坚硬而狭长，布满了可怖的尖刺。而实际上荆是荆，棘是棘。荆条是无刺的，但细长坚硬的荆条依旧可以作为刑具，抽得人皮开肉绽。棘在植物志里指的是酸枣，枝条上密布托叶刺。荆、棘常常混生在山野，阻挡古时人们的去路，所以有了披荆斩棘之说，也是"荆棘"的由来。而在西方，牡荆的意味截然不同。它代表的是情欲的压抑。欧洲多见的是穗花牡荆，它至少有两千年的药用历史。古希腊人在公元前即开始食用穗花牡荆的果实，以达到抑止性欲的目的。那些丈夫常年征战在外而独守空房的妻子，就常常被推荐食用"圣洁莓"（穗花牡荆果实的英文名），从而安抚自己的情绪，贞节树也因此得名。

穗花牡荆还多植于修道院或僧侣的花园，用意不言而喻。它另一别名就叫作"僧侣的胡椒"，据说这种生长在地中海地区的灌木上细小颗粒状的果实就像胡椒一样辣。而据《催情植物传奇》介绍，中世纪的人们相信，用牡荆枝条垫在身下睡觉，也有灭却心头欲火的功效，正所谓"牡荆铺就贞节路"。

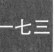

一七三 牡蛎 —— 肉香壳顽可软坚，滋阴潜阳汗精敛

牡蛎，为牡蛎科动物近江牡蛎、长牡蛎或大连湾牡蛎等的贝壳。

【**药性**】味咸，性微寒。归肝、胆、肾经。

【**功效**】潜阳补阴、重镇安神、软坚散结、收敛固涩、制酸止痛。

【**主治**】肝阳上亢、眩晕耳鸣、惊悸失眠、瘰疬痰核、症瘕痞块、自汗盗汗、遗精滑精、崩漏带下、胃痛吞酸。

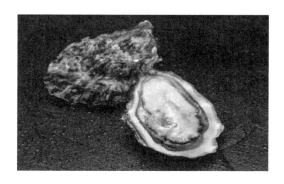

《神农本草经集注》中有："道家方以左顾者是雄，故名牡蛎，右顾则牝蛎尔。"解释了牡蛎的"牡"字来源。道医认为左升右降、男左女右，所以将开口朝东的蛎，称为牡蛎。牡蛎的外壳能够承受极大的压力。宋代著名的泉州洛阳桥，全长一百二十米，宽五米，有四十六座桥墩。建造时，为使桥墩坚固，不被海潮冲走，工匠们先在堤坝上养殖几年牡蛎，而后用胶汁凝结石块筑成桥墩，这样可以长久不坏。

一七四 木瓜 —— 和胃化湿消食中，吐血转筋服木瓜

木瓜，为蔷薇科植物贴梗海棠的干燥近成熟果实。

【药性】味酸，性温。归肝、脾经。

【功效】舒筋活络、和胃化湿。

【主治】湿痹拘挛、腰膝关节酸重疼痛、脚气浮肿、暑湿吐泻、转痉挛痛等。

木瓜为传统中药，药材以个大、皮皱、紫红色者为佳。中国最好的木瓜出于安徽宣城，宋代《图经本草》说："木瓜处处有之，而宣城者为佳。"因此木瓜亦称宣木瓜。木瓜果芳香馥郁，若将刚刚从树枝上摘下来的成熟木瓜藏于大衣柜中、木箱底，只要一开启，一般清香扑鼻而

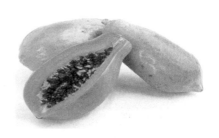

来。也有人将它置于房中案几、床头，既可供观赏玩味，又能吸嗅，其馥香之味，沁人心脾，舒心健身。多吃木瓜可延年益寿，其所含酵素近似人体生长激素，可令人保持青春。木瓜所含的蛋白分解酵素，有助于分解蛋白质，对消化系统大有裨益。

"投我以木瓜，报之以琼琚"，此源于《诗经》。琼琚即玉佩。木瓜作为男女间忠贞不渝爱情的信物，赠木瓜以示爱情，而对方回赠琼琚，尤见盛情。古人把木瓜与琼琚等同视之，可见其高贵与典雅。

宋代著名医家许叔微在《本事方》中，曾记载一则用木瓜治风湿痹痛的故事。安徽广德顾安中患脚气，筋急腿肿，不能行走，只好乘船回家。在船上，他无意中将两脚搁在一包装货物的袋上，渐觉不痛，下船时，发现肿胀已减轻，疼痛已消失，就问船家，袋中装的是何物，船家回答说是宣州木瓜。顾安中回家后，即买来木瓜切片装入袋中，每日将脚搁在上面，不久，他患的脚气肿痛就痊愈了。李时珍《本草纲目·三十七卷·木瓜》中亦载有此说。

木瓜之乡为安徽省直城市。吐泻转筋的特效药 —— 木瓜。

谚语：木瓜百益一损，梨子百损一益。

一七五 木蝴蝶 —— 状如蝴蝶舞翩翩，喑哑服之声震天

木蝴蝶，为紫葳科植物木蝴蝶的干燥成熟种子。

【**别名**】玉蝴蝶、千张纸。

【**药性**】味苦、甘，性凉。归肺、肝、胃经。

【**功效**】清肺利咽、疏肝和胃。

【**主治**】喉痹音哑、肺热咳嗽、肝胃气痛等。

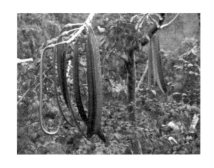

很久以前，在两个相邻的小山村里，住着两个家族：张族和李族。两个家族在很多年前就因为争地界而结仇，仇恨祖祖辈辈、世世代代往下传着。

西村有一户以采药卖药为生的李姓人家，大家都叫他药师，药师家里有个美若天仙的姑娘，姑娘的名字也与她的容貌一样美丽，叫蝴蝶。东村有个后生叫张木，不但长得虎背熊腰，如大山一般结实，还是远近闻名的好猎手。这对年轻人相识了，后来又相爱了。

因为两村世代的怨仇他们没办法得到父母及族长的认可，只能偷偷地相爱着。西村的族长有个儿子，因爱慕蝴蝶的美丽，要娶她为妻，这桩让父母及其全族人都觉得风光的婚姻就这样不费任何周折地定了下来。娶亲那天是西村有史以来最为热闹的一天，全族人推杯换盏一片沸腾。深夜，新婚的蝴蝶趁大家都睡意蒙眬，绕过烂醉如泥的丈夫，偷偷地逃了出来，与村外等着她的张木一起，准备逃向远方。

出村没走多远两人就被举着火把来追赶的族人抓住了。族长和族长的儿子愤怒了，全族的人都不能容忍他们最美丽的女孩竟然要跟仇家的人私奔。按照族规，被五花大绑的蝴蝶和张木便在家族祠堂的院坝内被活活烧死了。烈火之中呼啦啦地飞出了很多很多像飞絮一样的半透明蝴蝶，那半透明的蝴蝶像有些害怕似的，飞进了一个长长的皂荚内躲了起来。传说那便是张木和蝴蝶的化身，所以后来人们便把长有长长的皂荚一样的树叫作木蝴蝶。

一七六 木棉花——清热利湿止血功，泻痢血毒英雄树

木棉花，为木棉科植物木棉的花。本品乃高大之木，结实大如拳，实中有白棉，故名。

【别名】 木棉、古贝、斑枝花、攀枝花、琼枝、英雄树。

【药性】 味甘、淡，性凉。归脾、肝、大肠经。

【功效】 清热利湿、解毒止血。

【主治】 泄泻、痢疾、血崩、疮毒、金创出血。

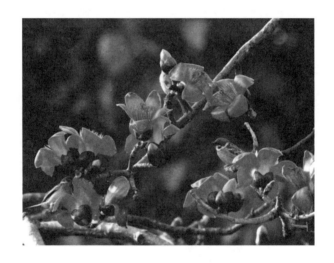

关于木棉，在海南有个动人的传说。从前五指山有个英雄，叫吉贝。他多次率领黎族人民抗御外敌，后因叛徒出卖，被敌人围困在大山上。他身中数箭，屹立山巅，身躯化为一株木棉树，箭翎变为树枝。后人为纪念他，遂称木棉为英雄树。

相传苏东坡被贬谪海南儋州，黎族人曾赠给他吉贝布衣，抵御风寒，这使他万分感激，赋诗回赠道："遗我吉贝布，海风今岁寒。"

一七七 木香 —— 行气止痛又调中，痢疾后重服之通

木香，为菊科植物木香的干燥根。

【**药性**】味辛、苦，性温。归脾、胃、大肠、三焦、胆经。

【**功效**】行气止痛、健脾消食。

【**主治**】脾胃气滞、脘腹胀痛、食积不消、不思饮食、泻痢后重、胸胁胀痛、黄疸、疝气疼痛。

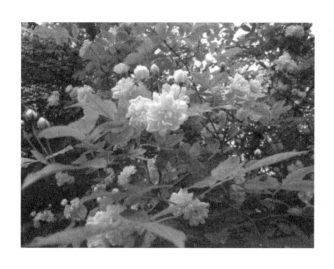

木香之气芳香浓烈而特异，味苦质重而降。阴药而阳用，入脏而助阳气，气分之药也。能升能降，协调诸气而随自然。但不可太过，使耗正气。

相传，在明代万历年间，痢疾流行，病死者无数。有一老妇久患痢疾将死，夜梦观世音托梦一方，用木香、黄连等分为末服之可医。老妇依方服之即愈，并将此方传授给乡邻，乡邻皆愈。后来人们尊老妇为神，命此方为香连散，因散剂不易服用，后人改为丸剂，遂称为香连丸。现在，中成药香连丸仍为止痢之良药，实为居家旅行必备之药。

相传清代光绪年间，山西道监察御史李慈铭曾因夜感风寒而全身不适，肠鸣腹泻。第二天一早，李慈铭请城中名医前来诊治。医生问明病情后，笑捋白须，自医药箱中取出一瓶药丸，令李以浓米汤服下二十粒，过了一会儿，李慈铭的腹泻就止住了。两天后，李慈铭的病即痊愈。李慈铭问医生所

用何药，医生回答说："此药就在大人洗砚池旁。这种叫木香的花木，行气止痛、实肠止泻。用其根与黄连做成药丸，即大人所服之药。"李慈铭乃光绪进士，著名文学家，看着似白丝缎织就的瀑布一般的木香花，大为欣喜，兴奋之际，还特地作诗一首："细剪冰蘼屑麝胎，双含风露落琼瑰。分明洗砚匀笺侧，长见笼香翠袖来。"诗中用白色的蘼芜和麝香的细末来比喻木香的香浓之气，真是传神之至。

《本草纲目》言其"主治呕逆反胃，霍乱泻泄痢疾，健脾消食。对脾胃气滞，纳食不香，食欲下降，脘腹胀满等甚效"。临床用于治痢疾时，常与当归同用，取刘完素"行血则便脓自愈，理气则后重自除"之旨。清汪昂《医方集解》曰："木香行气，平肝实肠；厚朴散满，行水平胃。"

一七八 木贼 —— 生命极强号木贼，疏散风热退目翳

木贼，为木贼科植物木贼的干燥地上部分。

【别名】木贼草、锉草。

【药性】味甘、苦，性平。归肺、肝经。

【功效】疏散风热、明目退翳。

【主治】风热目赤、迎风流泪、目生云翳、出血证等。

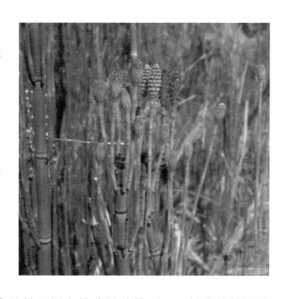

木贼为什么叫"木贼"？第一，木贼再生力强，属于孢子植物，除用孢子方式繁殖外，又因有根茎，还可进行无性繁殖。因根茎繁殖迅速，再生力强，因此，木贼往往成片生长，甚至可以形成单优势种的草本群落。它的根茎除冬季外每天在伸展，无论伸展到哪里都向上发芽生长 ——"贼"。第二，木贼适应性强。一般喜湿，多成片生长在河边、沟谷溪边、林内坡地。在林区无论是在茂密的针阔混交林或针叶林下，还是在疏林下均能茂盛地生长。垂直分布从海拔六百五十米起，到海拔两千九百五十米都可生存 ——"贼"。第三，木贼生命力强。木贼耐寒，可以忍耐零下四十摄氏度以下的寒冷气候。在长白山区，木贼在针阔混交林下，常形成单优势种的林下草本层，是林区的重要牧草资源。在零下四十摄氏度以下的寒冷气候里只要它的根茎冻不死，来年春又生 ——"贼"。此外，虽然它是草本植物，但是它的根茎却延续存在了二亿多年，成了活化石，一般木本植物都比不了它，它不是木本植物，但胜过木本植物。这也许可能就是叫它"木贼"的缘故。

谜语：偷梁换柱 —— 木贼。

民谚：木贼草，清肝明目疗效好。

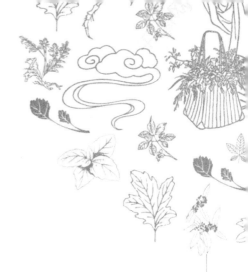

N

一七九 闹羊花 —— 色黄性温有大毒，散寒祛风除湿痛

闹羊花，为杜鹃花科植物羊踯躅的花序。

【别名】踯躅花。

【药性】味辛，性温，有大毒。归肝经。

【功效】祛风、除湿、消痛。

【主治】风湿痹痛、跌打损伤、皮肤顽癣。

民间相传此花本无毒，羊最喜欢食之，可是花少羊多，花还未开完，羊就食完了。此花请来了老虎为其守护神，卧其旁，从此羊见之分散而走，不敢再食。但黄羊不服气，欲食其花而被老虎咬死。至此羊不再食其花。老虎不能一直守其旁，于是，此花就变成与老虎一样的颜色，吓唬羊不敢靠近。

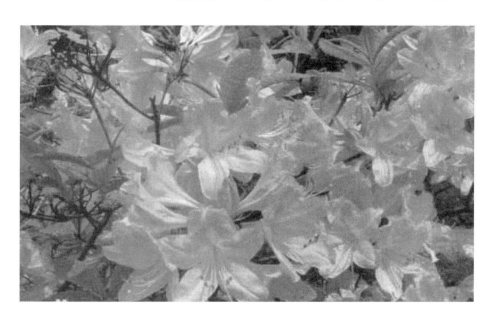

一八〇 南瓜蒂 —— 味苦性寒入肺肝，解毒消肿又安胎

南瓜蒂，为葫芦科植物南瓜的瓜葛，主产于江苏、安徽、浙江等地。

【药性】味苦，性寒。归肺、肝经。

【功效】解毒消肿、清热安胎。

【主治】习惯性流产、脱肛等。

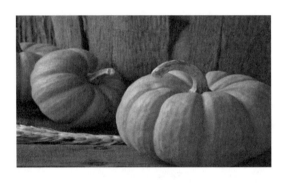

相传，江南名医叶天士来到东阳、磐安的大盘山区一带，在弯曲僻静的山道上，遇到一女子，脸色苍白，眼睛无神，柴担重压一旁，双手捧着凸起的小肚，斜躺在地，嘴里轻轻地呻吟。叶天士上前询问，得知她家就在山下。男人还在山上，自己怀孕已有数月，为帮助丈夫砍柴而来到此处，现在感到胎儿不稳，恐有不测，正处于万分痛苦与不安的境地。叶天士为了安定这女子的情绪，便说："大嫂子，心要宽，神要安。我是个医生，会采药给你吃，你只管放心吧。""这深山野岭到哪里去采药啊。"这女子叹息了一声，便又哼哼起来。这时，叶天士环顾四周，目光最后落在路旁地里一只只大南瓜上。这些大南瓜，小则七八斤，大则十多斤，只只都连在一条条的南瓜藤上。

叶天士心想："南瓜藤上长南瓜，就靠南瓜蒂。这南瓜蒂从根藤那儿一点点地吸取营养，一点点地输送给南瓜，让南瓜从小长到大，从青变成黄……这瓜熟蒂落，岂不正是十月怀胎么。"想到这里，叶天士说声："对！我何不拿这南瓜蒂来安胎呢。"于是，叶天士摘下三只大南瓜，取下南瓜蒂，用自己随身带的药钵，架起一个炉灶，拾来枯柴枝，熬起了南瓜蒂汤来。

一会儿，叶天士把南瓜蒂汤送到女子的面前，那女子便喝了下去。不久奇迹出现了，那女子小肚不痛了，还能站起来走动。她便拜倒在地，感谢在这深山遇上了"神仙"。

民间验方：治疗习惯性流产、安胎时每次用老南瓜蒂三十克，煎水代茶饮。

一八一 南沙参——养阴清肺并止咳，肺热虚痨咽痛瘥

南沙参，为桔梗科植物轮叶沙参或沙参的干燥根。

【别名】 沙参、知母、白沙参。

【药性】 味甘，性微寒。归肺、胃经。

【功效】 养阴清肺、益胃生津、益气化痰。

【主治】 肺热燥咳、虚痨久咳、干咳痰黏、胃阴不足、食少呕吐、气阴不足、烦热口干。

本品与人参、玄参、丹参、苦参并为五参，其形不尽相类，而主疗颇同，故皆有参名，且宜于沙地，故名。

南沙参为多年生草本，其根色白，粗壮，其质清虚，其味虽不甚苦，而寒性独，气味俱薄，具有清扬上浮之性，故专主上焦，归肺经，具有养阴清肺、祛痰止咳之功。

传说东汉末年，医学家华佗的弟子吴普随华佗行医，一日见一少年的小腹及阴中隐痛如绞，汗流满面，疼痛欲绝。华佗令吴普前往医之。吴普取出南沙参捣筛为末，米酒送服一小匙而愈。华佗为吴而悦。又一日，一妇人白带甚多，吴普又用南沙参为末，令每服二钱，米饮调下而愈。华佗问吴普用药之由，吴普曰："白带多因七情内伤或下元虚冷所致。"华佗对吴普的长进极为欣慰。

清代黄云鹄《粥谱》云："用沙参、粳米、冰糖煮粥，润肺养胃，热病口渴有效。"清初傅青主认为，骨蒸有汗宜牡丹皮，骨蒸无汗宜沙参，有汗无汗地骨皮均宜服用。傅云："用沙参补阴，原不入脑，今用于川芎之中而蔓荆、细辛，直走于巅，则沙参不能下行，不得不同群药入脑中。夫补其脑则风不能存，而脑自愈，头痛亦除矣。"他还强调，此方能治头痛，有神效。

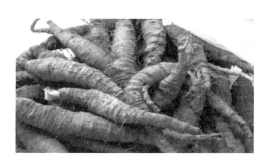

一八二 牛蒡子 —— 散热透疹利咽喉，功效非凡大力子

牛蒡子，为菊科植物牛蒡的干燥成熟果实。

【别名】鼠粘子、大力子、恶实、大牛子、鼠粘草子、鼠见愁子。

【药性】味辛、苦，性寒。归肺、胃经。

【功效】疏散风热、宣肺透疹、解毒利咽。

【主治】风热感冒、温病初起、咳嗽痰多、麻疹不透、风疹瘙痒、痈肿疮毒、丹毒、痄腮、咽喉肿痛等。

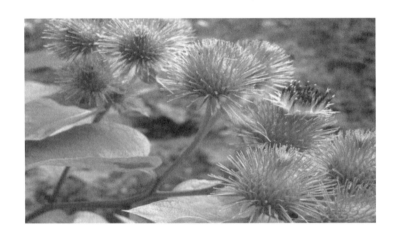

本品常生于牛粪旁或肥沃之地，故名。凡肺邪之宜于透达，而不宜于抑降者，唯牛蒡子于清泄之中，自能透发，为医治麻疹之专药。

民间曾流传牛蒡子斗鼠的故事。说的是牛蒡子在古时候生长非常茂盛，遍地皆是。种子肥厚，富含油性。被老鼠发现，尝其味道，又香又甜，强于其他食物。于是每当种子成熟之时，成群结队的老鼠便来收获。吃过牛蒡子的老鼠，不但肥大，而且繁殖很快，几年工夫，牛蒡子就所剩无几，连繁殖用的种子也不多了。且被咬过的种子，在一般地里不生长，只有肥沃的地里才能生长。为对付老鼠，保存自己，牛蒡子开始想办法，它先用苞片把种子包起来，成熟时一下裂开，种子入地繁殖，免遭鼠害。老鼠也不示弱，不等牛蒡子成熟裂开就将其吃掉。牛蒡子又把苞片向外长长，并裂成针状，先端带钩。这下可把老鼠治住了，当它去吃时，带钩的刺从四周钩住鼠毛，不可脱，多有饿死者。从此老鼠不敢再吃牛蒡子了。故人们又称牛蒡子为鼠

粘子。

话说在古代，有一个旁姓老农，一家有五口人。但是家中老母有病，症状"三多"及视力模糊（糖尿病）。一天，老农耕地累了在一棵树下睡着了，醒来看到老黄牛在路旁吃草，把牛赶去继续耕地，发现这老牛拉起犁来比刚开始时轻松多了，他自感有点跟不上趟。老农对老牛吃过草后拉犁的牛劲大增有些奇怪，他想看看老牛吃的是啥草。过去一看，只见那草的叶子大而厚，像个大象耳朵，看牛吃得起劲，他就随手拔出一棵，哪知这草的根长得吓人，足有三尺多长，形状有点像山药，掰开里面呈白色，咬一口尝尝微带点土腥味，不知不觉把这草根吃完了，也没有不舒服的地方，反而觉得比刚才还精神了。于是，他拔了些带回家，让家人洗干净，切成段，再放几块萝卜一起煮，全家当汤喝。一连喝了七八天，老母亲的眼睛突然明亮了，原来的"三多"症状也消失了，还能干点体力活了。家中其他人的精神也大有改变，小儿子原来脸色土黄、嘴唇发白，如今变得红润娇嫩、活泼可爱。全家人坐在一起议论这种草叫什么，要给它起个名字，老农说："是老牛吃过这种草后拉犁才有劲的，我姓旁，在旁字上面加个草字头，就叫'牛蒡'吧！"小儿子争辩说："老牛吃了这种草就有劲，应该叫'大力根'。"从此，人们称这种草为"牛蒡"，也叫"大力根"。

歌曰：疏散风热又宣肺，解毒利咽疹透齐。疹毒疮毒能清解，疟腮丹毒效果奇。

谜语：万吨钢梁一手撑 —— 大力子。

一八三 牛黄 —— 清热息风真良药，功效非凡称丑宝

牛黄，为牛科动物牛的干燥胆结石。

【别名】西黄、犀黄、丑宝。

【药性】味苦，性凉。归心、肝经。

【功效】清热解毒、凉肝息风、清心豁痰、开窍醒神。

【主治】热病神昏、中风痰迷、惊痫抽搐、癫痫发狂、咽喉肿痛、口舌生疮、痈肿疔疮。

牛属丑，故牛黄隐其名为丑宝，价似黄金，贵重之药也。犀者，牛之隐名也。牛黄体轻松脆，细腻而有光泽，性上行，可治肝胆之郁热、多种热毒之疾患。

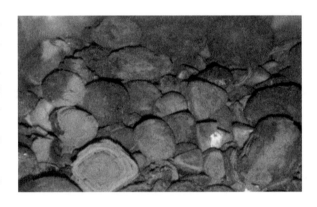

相传一农夫，家养黄牛一头，入夜身放异光，眼红如血，时时吼鸣。家一娇子，闻而惊恐。遂病，神昏谵语，高热不退。农夫六神无主，只恨黄牛害死娇儿，欲持棍打死，忽见牛又大吼，从口中喷出一团火苗，正入饮水之盆中。农夫忙在盆中查看，见有几粒金黄色之物，疑为神牛吐药以救娇儿。便将此物让其子服下，次日果效，不久而愈。传于乡邻，视为神物，取名牛黄。

战国时期，名医扁鹊在渤海一带行医。一日，他正从药罐中取出炮制好的青礞石，准备研末为一个名叫阳文的邻居治疗中风偏瘫。这时，门外传来一阵喧闹声，扁鹊问其究竟，原来是阳文家中养的一头十几年的黄牛，不知何故，近来日见消瘦，以致不能耕作，故阳文的儿子阳宝请人把牛宰杀了。谁知，宰杀时发现牛胆里有块石头。扁鹊对此颇感兴趣，嘱阳宝把石头留下，以便进一步研究。阳宝笑了："先生莫非想用它做药？黄牛之病源于结石，这结石乃病根也，哪能治病。"扁鹊一时也答不上来，随手把结石和桌上的青礞石放在一起。

正在这时，阳文的病又发作起来。扁鹊赶到，只见阳文双眼上翻，喉中碌碌痰鸣，肢冷气急，十分危急。他一边扎针一边叮嘱阳宝："快！去我家桌上把礞石拿来。"阳宝气喘吁吁地拿来药，扁鹊也未细察，很快研为细末，取用五分给阳文灌下，不一会儿，病人停止了抽搐，气息平稳，神志清楚。扁鹊回到自己的屋里，发现青礞石还在桌上，而牛结石不见了，忙问家人："何人动了牛结石？"家人回答是："刚才阳宝过来取药，说是您吩咐的呀。"这个偶然的差错却给扁鹊带来了深思："难道牛的结石也有豁痰定惊的作用？"于是，第二天他有意识地将阳文药里的青礞石改换为牛结石使用。三天后，阳文病势奇迹般地好转，不但止住了抽搐，而且偏瘫的肌体也能动弹几下了，喜得阳文连声称谢。扁鹊说："不用谢我，还是谢谢你家公子吧。"于是将阳宝错拿牛结石代礞石的经过讲了一遍，并说："此石久浸于胆汁中，苦凉入心肝，有清心开窍、镇肝熄风之效。"阳文问道："这药叫什么名字呢？"扁鹊思索片刻："此结石生在牛身上，凝于肝胆而成黄，可称它为'牛黄'。"又进一步说："牛黄有此神效，堪称一宝，牛属丑，再给它取个别名，叫'丑宝'吧。"

一八四 牛膝 —— 肝肾筋骨得培补，瘀血水饮牛膝逐

牛膝，为苋科植物牛膝的干燥根。

【**药性**】味苦、甘、酸，性平。归肝、肾经。

【**功效**】逐瘀通经、补肝肾、强筋骨、利尿通淋、引血下行。

【**主治**】瘀血阻滞之经闭、痛经、胞衣不下、跌扑伤痛、腰膝酸痛、筋骨无力、淋证、水肿、小便不利、吐血、衄血、牙痛、口疮、头痛、眩晕等。

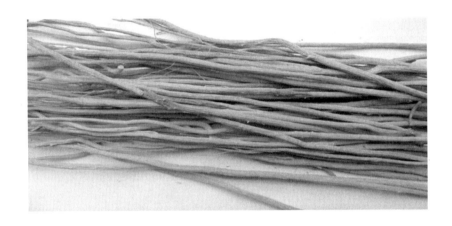

本品茎有节，似牛膝，故名。从前有位行医卖药之人，死前将一秘方传给他的得意门生说："这种药草是个宝，用它制成药，能强筋骨，补肝肾，药到疾除。"徒弟接过一看，这药草上长叶的部位膨大，其形状像牛的膝头，为了好记，就叫它牛膝。

一八五 女儿茶 —— 擅治妇科血分病，叶可做茶女儿红

女儿茶，为鼠李科植物岩枣树的根或枝叶。

【**别名**】岩果紫、黄茶根、女儿红、岩枣树。

【**药性**】味苦，性凉。归肝经。

【**功效**】清热消积、凉血止血。

【**主治**】吐血、崩漏、月经不调、食积。

相传一女子患崩漏下血不止，求医无效。为生活所迫，还得下地干活。血汗同出，口干舌燥，四处寻水，见树下一水坑，浮满树叶，俯身饱饮，甘凉无味，日数饮。至夜一觉而睡至天明，竟血止神足。此事告于医，医视之，乃树叶之功也。此树形似枣树，而非枣树，医生就用此叶泡茶，专治女子血分之病，每用皆效，因不知其名，就叫它女儿茶，于是女儿茶便成了一味良药传于后世。

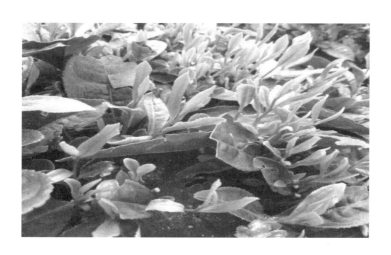

一八六 女贞子——明目乌发滋肝肾，腰膝酸软用女贞

女贞子，为木犀科植物女贞的干燥成熟果实。

【别名】女贞实、冬青子、爆格蚤、白蜡树子、鼠梓子。

【药性】味甘、苦，性凉。归肝、肾经。

【功效】滋补肝肾、明目乌发。

【主治】肝肾阴虚、眩晕耳鸣、腰膝酸软、须发早白、目暗不明、内热消渴、骨蒸潮热等。

此木凌冬青翠不凋，有守贞之操，故以女贞名之。药用其子，方药遂名女贞子。相传鲁地有一女，非常羡慕女贞凌冬不凋，负霜雪而枝叶葱翠之性，皮青肉白，含蓄而不露之贞操。每见此树而作歌颂之，并植于庭堂之前，每日观之。采其实而服之，年

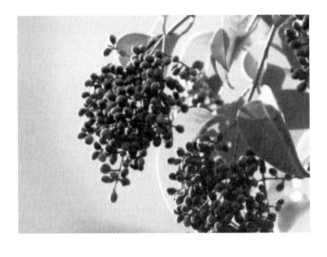

百岁犹有少女之容。为守贞操而不婚，人们颂扬之，而名此木为女贞。晋苏颜为女贞颂序云："女贞之木，一名冬青，负霜葱翠，振柯凌风。故清士钦其质，而贞女慕其名，或树之于云堂，或植之于阶庭。"

从前有个善良的姑娘叫贞子，嫁给一个老实的农夫。两人都没了爹娘，同病相怜，十分恩爱地过日子，哪知婚后不到三个月，丈夫便被抓去当兵，任凭贞子哭闹求情，丈夫还是被强行带走了。

丈夫一走就是三年，音信全无。贞子一人整日里哭泣不已，总盼着丈夫能早日归来。可是有一天，同村一个当兵的逃了回来，带来她丈夫已战死的噩耗。贞子当即昏死过去。乡亲们把她救过来后，她还是一连几天不吃不喝，寻死觅活。最后有个邻家二姐劝慰她，说那捎来的信也许不真，才使她勉强挺过来了，但这一打击却让她本来羸瘦的身体更加虚弱，这样过了半

年，她最终病倒了。临死前，贞子睁开眼拉着二姐的手说："好姐姐，我没父母没儿女，求你给我办件事。"二姐含泪点头。"我死后，在我坟前栽棵冬青树吧。万一他活着回来，这树能证明我永远不变的心意。"死后二姐按她的遗言做了，几年后冬青枝繁叶茂。

后来有一天，贞子的丈夫回来了。二姐把贞子生前的情形讲了，并带他到坟前，他扑在坟上哭了三天三夜，泪水洒遍了冬青树。此后，丈夫因伤心过度，患上了浑身燥热、头晕目眩的病。

说来也怪，或许受了泪水的淋洒，贞子坟前的冬青树不久竟开花了，还结了许多豆粒大的果子。乡亲们都很惊奇这树能开花结果，议论纷纷，有的说树成仙了，吃了果子人也能成仙；有的说贞子死后成了仙；等等。贞子的丈夫听了怦然心动："我吃了果子如果成仙，还可以和爱妻见面。"于是摘下果子就吃，可吃了几天，他没成仙，也没见到贞子，病却慢慢好了。

就这样，冬青树的果子药性被发现，它能补阴益肝肾，人们纷纷拿种子去栽，并给取名叫"女贞子"。女贞子被称为补阴之最。

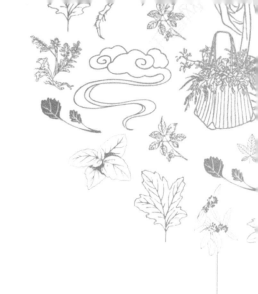

O

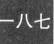 一八七 藕节 —— 尤擅止住上部血，吐咳咯鼻血得摄

藕节，为睡莲科植物莲的干燥根茎节部。

【别名】 藕节疤。

【药性】 味甘、涩，性平。归肝、肺、胃经。

【功效】 收敛止血、化瘀。

【主治】 吐血、咯血等上部出血病证。尤其是在止血方面效果好，对吐血、咯血、衄血、尿血、血痢、月经过多等多种出血证均可使用。

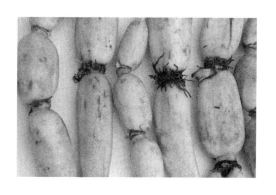

李时珍记载一病案：一男子病血淋，痛胀祈死，予以藕汁调发灰，每服二钱，服三日而血止痛除。

赵滣《养疴漫笔》云："宋孝宗患痢，众医不效，高宗偶见一小药肆，召而问之，其人问得病之由，乃食湖蟹所致。遂诊脉曰：此冷痢也。乃用新采藕节捣烂，热酒调下，数服即愈。高宗大喜，就以捣药金杵臼赐之人，遂称为金杵臼严防御家，可谓不世之遇也。大抵藕能消瘀血，解热开胃，而又解蟹毒故也。"在家庭中，洗藕时可将藕节留下晒干备用。藕自古就深受人们喜爱。莲、藕同出一物。莲花常偶生，不偶不生，藕生水中，一节生二荷，两两相偶，成双成对，偶、藕同音，故莲根名藕。莲者，连也，花石相连，故名。

谚语：男不离韭，女不离藕。鼻子爱出血，赶快吃藕节。

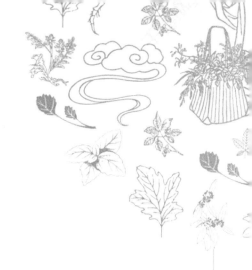

P

一八八 佩兰——气香如兰辟秽气，醒脾开胃解暑湿

佩兰，为菊科植物佩兰的干燥地上部分。为菊科植物兰草的茎叶。本品夏月佩之辟秽，气香如兰，故名。

【**别名**】都梁香、大泽兰。

【**药性**】味辛，性平。归脾、胃、肺经。

【**功效**】芳香化湿、醒脾开胃、发表解暑。

【**主治**】湿浊中阻、顽痞呕恶、口中甜腻、口臭多涎、暑湿表证、湿温初起、发热倦怠、胸闷不舒等。

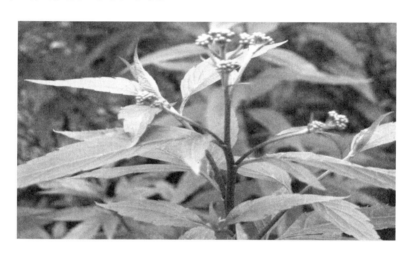

古时江浙一带田间常种一种植物，呼为香草，到夏天割取，用油炮制，或浸油涂发，以去风垢；或采而佩之以辟秽气；或缠作把子；或为头泽佩带。古人们给这种草起了香水兰、省头草、佩兰诸名。

相传佩兰乃一位仙人所遗的药。一仙女名叫佩兰，下凡来到人间，与一农家青年结婚。她身材修长，满身清香，为人行善，常到山中采一种香草为当地人治暑湿之病，每治必验。后天神得知其下凡，便强行带她回天界，临走佩兰教丈夫种植一药，为民除疾。为怀念佩兰，青年便将此药取名叫佩兰。当地人采兰以佩身上，以求仙女保佑。据说，汉代时就有在园中种兰以降神的习俗。

谚语：佩兰又名兰草汤，暑湿困脾服之良。

脾瘅特效药——佩兰。

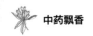

一八九 枇杷叶 —— 清香甜美枇杷果，清热止咳枇杷叶

枇杷叶，为蔷薇科植物枇杷的干燥叶。

【别名】巴叶、芦橘叶等。

【药性】味苦，性微寒。归肺、胃经。

【功效】清肺止咳、降逆止呕。

【主治】肺热咳嗽、气逆喘急、胃热呕逆、烦热口渴等。

枇杷叶为常用中药。始载《名医别录》，认为以叶片大而肥厚，棕绿色，叶背毛密者为佳。枇杷是我国南方特有的果品，以塘栖枇杷声誉最著，产于浙江余杭塘栖。塘栖与江苏吴县洞庭东山和福建莆田宝坑，并列为我国三大著名枇杷产区。

我国栽培枇杷的历史悠久，距今已有两千多年。西汉时，司马相如在《上林赋》中，就有"枇杷十株"的记载。当时，枇杷是人工栽培的主要果树，唐代时流传到日本。到了宋代，种植地已扩展到长江流域和华南诸省。塘栖枇杷，至今已有一千三百多年。早在唐代，就被列为贡品。清代时，塘栖已成我国枇杷主要产地之一，素有"枇杷之乡"之称。清代《塘栖志》记载："塘栖产枇杷，胜于他处。"每当"四、五月时，金蝉累累，各村皆是，筠筐千百，远贩苏沪，岭南荔枝无以过矣"。

枇杷名称较多，古人曾称为"卢橘""金丸"等。宋代诗人苏东坡有"罗浮山下四时春，卢橘杨梅次第新"，诗人陆游有"难学权门堆火齐，且从公子拾金丸"等诗句。更有趣的，还有称枇杷为"琵琶"者。据传，过去有个书生，不知枇杷也称琵琶。有一次，他收到一位朋友送来的一篮枇杷，见礼帖上写有"琵琶"二字，自认为别人用了白字，一时兴起，即写一诗讥讽道"枇杷不是那琵琶，只为当年识字差。若使琵琶能结果，满城丝管尽开花。"实际上，名为"琵琶"不无道理。宋代《本草衍义》中记载，因枇杷叶厚长，呈椭圆形，状如琵琶，故而得此名。塘栖枇杷品种多达二十余种。分大类为白沙、红种、草种三类。其中白沙果皮淡黄，果肉色白，核小汁多，味鲜且甜，被誉为枇杷珍品；红种的特点是皮色楂红，果大肉厚，汁多味美，红种之中的"大种"，果皮殷红，大如鸡蛋；草种之中以"红毛丫头"为好，果实虽小，但味甜可口。

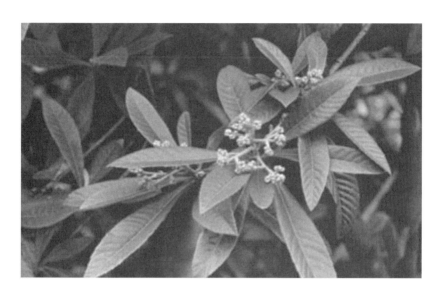

塘栖枇杷之所以品种多，产量高，是因为塘栖位于古运河畔，土壤肥沃，气候湿润，雨水充沛，自然条件十分适宜枇杷生长。再有，果农在长期的栽培实践中，积累了丰富的经验。据史料记载："枇杷须接乃为佳果，一接核小如丁香荔枝，再接无核也。"古时，人们为了使枇杷果实无核，还采取了摘除花蕊的措施。

枇杷为蔷薇科乔木，一年四季，常绿苍翠。寒冬时节，傲雪开花。初夏时，枇杷由黄变红，渐渐成熟。枇杷果肉营养丰富，内含蛋白质、脂肪，以及糖、铁、钙、磷、胡萝卜素等多种成分。中医常用以清肺、止咳、润喉解温、和胃。

郑板桥虽一生坎坷，却活到七十三岁，逾越古稀，在当时堪属长寿。晚年的郑板桥，一直幽居茅舍。一次，他偶患咳嗽，却厌服汤药。于是，就到自己的庭院里随手摘了十几张枇杷叶，抹去细毛，然后用泉水煮茶。谁知连饮数日，咳嗽竟然痊愈。

为何枇杷叶能够治疗咳嗽？原来，枇杷不但果实浆汁清香甜美味道适口，而且果实及叶是良药。枇杷能刺激消化腺分泌，对增进食欲、帮助消化吸收、止渴解暑有很好的作用。枇杷中的苦杏仁甙，能够润肺止咳、祛痰，治疗各种咳嗽。枇杷果实有抑制流感病毒的作用，常吃可以预防感冒。

容易被人认为是"废物"的枇杷叶，更是不可多得的天然止咳药。枇杷叶味苦性平，有清肺和胃、降气化痰之功。国外医学实验证明，以枇杷叶为原料制成的枇杷茶还具有降血糖和抑制血压升高的功效。

一九〇 蒲公英——解毒利湿又消肿，食疗野菜蒲公英

蒲公英，为菊科植物蒲公英、碱地蒲公英或同属数种植物的干燥全草。

【别名】蒲公草、尿床草、黄狗头、卜地蜈蚣、鬼灯笼、羊奶奶草、婆婆丁。

【药性】味苦、甘，性寒。归肝、胃经。

【功效】清热解毒、消肿散结、利湿通淋。

【主治】痈肿疔毒、乳痈、肺痈、肠痈、热淋涩痛、湿热黄疸等。

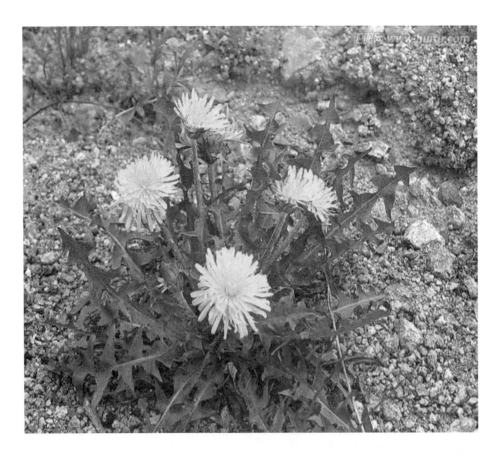

蒲公英药用其全草，又称黄花地丁，具有良好的清热解毒作用，尤善治乳痈。中医所谓乳痈类似于乳腺炎一类的疾病，民间俗称奶疮。凡治疗乳房红肿热痛，蒲公英为首选。在用法方面，既可以作为内服药使用，亦可以

将鲜品捣烂外敷。谚语云：黄花地丁蒲公英，疮毒乳痈就是行。《本草新编》云："蒲公英，至贱而有大功。"也就是说其价廉物美。"或问，蒲公英与金银花，同是消痈化疡之物，二味毕竟孰胜？夫蒲公英止入阳明、太阴二经，而金银花则无经不入，蒲公英不可与金银花同论功用也。然金银花得蒲公英，而其功更大。"据此可以认为蒲公英的作用范围不及金银花广，但二者配伍作用加强。

有一传说，有个官员，身边有个闺女叫作蒲公英，未婚，不幸得了乳疮，又肿又痛，羞于启齿，一直咬着牙忍着。员外的夫人无知，以为这个未出嫁的女儿害乳疮，是因为做了见不得人的事，把她大骂一通。蒲公英一时想不开，自己害病，疼痛难忍，母亲疑心，活着也没意思，就跳了河。碰巧一渔夫趁着月色撒网捕鱼，看见有人跳河，急忙将其救起。姑娘得救，渔夫询问知其患了乳疮，第二天，就从山坡上挖回一种有锯齿长叶，开着白绒球似的花的野草，熬成汤药，让小姐喝，又捣烂一些敷在患处，没过几天，小姐的病好了。后来就以小姐的名字命名此药，取名为"蒲公英"。

一九一 蒲黄 —— 止血祛瘀又利尿，良药蒲黄须知道

蒲黄，为香蒲科植物水烛香蒲、东方香蒲或同属植物的干燥花粉。

【别名】蒲棒粉。

【药性】味甘，性平。归肝、心包经。

【功效】止血、祛瘀、通淋。

【主治】吐血、咯血、衄血、崩漏、外伤出血、心腹刺痛、经闭痛经、跌扑肿痛、血淋涩痛等。

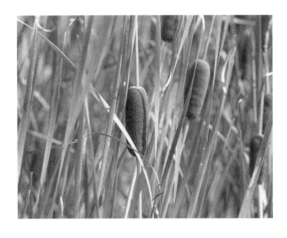

据说从前有一个读书人，从汴州（今河南开封）赶回家乡，晚上到家时，他妻子已经熟睡。读书人摇动妻子的身体，妻子醒后问他有什么事，但没有听到回答，于是妻子又睡了过去。读书人再次摇动妻子，妻子受惊坐起，只见丈夫舌体肿胀已经满口，发不出声。妻子急忙去找医生。一位老医生背着药囊而来，用药频频敷于读书人的舌上。次日早晨，舌肿就全部消退，舌体复旧，能正常说话了。读书人去问老医生，方知敷舌的药物乃是一味中药，名叫蒲黄。

相传，南宋年间，宋度宗有次携爱妃来到御花园，尽情游春赏花。时值春光明媚，百花吐艳，他们时而嬉戏打闹，时而开怀畅饮，好不乐哉。然而，乐极生悲，就在当天晚上，宋度宗突然舌肿满口，既不能言语，又不能进食。满朝文武焦急万分，急召宫廷御医研究诊治方法。蔡御医道："皇上的舌病用蒲黄和干姜各半研成细末，蘸之干擦舌头可愈。"度宗就按此方法治之，果见奇效。

后来度宗问蔡御医："蒲黄和干姜为何能治朕的舌病？"蔡御医道："启禀万岁，蒲黄有凉血活血作用。盖舌乃心之外候，而手厥阴相火乃心上臣使，得干姜是阴阳相济也。"

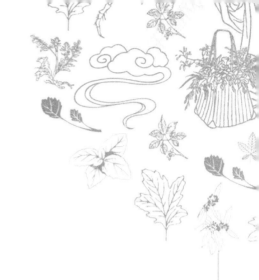

Q

一九二 千里光 —— 清热解毒明双目，服之能视千里远

千里光，为菊科植物千里光的干燥地上部分。

【**别名**】九里明、九里光、黄花母、九龙光。

【**药性**】味苦，性寒。归肺、肝经。

【**功效**】清热解毒、明目、利湿。

【**主治**】痈肿疮毒、感冒发热、目赤肿痛、皮肤湿疹、湿热泻痢等。

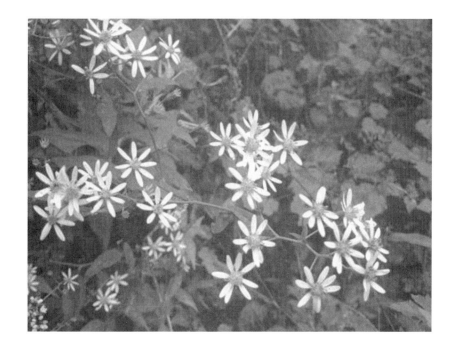

传说很久以前有一户住在深山里的人家，有两个可爱的女儿，一个叫美美，一个叫冬冬。但是两个女儿刚出生的时候，眼睛都不太好，看不到远处的东西，而且总是喜欢流眼泪。老两口求了很多名医，给女儿用了很多药都没有效果，直到后来一个百岁老人教他们用一种黄色的不起眼的小花儿煮水后，用冒起来的热气来熏孩子的眼睛，从此美美和冬冬就有了一双明亮又美丽的大眼睛。相传她们俩可以看到千里之外。于是人们就把这种植物叫作千里光了。

谚语：有人识得千里光，全家一世不生疮。

一九三 茜草——凉血止血化瘀血，经闭跌损疼痛瘥

　　茜草，为茜草科植物茜草的干燥根及根茎。茜草全国各地均产，而新疆茜草远胜别地。

　　【别名】茜草根、茜根、茜根炭。

　　【药性】味苦，性寒。归肝经。

　　【功效】凉血止血、通经、祛瘀。

　　【主治】血热所致的各种出血及血滞经闭、跌打损伤、瘀滞作痛、关节疼痛等症。

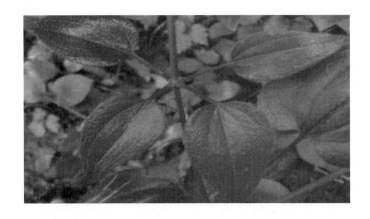

　　《日华子本草》言其"止鼻洪，带下，产后血运，乳结，月经不止，肠风痔瘘，排脓治疮疖，泄精，尿血，扑损瘀血"。《本草经疏》言："茜根，行血凉血之要药。"《本草汇言》言："茜草治血，能行能止。"本品炒炭后寒性及活血力减弱，炒用止血凉血，生用既能活血化瘀，又能止血，故凡无瘀滞者宜炒用，孕妇慎用。

　　茜草既可用来染色，其根、茎叶又可入药治病。纪晓岚的诗记载了新疆伊犁塔城一带用茜草治疗"八蜡虫"之事，说明新疆在当时已认识了茜草的药用价值。其实，我国古人对茜草的药用功效早有记载，《名医别录》《伤寒类药》《圣济总录》等均有记载。染缸中的红水是用茜草根熬出来的，可以将布染成红色。

一九四 芡实 —— 花似鸡冠鸡头米，食药俱可脾肾补

芡实，为睡莲科植物芡的干燥成熟种仁。

【别名】鸡头米、鸡头莲、刺莲。

【药性】味甘、涩，性平。归脾、肾经。

【功效】益肾固精、补脾止泻、除湿止带。

【主治】肾虚、遗精滑精、遗尿尿频、脾虚久泻、白浊、带下等。

《神农本草经》曰："主治湿痹，腰脊膝痛，补中，除暴疾，益精气，强志，令耳目聪明。"

陶弘景曰："茎上花似鸡冠，故名鸡头。"李时珍曰："芡茎三月生叶贴水，大如荷叶，皱纹如，蹙衄如沸，面青背紫，茎叶皆有刺。……五六月生紫花，花开向阳结苞，外有青刺，如猬刺及栗球之形。花在苞顶，亦如鸡喙及猬喙，剥开内有斑驳软肉裹子，累累如珠玑。壳内白米状如鱼目。深秋老时，泽农广收，烂取芡子，藏至石，以备歉荒，其根状如三棱，煮食如芋。"芡实益脾肾固涩之中，又能除湿止带，为虚实带下之证常用药物。且芡实药食同源，如糖水芡实就是一道营养和美味兼具的佳肴。

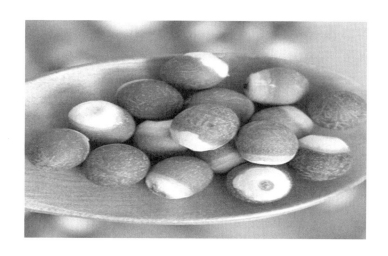

一九五 牵牛子 —— 黑白二丑心不丑，利水消肿子牵牛

牵牛子，为旋花科植物裂叶牵牛或圆叶牵牛的干燥成熟种子。

【别名】黑丑、白丑、二丑、喇叭花。

【药性】味苦，性寒，有毒。归肺、肾、大肠经。

【功效】泻下通便、消痰涤饮、杀虫攻积。

【主治】水肿胀满、二便不通、痰饮积聚、气逆咳喘、虫积腹痛等。

传说很早以前，有一个村中很多人得了一种怪病，腹胀难忍，四肢肿胀，大便干燥并有虫子。很多医生都治不好这种怪病，人们一直生活在痛苦之中。有一个与牛相依为命的牧童，非常聪明。一日，牛突然开口和他说话："远方有一座大山，山中长着许多像喇叭的小花，我带着你找到它的种子，就可以治好全村人的病。"牧童听后，带着干粮，牵着牛去寻找远方的大山。历尽千辛万苦，牧童终于找到了像喇叭的小花，并带着花的种子牵着牛顺利回到家乡。得病的村民吃了花的种子，都神奇地痊愈了，恢复了健康。大家为了纪念牧童，把这种花的种子叫"牵牛子"并把它种到地下，为更多的百姓治病。

有一六十岁的病人找到李时珍，自诉患"肠结病"数十年，大便数日一行，且行之艰难，甚于妇人生产。服养血润燥药，则胸脘痞闷不适；服硝、黄之类通利药，也毫无感觉。如此三十余年，深为痛苦。

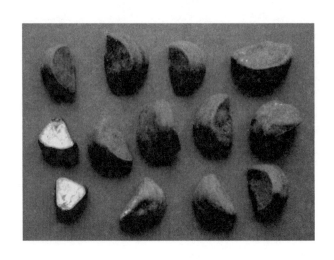

李时珍为其诊治时，见其体胖，每日吐痰碗许，认为该病人属三焦之气壅滞，以致津液不化而成痰饮，不能滋润肠腑而致，并非血燥，用濡润之药则留滞，用硝黄之类，走血分，无益痰阻，故均无效果。于是李时珍以牵牛子末，用皂荚膏为丸与服，一服即大便通利，且不妨食，继而神爽。李时珍对此解释说："牵牛子能走气分，通三焦，气顺则痰逐饮消，上下通快矣。"

由此可见，李时珍不仅谙熟药性，且深知医理。通过临床实践，他创立的牵牛子能"走气分，通三焦""达命门，走精隧"之说，以及治疗"大肠风秘气秘，卓有殊功"的论述，丰富了牵牛子的药性理论。

一九六 羌活 —— 生于羌地称羌活，风寒湿痹不得着

羌活，为伞形科植物羌活或宽叶羌活的干燥根及根茎。

【别名】 川羌、西羌、蚕羌、胡王使者、追风使者。

【药性】 味辛、苦，性温。归膀胱、肾经。

【功效】 解表散寒、祛风胜湿、止痛。

【主治】 风寒感冒、风寒湿痹等。

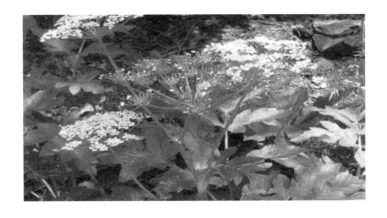

　　相传唐代有一个名叫刘师贞的人，其兄患风湿顽症多年，长期卧床不起，家人遍访各地验方屡试，皆无良效。一天晚上，刘师贞梦见自己为治兄病，四处访医。忽遇见一位老翁，师贞上前求教道："我兄患有严重风湿病，虽经多方治疗，仍无良效，请问有何办法治疗？"老翁道："你兄所患风湿，一般药物是治不了的。有一种药物可治，就是用胡王使者浸酒服可愈。"说完后老翁就不见了。师贞醒后便知此是仙人托梦，连忙记住。可是他查遍了所有的医药书籍也找不到胡王使者这种药，只好遍访名医药农，竟无一人知道是何药物。师贞十分着急，寝食不安。就在此时，师贞又做了一个梦，梦见逝世多年的老母亲，其母告知："胡王使者就是羌活。"师贞醒后即用羌活浸酒给其兄饮服，兄多年顽疾果真慢慢痊愈了，从此，人们便知道了羌活的祛风湿作用。本品从西羌传来，活乃言其功，故名羌活。当然胡王使者便有羌地所来之意。

　　歌曰：解表散寒又止痛，肩背酸痛有兼功。祛风除湿去痹痛，项强头痛配川芎。

一九七 秦皮 —— 产于秦地名秦皮，清热化湿治痢疾

秦皮，为木犀科植物苦枥白蜡树、白蜡树、尖叶白蜡树或宿柱白蜡树的干燥枝皮或干皮。

【别名】岑皮、秦白皮。

【药性】味苦、涩，性寒。归肝、胆、大肠经。

【功效】清热燥湿、收涩止痢、止带、明目。

【主治】湿热泻痢、赤白带下、肝热目赤肿痛、目生翳膜等。

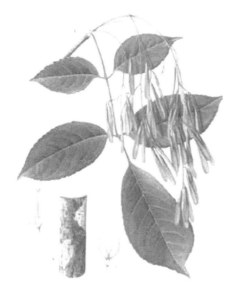

三国时期，战乱连连，尸横遍野，人们流离失所，民不聊生。随之而来的还有种种瘟疫。当时张机名声未起，只在邻乡四里看病救人。不到十年时间，由于瘟疫流行，张机家族二百多人死了三分之二，其中患伤寒病而死的占十分之七。这对张机来说不啻为钻研医术之路的动力，因此，他把重点放在传染病的防治上。

他发现当时粮食、药材匮乏，很多平时开的方子根本没法拿到药。他的目光自然地放在了附近的动植物上。而附近最多的莫过于枫树、杉树、枞树、白蜡树了。研究一番后，他发现白蜡树的树皮苦、涩、寒，归肝、胆、大肠经，能清热燥湿、收涩止泻。"这不就是治疗痢疾的良药嘛！"张机感叹道。他叫村民一同剥取白蜡树的树皮煎水喝，大部分人痢疾都好了，他还叫没染上痢疾的村民也喝一些以防患于未然。

那白蜡树的树皮便是秦皮，因其多产于秦地，故名之。

一九八 青黛 —— 青出于蓝胜于蓝，温热毒消顷刻间

青黛，为爵床科植物板蓝、蓼科植物蓼蓝或十字花科植物菘蓝的叶或茎叶经加工制得的干燥粉末、团块或颗粒。

【别名】 漂黛粉、飞青黛、青蛤粉、青缸花、蓝露、淀花、靛沫花。

【药性】 味咸，性寒。归肝经。

【功效】 清热解毒、凉血消斑、泻火定惊。

【主治】 温毒发斑、血热吐衄、咽痛口疮、痄腮、火毒疮疡、肝火犯肺、胸痛咯血、小儿惊痫等。

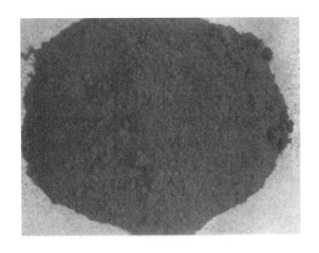

李时珍曰："殿，石殿也，其滓澄殿在下也。也称淀，俗作靛。南人掘地作坑，以蓝淀漫水一宿，入石灰搅至千下。澄去水，则呈青黑色。亦可干收，用染青碧。其搅起浮沫，拧出阴干，谓之靛花，即青黛。"

唐永徽年间，降州有一僧人，咽不下食数年，临终对其徒说："我死后，将我的喉咙剖开，看看有什么东西使我受苦这么年。"徒弟们奉命将其喉打开，取出一物，形状像一条有两个鱼头的鱼，遍体长满肉鳞，放入钵中，跳跃不已。徒弟们好奇地将各种东西放入钵中，虽不见它吃，但都化成了水。又投入各种有毒的食物，又都化成了水。一个僧人找来蓝淀投入钵中，只见那怪物似很害怕的样子来回奔走，一会儿便化成了水。以后人们便认为蓝淀能治噎痰了。今人以染缸水饮治噎膈，就是因为觉得它能杀死那种虫子。

　　白居易曾写道："小头鞋履窄衣裳，青黛点眉眉细长。"用以描写少女清秀纯朴、亭亭玉立之风姿。此诗句在当时一度风靡大江南北，成为古代女子所追求的美丽标准。殊不知诗中少女用以"点眉"的青黛，是一味具清热解毒之功效的中药。它是由菘蓝、板蓝、木蓝、草大青等植物叶中的色素加工提取而成的。

　　青黛在民间常以靛花、靛沫花之名冠之，做布匹染料和画画颜料，可见在古代已被普遍运用。然而，在诸如眉笔、眼影等现代化妆品未出现之前，以"青黛点眉"这种原始的化妆方法，既满足了女性爱美的需要，又可达"杀恶虫"与美容兼收的目的，足可见我们祖先的聪明智慧。

一九九 青果——亦是水果亦是药，咽痛蟹毒服之消

青果，为橄榄科植物橄榄的干燥成熟果实。

【**别名**】橄榄、白榄、甘榄。

【**药性**】味甘、酸，性平。归肺、胃经。

【**功效**】清热解毒、利咽、生津。

【**主治**】咽喉肿痛、咳嗽痰稠、烦渴、鱼蟹中毒等。

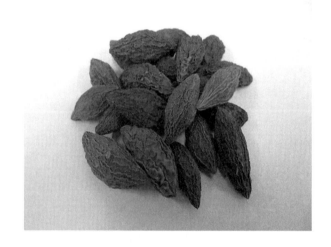

宋真宗景德元年（1004）辽国进犯澶州，真宗亲征，兵败，订城下之盟，开创纳岁币求和苟安的先例，以物质换取和平，加重了人民的负担，百姓都生活在水深火热之中。

是年又恰逢大旱，农作物颗粒无收，百姓流离失所，中原地区百姓为逃避战乱，纷纷南迁。由于灾情严重，在南迁的路上，饿殍遍野，沿途的树皮和草根都被吃光了，但是每天仍然有大批的难民死去。难民们一路南下，到达了福建，安顿下来后，开始建立家园。由于旱情持续，农作物无法存活，连饮用水都严重缺乏。此时，疾病便开始在灾民中流行，表现为咽喉疼痛、口干、痢疾等，由于缺医少药，病情发展很快。

于是，人们便不约而同地前往妈祖庙祭拜，祈求妈祖娘娘的保佑。妈祖娘娘在天上看到百姓正遭受病魔的折磨，便伤心地流下泪来。妈祖娘娘的泪

水像珍珠样落下，滴落在橄榄树上，结出了青色的果子。人们看到妈祖娘娘显灵了，便纷纷采摘这些果子吃，吃了几天果子，病情便都好了。由于这些果子颜色青，又特别青涩，人们便称这果子为青果。

青果又称谏果，因初吃时味涩，久嚼后，香甜可口，余味无穷，所以比喻忠谏之言，虽逆耳，但利民，于人健康有益。橄榄还被称为"福果"，是华侨起的名。此既说明了福州历史上青果产量多，也表达了侨胞对乡土（福州）的眷恋之情。这一枚被称为"天堂之果"的青果，带来了天堂般和谐而美好的生活意愿，青果树的珍贵是因为难得，只有得到神的眷顾，才可获得如此珍贵的礼物，只有努力、用心地打造品质，才能创造出一枚如神的礼物般珍贵的青果。2016年10月笔者去福州参加全国青年教师比赛，看到商店超市均以橄榄为福州特产，便买了一些带回杭州，品之确是初涩后甘，余味无穷。

二〇〇 青蒿 —— 截疟神药草青蒿，又治夜热人虚劳

青蒿，为菊科植物黄花蒿的干燥地上部分。

【别名】蒿、草蒿、酒饼草。

【药性】味苦、辛，性寒。归肝、胆经。

【功效】清虚热、除骨蒸、解暑热、截疟、退黄。

【主治】温邪伤阴、夜热早凉、阴虚发热、劳热骨蒸、暑热外感、发热烦渴、湿热黄疸、疟疾寒热等。

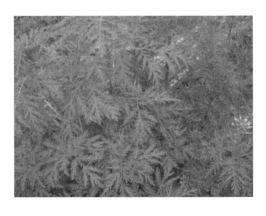

钱经纶，字彦瞿，康熙年间浙江秀水人，不但医术精湛，且禀性正直、医德极高。

某年隆冬腊月，一人病寒热不已，前后请过不少医生，药石兼投，终不见效。后请钱氏诊治，经纶细察，认真辨证，独言由于伏暑。众医听罢，愕然不语，认为现在正值冰天雪地之时，水液凝冱，不知暑从何来。经纶自信地说："诸公不信，看吾用药，保管药到病除。"大家想，已经屡治无效，只好听他安排。钱经纶处方，仅用青蒿一味，煎汤饮之而愈，众人无不称奇。此事被传为佳话，无论远近，慕名求医者接踵。钱经纶医德高尚，凡是请他诊治过的人都知道他的脾气：治病必按贫富收费，十分贫者，不但免费，还施舍药饵，一般贫者不收或少收，富者则非多收不可。因他技术高明，富者也心甘情愿。但对一些路远的富人，虽以厚酬，亦不应诊，并对他们说："以此重币，不难致他医，何必我？我邻里孤穷疾病者待我诊治，安能舍之而去哉？"正因如此，当钱经纶死后，四方的群众悲痛万分，大家自觉地为他送葬，为他伤心流泪，并立小祠纪念，还尊奉他为当地的土地神。生为神医，死为神仙，此风历数百年而不衰。正是：美誉千年留故里，丹心一片暖桑梓。此处借钱经纶妙用青蒿一事，来歌颂一下古代名医的医德医风。青蒿古名"菣"（qìn），意为"治疗疟疾之草"。

二〇一 青葙子 —— 花如鸡冠子青葙，清肝明目双眼亮

青葙子，为苋科植物青葙的干燥成熟种子。

【别名】 狗尾巴子、野鸡冠花子、野鸡霾花、狼尾花。

【药性】 味苦，性微寒。归肝经。

【功效】 清肝泻火、明目退翳。

【主治】 肝热目赤、眼生翳膜、视物昏花、肝火眩晕等。

青葙子是苋科植物青葙的干燥成熟种子。青葙除了顶部尖尖的穗子外，很像鸡冠花，于是人们便给它起了个"野鸡冠花"的土名，其种子入药便叫"野鸡冠花子"。

相传过去有一个猎人，在山林里听到隐隐约约的哭声，他搜寻过去，看到草丛中放着一只青色的大箱子。猎人打开箱盖，发现里面蜷缩着一个衣衫破烂的姑娘。

原来姑娘的母亲害了眼病，这一天，山村里来了两个游医，姑娘就请他们到家里给母亲治病。两个游医胡乱看了看病人的眼睛后说，要上山去采药，让姑娘带路。上山后，两个歹人把姑娘关进箱子，还未运走，却碰见了这个救命的猎人。猎人把姑娘送回家，随即采来野鸡冠花种子煎出汤水，一部分用来服用，一部分用来洗眼睛，不久老人的眼睛就治好了。人们得知这个故事后便把野鸡冠花叫"青葙"，其种子便叫"青葙子"了。

歌曰：清肝泻火又明目，目赤肿痛或翳膜。肝火头痛眩晕除，瞳仁散大不宜服。

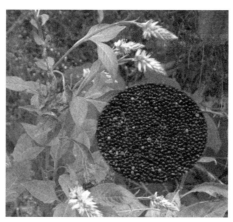

二〇二 秋海棠 —— 花开于秋似棠棣，泽肌润肤治咽痛

秋海棠，为秋海棠科植物秋海棠的花朵。

【别名】八月春、断肠花、相思草、断肠草。

【药性】味酸，性寒，无毒。归肝经。

【功效】凉血止血、散瘀、调经。

【主治】吐血、衄血、咳血、崩漏、白带、月经不调、痢疾、跌打损伤。

古时一书生，钻研八卦书，数年而未通其义，苦思冥想，终积成病，喷血而死。后在其坟上生此草。其花一朵谢，则旁生两朵，二生四,四生八,具太极八卦象。后人知其所感，称此草为"相思草"，又叫"断肠草"。

《瑚环记》有这样一则故事：昔有一妇人思所欢，不得见，总是涕泣北墙之下，后在洒泪之处生一草，其花茎媚，色如妇面，其叶正绿反红，秋开花，名曰"断肠花"，又名"八月春"，即"秋海棠"也。

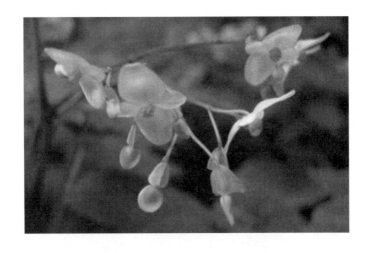

二○三 蚯蚓 —— 行于土中名地龙，能使人体经脉通

蚯蚓，为巨蚓科动物参环毛蚓、通俗环毛蚓、威廉环毛蚓或栉盲环毛蚓的干燥体。

【**别名**】曲蟮、地龙。

【**药性**】味咸，性寒。入肝、脾、膀胱经。

【**功效**】清热定惊、止喘、利尿。

【**主治**】高热神昏、惊风抽搐、癫狂、关节痹痛、肢体麻木、半身不遂、肺热咳喘、水肿尿少等。

蚯蚓是中医治疗前列腺等湿热下注泌尿感染等病的常用中药。蚯蚓灰与玫瑰油混合能治脱发，该方是民间古方。《本草纲目》言其"性寒而下行，性寒故能解诸热疾，下行故能利小便，治足疾而通经络也"。市场上销售的分为土地龙和广地龙两种。广地龙主产地为广东、广西。土地龙产江苏、山东、河北等省。主要成分

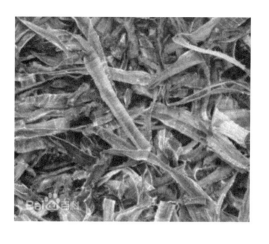

含蚯蚓解热碱、蚯蚓毒素。药理研究表明，蚯蚓能解热、镇静、抗惊厥、扩张支气管。

相传，宋太祖赵匡胤登基不久，患了"缠腰火丹"病，哮喘病也一起复发了。太医院的医官们绞尽脑汁，仍是回春乏术，百无一验。太祖一怒之下，将所有治病的医官都监禁起来。后来，一个河南府的医官想起洛阳有位擅长治疗皮肤病的药铺掌柜，外号叫作"活洞宾"的，善治此病，于是上章推荐。"活洞宾"来到宫中，见太祖环腰长满了大豆形的水泡，像一串串珍珠一样。太祖问道："朕的病怎么样？""活洞宾"连忙答道："皇上不必忧愁，下民有好药，涂上几天就会好的。"太祖冷冷一笑："许多名医都没有办法，你敢说此大话？""活洞宾"道："倘若治不好皇上的病，下民情愿杀头，若治好了，请皇上释放被监禁的太医。"太祖回答道："若真如此，就答应你的要

求。"于是，"活洞宾"来到殿外，打开药罐，取出几条蚯蚓分别放在两个盘子里，撒上蜂糖，使其融化为水液。他用棉花蘸水液涂在太祖患处，太祖立刻感到清凉舒适，疼痛减轻了许多。他又捧上另一盘蚯蚓汁，让太祖服下。太祖惊问："这是何药，既可内服，又可外用。""活洞宾"怕讲实话受到太祖责罚，就随机应变地说："皇上是真龙天子下凡，民间俗药怎能奏效，这药叫作地龙，以龙补龙，定能奏效。"太祖听后非常高兴，立即服下。几天后，太祖的疱疹落，咳喘止，疼痛消失，又上朝了。"活洞宾"也因此享尽荣华。从此，地龙的名声与功能也就广泛传开了。

二〇四 拳参——解毒凉血平肝风，亦治痢疾毒蛇伤

拳参，为蓼科植物拳参的干燥根茎。

【别名】紫参、草河车、红蚤休。

【药性】味苦、涩，性微寒。归肺、肝、大肠经。

【功效】清热解毒、止血、消肿。

【主治】痈肿瘰疬、蛇虫咬伤、口舌生疮、热病神昏、惊痫抽搐、热泻热痢、血热出血、痔疮出血、肺热咳嗽等。

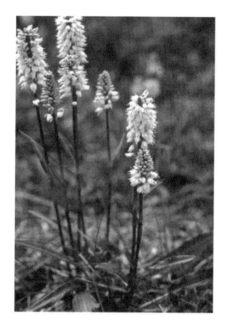

　　从前，有个小镇上突发痢疾疫情，病情发展很快，全镇的百姓有大半的人都得病了，而镇上的大夫都束手无策。镇里有个富有同情心的年轻人，老镇长的女儿看到小伙子心地善良，便对他心生爱意。小伙子看到大家为此事愁眉不展的，便决定外出寻找治疗方法。当他把这个想法告诉老镇长时，大家都为他的勇敢而感动。

　　第二天清晨，小伙子便背起背囊踏上了寻药之路。小伙子翻山越岭，历经千辛万苦，寻找了多天也没有找到药材，而此时他所带的粮食和水已经用完了。小伙子又饥又渴，但他想到镇民们都还在等他回去，便把一切困难都抛在了脑后，继续踏上了寻药之路。在饥渴之中，小伙子睡着了，梦中他遇到了一位白头发白胡子的老者，老者告诉他："拳参，生于田野，叶如羊蹄，根似海虾，色黑，可治赤痢。"小伙子醒来后，立即按照老者说的去寻找，很快就在田边找到了这种草药。小伙子欣喜若狂，迅速回到镇里用拳参煎水给百姓喝，很快百姓的痢疾都好了。

　　老镇长看到小伙子挽救了镇里百姓的生命，便将自己的女儿许配给了他。后来，小伙子在妻子的帮助下开了家很大的药店，专门为那些贫困的百姓免费送药看病。

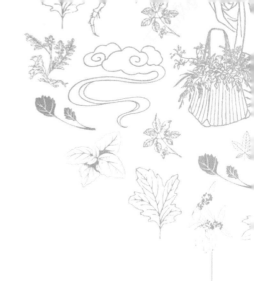

R

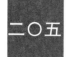

二〇五 人参——草中之王地中精，补药神品人人清

人参，为五加科植物人参的干燥根及根茎。

【别名】亚洲参、棒槌。

【药性】味甘，微苦，性微温。归脾、肺、肾、心经。

【功效】大补元气、复脉固脱、补脾益肺、生津养血、安神益智。

【主治】体虚欲脱、肢冷脉微、脾虚食少、肺虚咳喘、阳痿宫冷、气虚津伤口渴、内热消渴、气血亏虚、久病虚羸、心气不足、惊悸失眠等。

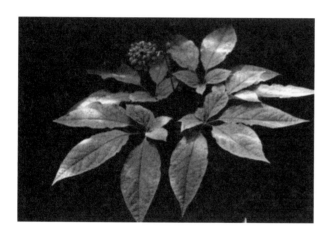

人参之所以很稀奇、很名贵，主要与它的药用价值有关。很早的医书《神农本草经》就认为，人参有"补五脏、安精神、定魂魄、止惊悸、除邪气、开心、明目、益智"的功效，"久服，轻身延年"。李时珍在《本草纲目》中也对人参极为推崇，认为它能"治男妇一切虚症"。几千年来，中草药中人参都被列为"上品"，被称为"百草之王"，是闻名遐迩的"东北三宝"（人参、貂皮、鹿茸）之一。加上人参形状特异，特别是野生的老山参，往往有人的形状，即所谓有头（根状茎，俗称芦头）、有体（主根）、有肩（根的上部）、有腿（例根）、有须（须根），由此更产生了种种神秘感，有了"人参精""人参娃娃"的称呼，人们还编撰出了不少动人的故事。

话说古时候在深秋的一天，有两兄弟要进山去打猎。好心的老人劝他们说："马上就要下雪，别进山啦！万一碰上封山，你们就下不了山啊！"可他俩杖着自己年轻力壮，硬是不听老人劝，带了弓箭刀叉，进山打猎了。

进山后，兄弟俩果然打了不少野物。正当他们继续追捕猎物时，天开始下雪，很快就大雪封山。两人没法，只好躲进一个山洞。平时他们除了在山洞里烧吃野物，还到洞旁边挖些野生植物来充饥，改善口味。他们发觉有一种外形很像人的东西味道很甜，便挖了许多，把它们当水果吃。不久，他们发觉，这种东西虽然吃了浑身长劲儿，但是多吃会流鼻血。为此，他们每天只吃一点点，不敢多吃。有时天气放晴，他们就踏着厚厚的积雪，到附近打些野物。转眼间冬去春来，冰雪消融，兄弟俩扛着许多猎物，高高兴兴地回家了。

村里的人见他们还活着，而且长得又白又胖，感到很奇怪，就问他们在山里吃了些什么。他们简单地介绍了自己的经历，并把带回来的几枝植物根块给大家看。村民们一看，这东西很像人，却不知道它叫什么名字。有个德高望重的白须长者笑着说："它长得像人，你们两兄弟又亏它相助才得以生还，就叫它'人生'吧！"后来，人们又把"人生"改叫"人参"了。

李时珍在《本草纲目》中首次对人参做了详细论述，认为人参几乎就是一种包治百病的神药，"能治男女一切虚症"，人参由此身价百倍。由于人参的补益作用好，古有神草之谓，又有千草之灵、百草之长的说法。古代本草记载：但使二人同走，一含人参，一空口，度走三五里许，其不含人参者必大喘，含者气息自如，其人参乃真也。当然保证良好的睡眠，自身调养良好，就不需要吃人参来调补了，所以说"吃人参不如睡五更"。

人参土名"棒槌"，这个名字还有一段故事呢。话说深山老林里有一种很美丽的雀鸟，在八月间最活跃，喜吃参籽，叫声像鹦鹉，能学人说话，清脆可听。哪里有棒槌雀的啼声，哪里就有人参。故以鸟之名命名人参，为人参之隐名。

苏颂曰："人参，初生小者三四寸许，一桠五叶；四五年后生两桠五叶，未有花茎；至十年后生三丫；年深者生四丫，各五叶。中心生一茎，俗名百尺杵。"

在旧社会，人参是山区人民的精神寄托。长白山区，千百年来流传着许许多多动人的故事。传说它可以变成人参娃娃；可以变成棒槌姑娘；还可以变成白胡子老爷；有时变成小毛驴为人进山采参带路；有时却把坏人领进深山绝谷，冻死饿死。总之，它是穷苦人的救命草，正所谓："家住长白本姓参，草中之王救命根。"这里选编几个以飨读者。

旧社会进山挖参叫放山，是一项十分艰苦的劳动，民间逐渐形成了一种挖参行业，有很多严格的山规。进山后，要先拜山神爷——老把头。据传说很早以前，山东莱阳有个姓孙的老人，来到长白山挖参，迷路死在山里。临死他咬破手指在石壁上写了一首顺口溜："家住莱阳本姓孙，翻江过海来挖参，三天吃个拉拉蛄，你说伤心不伤心。如若有人把参找，顺着蛄河往上寻。"后人尊称他为老把头，也就是采参的祖师爷。由于采参人翻山越岭，风餐露宿，时常有迷路饿死或被野兽所伤的危险，为图吉利，进得山来要先祷告祖师爷保佑一路平安。

人参的生长习性之一是在不利条件下可以长期休眠。人参根茎的生命力特别顽强，据称能长几百年，曾有五百年参龄的人参出土。人参还有神草、地精、土精等别称，这些自然都是出自对这一神奇中药的赞誉。有诗赞曰："深山有奇草，绿叶发华滋。补虚健魄者，功擅数人参。"

宋朝太平兴国年间，由李昉等辑成的类书《太平御览》，引书浩博，其中收编的神话故事，把人参与有血、有肉、有知觉的人体联系在一起。如《异苑》中记载：人参一名土精，生上党者佳。人形毕具，能作儿啼。昔有人掘之，始下数烨，便闻土中有呻声，寻音而取，果得一头长二尺许，四体毕具，而发有损缺。将是掘伤，所以呻也。

而《广五行记》中记载：隋文帝时，上党有人宅后每夜闻人呼声，求之不得。去宅一里许，见人参枝叶异常，掘入地五尺，得人参，一如人体，四肢毕备，呼声遂绝。观此则土精之名尤可证也。

人参是第四纪冰川的孑遗植物，因产地区域狭小而稀贵。其原产地以《名医别录》记载最早，谓人参"生上党及辽东"。我国古代有名的上党人参产于山西、河北、河南和山东等省，其发现和应用均早于东北人参，但由于森林生态系统遭到破坏及数代掠夺性采挖，资源枯竭，在明朝就已灭绝了。现在野生人参分布区主要位于我国的东北三省以及朝鲜半岛。

人参药材来源于五加科多年生草本植物人参的根。其植物独生一茎，长成后尺余高，茎上结有七八枚形如大豆的紫红色花籽，其根如人形。古人以其"形状如人，功参土地"，故名人参。人参的拉丁学名为 Panaxginseng，学名中 Panax 一词在希腊语中即为"灵丹妙药"之意。

人参全身之称：其根茎称"芦头"，上有稀疏的碗状茎痕称为"芦碗"，主茎下有数条不定根名为"参芋"，末端分枝有许多须状根名"参须"，人参的根、茎相接处称为"参芦"。

人参有多种品种，依据不同情况加以区分。

从生长环境来分：野生的称为"野山参"，其生长期较长，一支五十克的野山参长成需要几十年甚至上百年，产量很少；出于资源保护的目的，2005 年版《中华人民共和国药典》已取消了山参和生晒山参的药材规格。栽培的人参称为"园参"，生长时间较短，一般五至七年即可。如将幼小的野山参挖回移植于田间，或将幼小的园参移植于山野而长成的人参称为"移山参"。

按出产地来分：产于我国吉林、黑龙江的叫"吉林参"（近有产于长白山地区的"新开河参"）；产于辽宁省宽甸县石柱沟者叫"石柱参"，俗名石柱子；产于朝鲜的叫"朝鲜参"或"高丽参""别直参"；产于日本的叫"东洋参"。

按加工方法来分：生晒参类（生晒参、全须生晒参、白干参）——直接晾干或烘干，幼小的生晒参称"皮尾参"；红参类（红参、边条参）——将鲜参放蒸参锅内蒸三四小时后，取出晒干或烘干，剪去主根上的支根和须根者称"红参"，保留有较长支根的称"边条参"；糖参类（白参、糖参）——将鲜参在沸水中煮片刻捞出，浸于白糖汁中二十小时，然后冲去糖浆，晒干或烘干即成"白参"，将白参扎孔灌冰糖汁即成"糖参"。参须的补虚作用稍缓，参芦单独入药有催吐作用。

过去参客上山采挖人参有颇多规矩和讲究，如发现人参后要先给山神爷磕头，再给参苗系上红线等。清朝初年，人参又被称为"棒槌"，这是由于清初禁止百姓上山采挖人参，于是参客讳提"参"字，而称人参为"棒槌"。上山采参称为"挖棒槌"，亦叫"放山"。采参者人持一棍，名"索宝棍（索拨棍）"。放山共有三个时期：初夏时称为"放茅草"，这是因为其时百草甫生，参芽刚刚露出，觅之尚便；夏末秋初为"放黑参"，其时丛林浓绿，辨别最难；秋季时为"放红头"，其时参苗顶上结子，浆果呈浅红色，较易识别。采参者事毕下山，叫"辍棍"。所采挖的山参还有"老山""大山""扒山"等不同的趣名。由于野山参生长十分缓慢，据参农的经验，四五十年才增加一两（约三十克，以旧制十六两为一斤即五百克计），所以采挖到大的野山参既珍贵又十分不易，民间有山参"七两为参，八两为宝"的说法。

清朝乾隆皇帝封人参为"仙丹"，还曾做过一首《吟人参》的诗，其中有："性温生处喜偏寒，一穗垂如天竺丹。"人参被誉为"补虚第一要药"。凡气血亏损诸症，均可用人参补之。

人参滥用亦害人：中医学认为"人参，气虚血虚俱能补"（明朝张介宾《本草正》）。随着生活水平的提高，服用人参养生进补更加成为时尚，在日常生活中很多人把其当作补品服用。虽然人参历来被推崇为养生长寿之补品，在人们的心目中是"补虚要药"，能"大补元气"，但它毕竟是药，用之不当反为害。俗话说得好："无毒不成药。"人参滥用杀人者，古今皆有教训。所以不少医家对人参的毒害十分重视，认为人参滥用，毒如砒鸩。清朝医家徐洄溪说："虽甘草、人参，误用之害，皆毒药之类也。"清朝王孟英也告诫："用之不当，参术不异砒硇。"清朝凌奂《本草害利》认为："阴虚火动，骨蒸劳热，切不可滥服人参，否则，阳有余，火上加油，病势必增无减，命则险矣。"过服人参，常常会导致高血压、神经过敏、失眠、烦躁、皮疹、瘙痒、儿童性早熟等"人参中毒综合征"。

人参之乡为吉林省抚松县；人参被称为补气之最。

二〇六 肉苁蓉——沙漠人参活黄金，益精润肠最补肾

肉苁蓉，为列当科植物肉苁蓉或管花肉苁蓉的干燥带鳞叶的肉质茎。

【药性】味甘、咸，性温。归肾、大肠经。

【功效】补肾阳、益精血、润肠通便。

【主治】肾阳不足、精血亏虚、阳痿不孕、腰膝酸软、筋骨无力、肠燥便秘等。

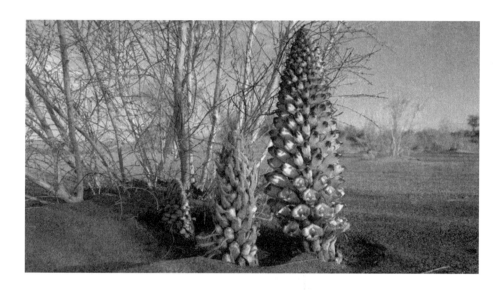

肉苁蓉因其强身健体、延年益寿的功效与人参类似，故素有"沙漠人参"之美誉，在产地被誉为"活黄金"。传说肉苁蓉是天神派神马赐给成吉思汗铁木真的神物。金明昌元年（1190），铁木真的结拜兄弟札木合因嫉恨铁木真的强大，联合泰赤乌等十三部共三万人进攻铁木真，史称"十三翼之战"。双方大战，铁木真失利，被围困在长满梭梭林的沙山，饥渴难耐，精疲力竭。暂时得胜的札木合非常得意，竟残忍地将俘虏分七十大锅当众煮杀。此举激怒了天神，于是天神派出神马去帮助铁木真。神马凌空腾跃，来到铁木其面前，仰天长鸣，将精血射向梭梭树根，并告诉铁木真，只要吃了树根就可以战胜札木合。铁木真与将士们吃了梭梭树根，神力涌现，冲下沙山，一举击溃了札木合部落。原来，中药肉苁蓉，就寄生在这种神奇的沙漠植物梭梭树的根部。

二〇七 肉桂——补火助阳止寒痛，引火归元通经脉

肉桂，为樟科植物肉桂的干燥树皮。

【药性】味辛、甘，性大热。归肾、脾、心、肝经。

【功效】补火助阳、散寒止痛、温通经脉、引火归元。

【主治】阳痿宫冷、腰膝冷痛、心腹冷痛、虚寒吐泻、寒疝腹痛、痛经经闭、寒湿痹痛、阴疽流注、肾虚作喘、虚阳上浮、眩晕目赤。

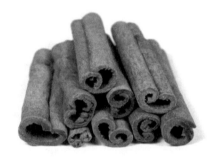

吴刚伐月桂之说，起于隋唐小说。《酉阳杂俎·天咫》云："旧言月中有桂，有蟾蜍。故异书言，月桂高五百丈，下有一人，常斫之，树创随合。人姓吴，名刚，西河人，学仙有过，谪令伐树。"月桂落子之说，起于武后之时。相传有梵僧自天竺鹫岭飞来，故八月常有桂子落于天竺。

引火归源的代表性中药——肉桂。

二〇八 乳香 —— 其形圆大如乳头，明晶透亮气味香

乳香，为橄榄科植物乳香树及同属植物树皮渗出的树脂。其形圆大如乳头，明晶透亮，气味香，故名。

【别名】熏陆香、马尾香、乳头香。

【药性】味辛、苦，性温。归心、肝、脾经。

【功效】活血定痛、消肿生肌。

【主治】气血凝滞、心腹疼痛、痈疽肿毒、跌打损伤、痛经、产后瘀血刺痛、症瘕腹痛等。

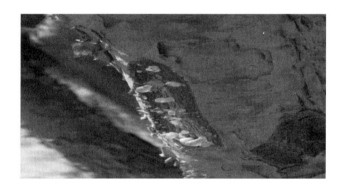

相传南方南海中，出乳香，树有伤穿时，木胶流出，成乳头状，人不知其用。有一种兽，名为猊，全身无毛，常食乳香，猎人捕之，斫刺不死，以杖打之皮不伤，只有将骨打碎才死。于是，人们就学此兽，用乳香治折伤，每有神效。

谜语：鲜奶芬芳 —— 乳香。

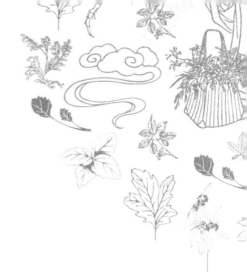

S

二〇九 三棵针 —— 生于陕西似针眼，清热燥湿小黄连

三棵针，为小檗科植物豪猪刺、小黄连刺、细叶小檗或匙叶小檗等同属数种植物的干燥根。

【别名】小黄连、三爪黄连、土黄连、老鼠子刺。

【药性】味苦，性寒，有毒。归肝、胃、大肠经。

【功效】清热燥湿、泻火解毒、散瘀消肿。

【主治】湿热泻痢、黄疸、湿疹、痈肿疮毒、咽喉肿痛、目赤肿痛等。

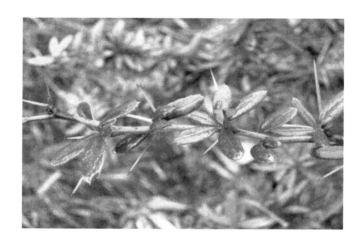

相传李时珍游历陕北一带的时候，沿路研究当地中草药之余，无偿为当地乡亲治病。消息传开后，乡亲们都跑来看病。其中有一患者王伟，男，三十二岁，症见便血，不明原因消瘦，乏力，食欲减退三年，多处求医不治，现家徒四壁，老婆也跑了，与年迈母亲相依为命。

李时珍看后断其为肠中积聚（肠癌），称其亦无办法。王伟听后十分沮丧，听闻李大夫是行遍大江南北的神医，医德又高，给贫苦乡亲看病不收钱，有时候还免费送给患者药材，本以为这下自己肯定有救了，可现在，哎……王伟像霜打的茄子，一步一步地挪回了家。李时珍看见王伟这样，宽慰了两句，也没法子。

过了几日，乡亲们的病都看得差不多了，李时珍正打算继续他的征途，王伟又来了。今天，他显得挺有精神，像是生命有了依靠似的。"让我跟着你吧，李大夫，反正我的病也好不了了，就让我跟着你长长见识吧。放心

吧，当我不能自理的时候我会离开的。"接着，充满期待地看着李时珍，生怕他不同意。李时珍也只能让他失望了，且不说这个先例开了之后不好收场，而是带着他很多事情都不方便。但李时珍走一步，他就跟一步，不管怎么说就是不走。李时珍没法也只能由他跟着。

陕西盛产三棵针，也就是拟变缘小檗，其味苦，性寒，能清热燥湿，泻火解毒。李时珍不禁想到，王伟的病不就是湿热邪毒阻滞肠道气机，以致饮食不化，饥不欲食，血失统摄吗？且这三棵针形似针，中医比类取象，说不定对这顽疾有意想不到的效果，何不用来试试呢。于是，王伟之后每天都喝上一服中药，汤中多加入败酱草、白花蛇舌草、黄柏等清热泻火燥湿之品。王伟的身体竟一天天好起来了。

二一〇 三棱 —— 破血行气力尤猛，消症散瘕称三棱

三棱，为黑三棱科植物黑三棱的干燥块茎。本品叶有三棱，故名。

【药性】味辛、苦，性平。归肝、脾经。

【功效】破血行气、消积止痛。

【主治】症瘕痞块、瘀血经闭、胸痹心痛、食积气滞、脘腹胀痛。

三棱色黑而入血分，质坚实而沉降，入肝、脾之经，气味俱淡，微有辛，从血药则治血，从气药则治气。辛散苦泄又为化瘀血之要药。入脾则消积、止痛，因其有辛散苦泄之功。

相传古代有一人，患症瘕之疾，死前遗言曰："我死后请开我腹，看是何物，苦我如此。"他死后开腹得一病块，干硬如石，纹理有五色，视为不凡之物。有一人将其削成刀柄而用，倒也美观适用。后因用此割三棱，其柄竟化为水，方悟三棱有疗症瘕之功，自此，三棱破气散结、治症瘕之功流传于世。

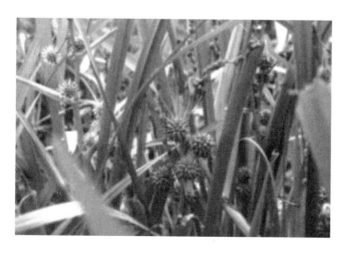

二一一 三七 —— 金疮圣药是三七，止血化瘀又补虚

三七，为五加科植物三七的干燥根和根茎。

【**别名**】山漆、金不换、田三七。

【**药性**】味甘、微苦，性温。归肝、胃经。

【**功效**】散瘀止血、消肿定痛。

【**主治**】咯血、吐血、衄血、便血、崩漏、外伤出血、胸腹刺痛、跌扑肿痛等。

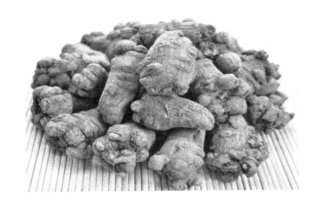

三七中以广西镇安出产的田三七最为名贵，皮黄褐色，肉黄白兼红润者为上品。

相传，古时候有个叫张小二的小伙子，他患了一种名叫"出血症"的疾病，他的口鼻流血，大便也出血，眼看生命危在旦夕。一天，一位姓田的江湖郎中从这里路过。张小二的母亲得知后，急忙叫人去请。田郎中很快随人赶到张家，一边为病人诊治，一边询问病因，最后他拿出一种草药的根研末，给病人吞服，过了一会儿，说也神了，病人的血就给止住了。张小二全家感激不尽，一定要留田郎中在家住上几天。田郎中见张小二的病已快痊愈了，便告辞欲去，临行时，送张家一些草药种子。后来他们将它种植在园中，并加以精心管理。

过了一年，知府大人的独生女儿，也患了出血症，虽经多方医治，都未见好转。知府大人为此急得团团转，后来想出一个妙计，贴出告示，谁能妙手回春，治好女儿的病，年长者赏白银千两，年轻者招为东床。

这天张小二揭下告示，带上草药，便直奔知府衙门。知府大人见了张小二，便叫管家请张小二为女儿治病。张小二拿出药来研末，给小姐服下。谁知不到一个时辰，这小姐竟一命呜呼。知府大人大怒，认为女儿是他毒死的，命令差役将张小二捆绑起来，严刑拷打，逼他从实招来。张小二忍受不住这皮肉之苦，终于讲出了实情。

张小二供认后，知府大人即下令通缉捉拿那姓田的江湖郎中，不久田郎中就被差役捕到了，知府大人要定他"谋害杀人"之罪。田郎中不服，大声辩道："此草药对各种出血之症均有奇效，但必须是生长三至七年的方能有效。张小二所用的药，仅生长刚满一年，时间太短了，没有药性，当然是救活不了小姐的性命。"言毕，他请求知府大人当众验证，知府大人同意。于是他从差役手中要过利刀，在自己的大腿上划了一刀，顿时血如泉涌，接着他不慌不忙地取出药末，内服外敷，即刻便血止痂结。他这一用药在自己身上做实验的表演，使在场的人无不目瞪口呆，知府大人也惊叹不已，无话可说。

为了让后人记住这一件惨痛的用药教训，人们便把这种草药的根，定名为"三七"，表示该根药用时，生长年限必须是三至七年的。后来因这郎中姓田，故又称"田三七"。

谚语：疗伤必备三七，不须强分内外。（无论内伤、外伤，只要涉及器质性损伤病变，都可用三七，包括自身免疫造成的损伤。同时配合引经归经药使用。）三七被称为止血之最。

二一二 三叶青 —— 解毒活血祛痰风，金丝葫芦三叶青

三叶青，为豆科植物绿叶胡枝子的叶。

【**别名**】金丝吊葫芦、三叶崖爬藤。

【**药性**】味微苦，性凉。入脾、肺经。

【**功效**】清热解毒、祛风化痰、活血止痛。

【**别名**】小儿高热、扁桃体炎、支气管炎、肺炎、咽喉炎、肝炎及病毒性脑膜炎等。

　　三叶青来历还有一段有趣的民间传说。很久以前，在浙江磐安县，有一位老人身上长了五个毒瘤。他的两个儿子十分着急，天天上山采药。一天，他的大儿子采药时不慎从悬崖上摔下，不治身亡；但小儿子并没有畏惧，为了治好父亲的病，仍然采药不止。一天，他来到云雾缭绕、古木参天的大盘山顶，见前面游动着一条皮开肉绽、身上滴血的巨蛇。小儿子心中好奇便跟在后面看个究竟。只见那巨蛇游到一团草丛旁，在草丛上翻了四五个来回，然后就游到悬崖峭壁下去了。小儿子赶到草丛旁，见被蛇压翻的草根部露出了七个金黄色的"金蛋"，他连忙挖出"金蛋"，烘干磨成粉给父亲吃。不久，父亲的病居然好了起来，这七个金蛋就是金丝吊葫芦，也就是三叶青。

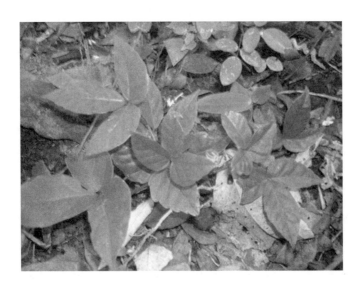

二一三 桑白皮 —— 泻肺平喘利水肿，止血良药伤口缝

桑白皮，为桑科植物桑的干燥根皮。

【**别名**】白桑皮、双皮、桑皮、桑根皮、炙桑皮。

【**药性**】味甘，性寒。归肺经。

【**功效**】泻肺平喘、利水消肿。

【**主治**】肺热喘咳、水肿胀满尿少、小便不利、面部肌肤浮肿。

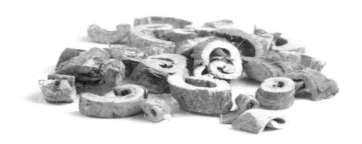

话说很久以前，华佗上山采药，见有砍柴的妇女一失手，腿被削破了皮，鲜血直冒。他连忙拿出止血药要给她敷，那妇女却说："慌啥呀？"华佗说："给你止血呀！"妇女说："用不着。"她削了片桑树皮，朝伤口一贴，用鸡屎藤绑扎好，又去干活了。

见此情形，华佗放心不下，拦住问："不敷点药能行？"妇女说："咋不行哩！庄稼人一年到头天天干活，划破皮、扭伤筋，家常便饭，要是动不动敷药，哪来那么多钱？"华佗想看个究竟，就住下来观察。

第三天，见那妇女解了鸡屎藤，揭下桑树皮，伤口竟然真的愈合了！华佗觉得很惊奇，便问："法儿是谁教你的？"妇女说："祖爷教俺爷，俺爷教俺爹，俺爹再教俺，俺再教俺儿子和孙子，一辈一辈往下传呗！"从此，医治皮破血流，华佗就用这个法儿，伤口愈合得又快又好。后来，有人把这法儿写进书里，桑白皮因此而为世人所熟知。

桑白皮，平日称桑根白皮，是止血良药。某中医学院毕业生1962年在北京同仁医院实习时，曾治一鼻出血患者，屡用凉血止血药，可鼻血就是不止。于是请教陆石如老师，陆老师提笔在原方中添桑白皮十五克，病人服了

两剂即告血止。陆老师的老师，是北京已故四大名医之一孔伯华老先生。关于桑白皮治鼻出血，这当中还有一段有价值的回忆。陆老师曾经治一个鼻出血患者，百日不止，诸法无效，后请孔老先生诊视，单用一味桑白皮治愈。后于临床中，凡遇因肺热气逆而鼻出血者，常单用桑白皮二十克，颇获良效。

二一四 桑寄生 —— 寄于桑树求长生，专治风湿腰腿痛

桑寄生，为桑寄生科植物桑寄生的干燥带叶茎枝。

【别名】广寄生、苦楝寄生、桃树寄生、松寄生等。

【药性】味苦、甘，性平。归肝、肾经。

【功效】补肝肾、强筋骨、祛风湿、安胎元。

【主治】腰膝酸软、筋骨痿弱、风湿痹痛、头晕目眩、胎动不安、妊娠漏血、崩漏经多等。

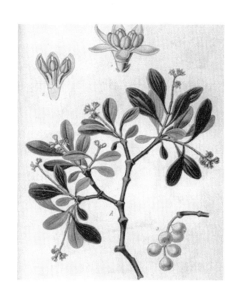

相传桑寄生是被一农夫在无意中发现的。这位农夫姓姬名生，世代在黄河流域耕作。因辛勤操劳，加之风寒所袭，晚年他腰腿疼痛，而又家贫如洗无钱医治，几乎丧失了劳动力。一日，他在田间劳动后，连回家的气力也没有了。心一横，干脆死在荒野算了。于是就栖身于许多藤条缠绕的桑树之间。一觉醒来，已是日落西山，只觉得周身汗出，肢节舒展，多年的腰腿疼痛明显减轻了。以后，他每日劳动后都躺在这些乱藤上休息。久而久之，他的腰腿疼痛不仅痊愈了，而且干活也来了力气。此事很快在乡邻里传开，不少腰腿疼痛者前来找他，有的如法套用，有的还灵活发挥，采回藤条煎汤饮用，的确都有比较好的效果。后来，人们为了纪念它的发现者，就把这种藤条称为"姬生"了。又因这种藤条大多寄生于桑树上，后人又把它称为"桑

寄生"。孙思邈《千金方》里治疗风湿痹痛的名方独活寄生汤疗效卓著，便是以桑寄生为主药。

"茑与女萝，施于松柏。未见君子，忧心奕奕；既见君子，庶几说怿。"这首诗出自《诗经·小雅·頍弁》，意思是：茑草女萝蔓儿长，依附松柏悄攀缘。未曾见到君子面，忧心忡忡神不安。如今见到君子面，荣幸相聚真喜欢。"茑与女萝，施于松柏"，意喻兄弟亲戚相互依附。茑即桑寄生，女萝即菟丝子，二者都是寄生于松柏之上的植物，茑萝之形态颇似茑与女萝，故合二名以名之。

桑寄生感桑树之精气而生。能被长期寄生的桑树树势很旺、精气很足，如果这棵桑树采过桑叶或修剪过枝条，那么它的精气就泄了，一般就难以被长期寄生了。其实真正的桑寄生比较难找，因为桑农看到树上长的桑寄生，一般都剪掉了，怕它影响到桑树的生长，所以现在的寄生一般都是杂寄生，也就是长在其他树上的，当然其药力比起桑寄生来要逊色不少了。

木之易生者榕桑称最，桑虽曲直仆伛，靡不怒生。桑树是春天的象征，生发之力很强，得箕星之精气，秉青帝之权衡，得木气很浓，桑寄生长在它上面，乃桑之精气所结，尤得东方木生之气，升发之阳，其流动性强，故能通利血脉，驱风湿邪气于体表，疗腰背等风寒湿痹。

其生于桑之枝节间，感桑之精气以长，生长无期，不借土养之力，资天气而不资地气，能滋养血脉于空虚之地，贴补气血于空虚之处，颇有黏附之力。其味苦而降，而五脏中尤以肝肾最先虚亏，其能移精气以滋养已有之亏空，故能补肝益肾，强筋壮骨。

其叶翠子红，善吸空中气化之物，生命力顽强，即使脱离宿主也能存活一段时间，抓着力强，能牢牢地长在寄生树上，犹如胎儿寄生于母腹之中，尽情地吮吸着母体的营养，其入于人体颇能安养胎元，有同气相求之义，故大能吸纳母气以使胎气强壮，胎元安稳而牢固。又可止崩固经，升提下陷之脏腑，此取类相感之道也。

有道是：皮肤乃肌肉之余，牙齿为骨之余，发与须眉为血之余，胎元为身之余。桑寄生者，乃桑树之余气所生者也，以其有余之精气，可调理有余之气之病症，有取类比象之意耶。头发与眉毛者，血之所供养也，头发与眉毛所生之处，必是气血充足之处也。今发脱眉落、牙脱齿松者，精气不充之外候也，寄生能充养气血于空虚之地，布阴精于亏空之所，诚亦然也。故精气外达则肌肤得充，须眉得长，精气内足则发长齿坚，胎元亦安。

纵然寄生于他物之上，却不失为一剂治病之良药，所谓"虽傍他人枝头生，为除病痛下尘埃"。

二一五 桑葚——生津润燥擅滋阴，失眠心悸与眩晕

桑葚，为桑科植物桑的干燥果穗。

【别名】桑葚子、桑椹、桑椹子、桑实、桑果。

【药性】味甘、酸，性寒。归心、肝、肾经。

【功效】补血滋阴、生津润燥。

【主治】肝肾阴虚、眩晕耳鸣、心悸失眠、须发早白、津伤口渴、内热消渴、肠燥便秘等。

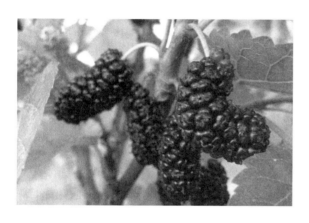

传说西汉末年王莽篡位，刘秀在南阳起兵讨伐王莽，立志恢复汉朝刘家天下。可是在幽州附近却被王莽手下大将苏献杀得大败。从战场上逃出来的时候刘秀只剩下自己孤零零的一个人，并且胸前受了刀伤，左腿中了一支毒箭，正当他拔出毒箭，包扎完伤口想坐下来歇一歇的时候，后边又传来了"抓住刘秀，别让刘秀跑了"的喊声。刘秀一听吓得赶紧躲进了前面不远处的一片树林里。追兵过去了，可刘秀明白这里离敌人的营寨很近，自己没有马匹兵刃，身上又有伤，出去就会被抓住。忽然发现不远处有座砖窑，刘秀看了看四周无人便走了进去。

这座砖窑已废弃多年，外面杂草丛生，里面到处是残破的砖瓦。刘秀走进去后仔细地查看了一下，确认这里安全之后，才找了个地方坐下来。也许是他太疲劳了，也许是箭毒发作了，刘秀一坐下就晕了过去。一天，两天，三天……等到刘秀再次睁开眼睛的时候，已是兵败后第七天的夜里。这时刘秀浑身无力，腹中又饥又饿，他慢慢地活动了一下四肢，暗暗地说："先找点东西吃吧，邓禹他们一定会来找我的。"想到这儿，他忍着伤痛爬出了窑门，向着不远处的几棵大树爬去。当爬到那棵有着硕大树冠的树下时，再也爬不动了，他仰面躺在树下，一边用手擦着额头上的汗水，一边大口大口地喘着

粗气。此时正值五月中旬，一阵轻风吹过，那棵树上熟透的果实便三三两两地滚落下来，猛然间一棵落入刘秀口中。刘秀不知何物想吐出来，可是已经晚了，那棵果实在刘秀的口中慢慢地融化了。甜甜的、香香的感觉顿时传遍了刘秀的全身。刘秀随手一摸，又摸到了几颗，放入口中……真是人间绝品。就这样，刘秀白天在窑里避难，晚上出来捡些果实充饥，大约过了三十天，刘秀胸前的刀伤好了，腰上的箭毒消了，身体也渐渐恢复了健康。正当他想出去寻找队伍的时候，他手下的大将邓禹也带人找到了这里。君臣见面，刘秀将此番经历说与众人后，问邓禹："这棵树叫什么名字？"邓禹说："这棵树是桑树，它左边的那棵叫椿树，右边的那棵叫大青杨树，您吃的是桑树上结的果实，叫桑葚儿。"刘秀点了点头又问邓禹："这是什么地方？"邓羽回答道："此处正是前野场村，属于大兴县管辖。"刘秀感慨地说："原来如此，邓将军替孤想着，一旦恢复汉室，孤定封此树为王。"

十年之后刘秀果然推翻王莽做了皇帝，但封树一事却早已忘记。一日梦中忽有一老者向刘秀讨封。刘秀醒来之后猛然想起当年之事，随即命太监带了圣旨去前野场册封这棵桑树。谁知那太监到了那桑林之后，被那夏日的桑林美景迷住停停走走，直到黄昏才想到了怀中的圣旨，可这时他又忘了刘秀向他描述的那棵树的形状和名称，只是隐约记得有三棵树，树干笔直，果实香甜。当他找到那几棵树时，夕阳已经隐去，而此时的桑树果实已经采摘完了，只有椿树的果实正招摇地挂在枝头，那太监也不去细想，对着椿树便打开了圣旨。

读罢圣旨，那太监匆匆离去，封王的椿树高兴得手舞足蹈。那曾经救驾的桑树，却被气得肚肠破裂。旁边那棵平时为自己的平庸而遭白眼的青杨，却幸灾乐祸地将那硕大的叶子摇得哗哗作响。这正是桑树救驾椿树封王，气得桑树破肚肠，旁边笑坏了傻青杨。

谚语：桑葚养血益肝肾，生津明目又通便。

二一六 桑叶——饲蚕能化丝绸缎，入药又把风热蠲

桑叶，为桑科植物桑的干燥叶。因在农历节气霜降前后采摘，又称霜桑叶。

【**药性**】味甘、苦，性寒。归肝、肺经。

【**功效**】疏风清热、清肺润燥、平抑肝阳、清肝明目。

【**主治**】风热感冒、温病初起、肺热咳嗽、燥热咳嗽、肝阳上亢、头晕头痛、目赤昏花等。

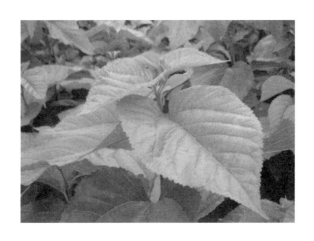

其实桑叶还有止盗汗的作用。《神农本草经》中早就有"桑叶除寒热、出汗"的记载；《丹溪心法》中亦有"桑叶焙干为末，空心米汤调服，止盗汗"之妙录。

《本草纲目》云："史言魏武帝军乏食，得干椹以济饥。金末大荒，民皆食椹，获活者不可胜计。则椹之干湿皆可救荒，平时不可不收采也。"古时还用桑根皮做外科手术。《本草纲目》云："苏颂曰桑白皮作线缝金疮，肠出更以热鸡血涂之。"《圣惠方》治发脱落，桑白皮铧三升以水淹没，煮五六沸，去渣频洗之润之很效。

明代解缙诗云：一年两度伐枝柯，万木丛中苦最多。为国为民皆是汝，却教桃李听笙歌。

唐代《养疴漫笔》载一桑枝治嗽养生案："越州一学员叫仇山村，少年苦嗽缠身，咳嗽不止，百药不效。成年后，一老师授一单方，教他取桑树，用

南向柔枝一束，每寸折纳锅中，共二十一枝，以水五碗煎至一碗，盛瓦器中，渴即饮之。服一月而愈。"

相传宋代时，某日严山寺来一游僧，身体瘦弱且胃口极差，每夜一上床入寐就浑身是汗，醒后衣衫尽湿，甚至被单、草席皆湿，二十年来多方求医皆无效。一日，严山寺的监寺和尚知道了游僧的病情后，便说："不要灰心，我有一祖传验方，治你的病保证管用，还不花你分文，也没什么毒，何不试试？"翌日，天刚亮，监寺和尚就带着游僧来到桑树下，趁晨露未干时，采摘了一把桑叶带回寺中。叮嘱游僧焙干研末后每次服二钱，空腹时用米汤冲服，每日一次。连服三日后，缠绵二十年的沉疴竟然痊愈了。游僧与寺中众和尚无不惊奇，佩服监寺和尚药到病除。

歌曰：桑叶原是蚕儿粮，疏散风热功效强。风热感冒清肺燥，清肝明目有特长。

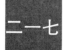

二一七 沙棘——止咳消食瘀血散，肠炎跌打经闭兼

沙棘，为胡颓子科植物沙棘的干燥成熟果实。

【别名】达尔、沙枣、醋柳果、大尔卜兴、醋柳、酸柳柳、酸刺、黑刺、黄酸刺、酸刺刺等。

【药性】味甘、酸、涩，性温。归脾、胃、肺、心经。

【功效】止咳化痰、健脾消食、活血散瘀。

【主治】咳嗽痰多、脾虚食少、食积腹痛、瘀血经闭、胸痹心痛、跌打瘀肿等。

沙棘在海外早享盛名。古希腊时期，各城邦之间战争不断。有一次，斯巴达人打了胜仗，但是有六十多匹战马在战争中受了重伤。斯巴达人不忍杀死自己的战马，又不想看到自己心爱的战马死去，于是将它们放到一片树林中。过了一段时间后，他们惊讶地发现，那些濒临死亡的战马非但没有死去，而且一区区膘肥体壮，毛色鲜亮，浑身仿佛闪闪发光。斯巴达人感到非常奇怪，最终发现这群马是被放到了一片沙棘林中，这些马饿了就吃沙棘叶，渴了就吃沙棘果，依靠沙棘为生。聪明的古希腊人从此知道了沙棘在营养和治病上的价值，还赋予沙棘一个浪漫的拉丁文名字"Hippohgae rhamnoides linn"，意思是"使马闪闪发光的树"，这就是沙棘拉丁学名的由来。

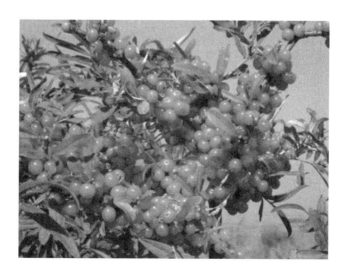

神果助蜀威 —— 据史书记载，在一次远征途中，三国时期的蜀军，因长时间在崎岖的山路上艰苦跋涉，而人困马乏，体力不支。有些士兵就在荒山野岭中采摘棘果充饥解渴。吃了棘果后，士兵们的疲劳马上神奇地消除了，体力很快得到恢复。诸葛亮发现后，号召全军人人服用，终于渡过难关。他们服用的棘果正是当今的沙棘。

助成吉思汗远征 —— 八百多年前，成吉思汗便发现了沙棘的营养和药用价值，将沙棘称为"圣果"。传说在公元1200年，成吉思汗率兵远征赤峰，由于气候等环境条件十分恶劣，很多士兵都疾病缠身，食欲不振，没有战斗力。战马也因过度奔驰而疲软，吃不下粮草，体力欠缺，严重影响部队的战斗力。成吉思汗对此毫无办法，下令将这批战马弃于沙棘林中。待他们凯旋再次经过那片沙棘林的时候，发现被遗弃的战马不但没有死，反而都恢复了往日的神威。将士们惊讶于小小的沙棘竟有如此神奇的功效，便立刻向成吉思汗禀报此事。成吉思汗得知后下令全军将士采摘大量的沙棘果随身携带，并用沙棘的果、叶喂马。不久，士兵们的疾病霍然痊愈，个个食欲大增，身体越来越强壮，而战马更是把粮草吃得干干净净，能跑善驰。此后，道家宗师丘处机根据当地丰富的沙棘资源及唐朝医书《月王药珍》中记载的"沙棘能增强体力，开胃舒肠，饮食爽口，促进消化"的功能，为成吉思汗调制出了一种以沙棘为主的药方。成吉思汗便视沙棘为长生天赐给的灵丹妙药，将其命名为"开胃健脾长寿果"和"圣果"。

从成吉思汗开始，沙棘在蒙古族人的生活中便占据了重要的地位。蒙古族是一个游牧民族，需要有强健的体魄，才能在草原恶劣的气候环境中生存。沙棘因其特殊的抵御疾病、强身健体的功效，而在蒙古族人中代代相传，成为成吉思汗子孙们常用的食品和保健品。

著名的乌布通战役之后，连续作战的清兵都感到疲惫不堪。随军亲征的康熙皇帝命令随行军医尽快想办法调理兵士们的身体。在药材匮乏的情况下，军医们对此一筹莫展。一位本地的军医想到了当地的沙棘。当地人平时就经常食用这种浆果来增强体力和抵御寒冷。情急之下，众军医冒险试验，他们把沙棘果挤出的汁放入兵士们的饮用水中，供士兵们饮用。数日后，清兵的精力和体力悉数恢复，那位本地的军医也受到了康熙的嘉奖。

乾隆皇帝七下江南，一路体恤民情，考察官员，励精图治，不敢懈怠。时日一久，身体渐感吃力，经常感到疲倦。龙体欠安，这在当时是一件了不得的大事。各方人士纷纷献计献策，其中一位是藏传佛教大师章嘉·若沛多杰。他看到乾隆皇帝为国事越来越憔悴，就传授了一套密宗灌顶秘诀和养生之道给乾隆，还用藏传秘方制成丹丸，让皇帝每天服用。丹丸中有一味主药称为"圣果"，是从西藏冰川之地取得。皇帝服用了此药，果然神清气爽，迅速恢复了精力和体力。这种"圣果"就是青藏高原上的植物浆果——沙棘。乾隆惊讶于此味丹药的神奇效果，将藏传佛教大师章嘉·若沛多杰尊为密宗上师和国师。

助解放军进军西藏——四十多年前，人民解放军进军西藏时，由于缺氧，严重的高原反应威胁着十几万进藏大军的生命安全。危急之际，藏族向导采来一些名叫"达日布"的神果，让患病的战士食用。几天之后，病情居然得到了迅速缓解，这种野生的神果就是沙棘。

俄罗斯是世界上食用和开发沙棘最早的国家之一。1981年3月，苏联的宇航员费拉基米尔·柯伐来诺克和皮克托尔·卡茨诺哈从飞船轨道上发回消息：服用沙棘制剂后，他们适应失重状态的能力大大增强，所以沙棘又被誉为宇航食品。

在中国吕梁山区，有一种国家二级野生动物褐马鸡。它披着一身蓝褐相间的羽毛，一派华贵风姿。然而，人工饲养的褐马鸡却出现了尾羽脱落、毛色暗淡无光的现象。这一问题长期未能得到解决。后来，科研人员研究发现，褐马鸡在野生状态下，主要栖息地是沙棘林。于是，科研人员给人工饲养的褐马鸡喂食沙棘叶和沙棘果。几个月后，这种珍禽重新变得漂亮起来。

沙棘在过去是一种不被人们注意的野生灌木，如今已被生态学、营养学、医药学、经济学的专家们纷纷列为科研课题，进行培育、开发和利用。它广泛分布在我国干旱、半干旱和高寒地区，植物分类学家把它命名为沙棘。

在古代，沙棘除了可做水果食用外，还是大自然赐予人类的一种很好的药物。公元8世纪下半叶，杰出的藏族医学家宇妥·元丹贡布（708—833）的藏医经典《四部医典》中，就记载了沙棘的神奇妙用，说它对呼吸系统有祛痰利肺的功效，能协调肝、胃、肾、心的功能平衡，对循环系统有活血化瘀的作用，对创伤有止痛、促进愈合的再生功能等。17世纪的学者罗桑却佩所著《藏医药选编》，更明确了沙棘对胃、肝、肠疾病和妇科疾病的治疗作用。沙棘一直是维吾尔、蒙、藏等民族的传统药物。青海省的祁连、大通等地群众，将野生沙棘的成熟果实加工后，用于治疗哮喘和胃病。今天人们用沙棘嫩叶制成的沙棘绿茶，不但对治疗心脏病有效，且有增进胆汁分泌、利尿、消炎止痛等作用。

20世纪80年代我国许多科研和医疗单位进行沙棘医用研究，证明小小的沙棘果、种子甚至叶片，可用于治疗烧伤、烫伤、辐射损伤、褥疮及其他皮肤病，可治疗胃肠疾病、静脉曲张，乃至对治疗癌症、缓解动脉粥样硬化、病毒性肝炎的疗效也比较显著。迄今人类在自然界里还未能找到另一种可与沙棘比拟的植物，因此权威人士称沙棘是21世纪最有希望的保健和医药品之一。

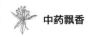

二一八 砂仁 —— 化湿和中健脾胃，也在厨房调味充

砂仁，为姜科植物阳春砂、绿壳砂或海南砂的干燥成熟果实。

【别名】春砂仁。

【药性】味辛，性温。归脾经、胃经、肾经。

【功效】化湿开胃、温脾止泻、理气安胎。

【主治】湿浊中阻、脘痞不饥、脾胃虚寒、呕吐泄泻、妊娠恶阻、胎动不安等。

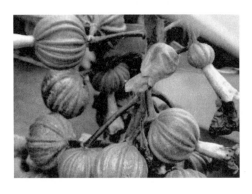

传说很久以前，广东西部的阳春县发生了一次范围较广的牛瘟，全县境内方圆数百里的耕牛，一头一头地病死。唯有蟠龙金花坑附近村庄的耕牛，没有发瘟，而且头头健强力壮。当地几个老农感到十分惊奇，便召集这一带牧童，查问他们每天在哪一带放牧？牛吃些什么草？牧童们纷纷说："我们全在金花坑放牧，这儿生长一种叶子散发出浓郁芳香、根部发达结果实的草，牛很喜欢吃。"

老农们听后，就和他们一同到金花坑，看见那里漫山遍野生长着这种草，将其连根拔起，摘下几粒果实，放口中嚼之，一股带有香、甜、酸、苦、辣的气味冲入了脾胃，感到十分舒畅。大家品尝了以后，觉得这种草既然可治牛瘟，是否也能治人病？所以就采挖了这种草带回村中，一些因受了风寒引起胃脘胀痛、不思饮食，连连呃逆的人吃了后，效果较好。后来人们又将这种草移植到房前屋后，进行栽培，久而久之成为一味常用的中药，这就是砂仁的由来。

二一九 沙苑子 —— 固精缩尿补肝肾，养肝明目好精神

沙苑子，为豆科多年植物扁茎黄芪的成熟干燥种子。

【别名】白蒺藜、潼蒺藜、沙苑蒺藜。

【药性】味甘，性温。入肝、肾经。

【功效】补肝肾、固精缩尿、明目。

【主治】肝肾虚引起的腰膝酸痛、头晕眼花、遗精早泄、遗尿尿频、白浊带下、目暗不明等症。

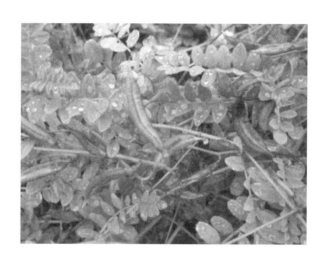

相传，唐玄宗李隆基在位时，生了一个女儿，封为永乐公主。这个公主，名虽为永乐，可从生下到十四五岁，一直啼哭，没有安乐过一天。身子又瘦又小，面黄发焦，动不动就生病。李隆基虽贵为天子，对女儿的病却毫无办法，请了多少名医，吃了多少贵重药，仍无济于事。

不久，发生了安史之乱，李隆基带上杨贵妃仓皇出逃，永乐公主在乱军中与皇家失散，被贴身奶娘带到今日陕西沙苑一带。当时沙苑住着一位游乡道士，名叫东方真人，虽年过七十，却生得鹤发童颜，精神矍铄。了解到公主的身世后，东方真人收留了她们，因怕公主寂寞，还让公主和他的小女儿生活在一起。公主到了民间，再不受什么宫禁礼法束缚，整天随少女们在野外游逛，或到山坡上去摘野果，或到沙滩上找白蒺藜。采来的白蒺藜除交东方真人药用外，剩下的都供自己当茶喝。日子过得飞快，不觉三年过去了。

公主干黄的双手变得红粉粉、胖乎乎的，焦枯的头发犹如墨染了一般，原来黑涩的刀条脸也变得又圆又胖。衬上一对水汪汪的大眼睛，漂亮极了，简直就像换了个人。

后来，官军收复了长安，朝廷号令天下，寻觅永乐公主。公主见到文告，挥泪与东方真人告别。临走时，东方真人送给公主一个葫芦，告诉她里边装的就是她平日采来的白蒺藜，让她带回去，每日取三五粒泡茶喝，可永葆身强体健。

公主回到长安时，玄宗已退位，由她的哥哥肃宗当政。公主谢过皇兄，将药物呈上，并详细地说了白蒺藜的妙用。肃宗听后，将信将疑，一连试用了半月，感觉神清气爽、耳聪目明、精神倍增。又想起御妹小时候的样子，不禁对此药大加赞赏，令凤翔县每年进贡沙苑子入宫。从此这种沙滩上的野草，变成了一味名药。由于皇上下旨，将白蒺藜称作沙苑子，此药也因此得名。

沙苑子实际是我国陕西一带所产的扁茎黄芪的成熟种子，又名潼蒺藜。沙苑子何以有此神效？中医认为其是一味补气要药。化学成分分析表明，沙苑子不但含有与人体生长、发育和代谢有密切关系的必需微量元素，如造血不可缺少的原料铁和铜、内分泌激素的关键成分锌和锰等，而且含有相当丰富的微量元素硒，这就是沙苑子神效的奥秘所在。硒在1957年被发现是一种生命的必需微量元素。人对硒的需要量不多，成人每天摄入一百微克已足够。由于水中的硒含量很低，因此人体中的硒几乎全部来自食物。海产品、肉类（尤其是动物肾脏）及大米、谷类、大蒜、芥菜等硒含量较高，而蔬菜和水果中的硒含量较低。中药黄芪（包括沙苑子）和地龙（即蚯蚓）中的硒含量相当丰富。

二二〇 山慈姑 —— 花似金灯草如蹄，擅消痈疔与瘰疬

　　山慈姑，为兰科植物杜鹃兰、独蒜兰或云南独蒜兰的干燥假鳞茎。本品喜生山坡及石岩等阴湿处，球根颇似慈姑而有毛壳包裹，故名。

　　怪草必医怪病，花叶不相见，互为克伐，正所谓有义变无义，无义变有义，有毒之药必去有毒之病，其义深也。

　　【别名】金灯花、鹿蹄草、水球子。

　　【药性】味甘、微辛，性凉。归肝、脾经。

　　【功效】清热解毒、化痰散结。

　　【主治】痈疽疔毒、瘰疬痰核、蛇虫咬伤、症痕痞块等。

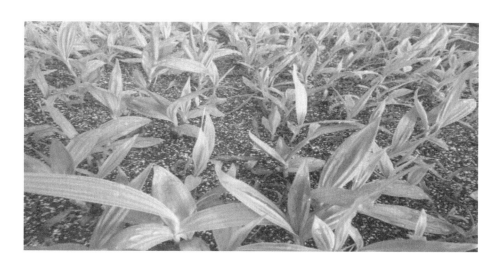

　　相传有一黑點满面之人，一日干完活下山回家，见奇草中一清澈水池，遂弯身洗面，洗后片刻，即觉面皮热痛鼓起，速回家，脸已肿起，疼痛难忍。三日后肿消，皮脱，满脸犹如剥去一层面皮，且慈眉善目，如未出阁姑娘之容，人们传以为奇，遂将此草取为山慈姑。正如《本草乘雅半偈》云："犹言剥人面皮，则恩称怨，怨称恩，所厚薄，所薄厚，信有之矣。果是没良心，还是要出丑。"

　　山慈姑，又名鹿蹄草。关于鹿蹄草的由来，还有这样一个传说。王母娘娘的一只宠物小金鹿，由于常年生活在天宫，天宫里的个个角落它都玩遍了，渐渐地它就觉着天宫里的生活枯燥乏味，于是就想瞅机会到天宫以外的

其他地方去玩玩，可是这南天门常年都有天兵天将把守。

一次偶然的机会，小金鹿独自在天宫的后花园捉蝴蝶时，发现守卫南天门后门的天将熟睡过去，还时不时说着梦话，小金鹿轻轻用狼尾巴草捅他的鼻子都没有醒来。于是它便迅速换上了步云鞋，出了南天门，直奔太白山。到了太白山，小金鹿一看，哇！这太白山的风景真是太美了，不但有风景如画的山川、清澈的溪水、茂密的原始森林，还有莺莺的鸟语、袭人的花香、各种各样的野果和可爱动物，这里虽然不是天宫，却胜似天宫，就连天宫里神仙们作的山水画，也根本比不上这太白山的美景。

小金鹿在这里找到了牡丹姐姐，他们尽情地游玩，不知不觉地在太白山上过了一年时间。渐渐地，小金鹿再也不愿意回到天宫，它愿意跟它的牡丹姐姐在一起，留在凡间，留在太白山上。

话说王母娘娘第二天一大早就发现小金鹿不在自己身边，于是掐指一算，原来这小畜生也私自下凡，到太白山去了。王母勃然大怒，命人传来天兵天将，赶快去凡间捉拿这大逆不道的小畜生。

这天，小金鹿正陪伴牡丹姐姐欣赏太白山上的美景，晴朗的天空忽然雷声大作。小金鹿正在奇怪，还是牡丹姑娘眼尖："小鹿你看！"小金鹿抬眼顺着牡丹姐姐手指的方向一看，发现南天门方向天兵天将正朝着他们两人的方向飞来，小金鹿马上明白了怎么回事，来不及向牡丹姐姐打招呼，跃起四蹄使尽神力拼命向南跑去，后边天兵天将猛追不舍。小金鹿跑呀跑呀，一直奔向天涯海角，直到海南岛的南端将要被玉索套住，情急之中，它便顺势倒地化作一个半岛。

后来，人们就把小鹿所化的岛屿称作"鹿回头半岛"，而小鹿奔跑时留在太白山上的蹄印中长出了一种能清热解毒、消痈散结的草，人们叫它"鹿蹄草"，也就是今天所说的山慈姑。

二二一 山豆根 —— 山豆根治咽喉痛，解毒清热又消肿

山豆根，为豆科植物越南槐的干燥根及根茎。

【别名】苦豆根、山大豆根、南豆根、黄结。

【药性】味苦，性寒，有毒。归肺、胃经。

【功效】清热解毒、利咽消肿。

【主治】火毒蕴结、乳蛾喉痹、咽喉肿痛、牙龈肿痛、口舌生疮、湿热黄疸、肺热咳嗽、痈肿疮毒等。

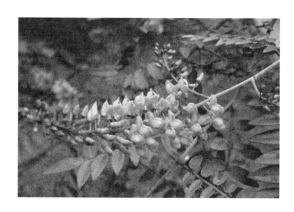

当年，李时珍为了编写《本草纲目》游遍了全国。当他来到广西时，当地持续的高热天气，使他感到不适，咽喉疼痛，不能言语。这可急坏了他，不能说话，也就意味着他不能向那些百姓和药农询问这些药材的作用和功效。

这天，他继续上山寻找和记录所见到的药材。当他看到一株似槐非槐的植物时，便心生疑惑。这株植物与他平时所见的槐树很像，但仔细分辨却又有不同，在记录之时举棋不定。就在此时，遇到一位在山中采药的药农，他便上前询问，由于咽喉疼痛，不能言语，几乎无法与药农交流，在那干着急。药农看到他着急的表情，又看了看他的咽喉，便将这株植物连根拔起，将根洗净，用刀切下一片让他含着。没多久，李时珍便觉得嗓子好了很多，也能言语了，这让他高兴万分。

他立即向药农询问这植物叫什么名字，药农告诉他，这药苗蔓如豆八月采根用，于是当地人都把它叫作山豆根，用来治疗喉痛、喉风、喉痹、牙龈肿痛等。于是，李时珍便将这药的详细产地和功用都记录了下来。在后来的寻访当中，他又详细记录了这种药材能够治疗急黄和痢疾等功效，以及简便使用方法。

山药 —— 脾肺肾三脏同补，药汤菜可炒可煮

山药，为薯蓣科植物薯蓣的干燥根茎。

【别名】土薯、怀山药、白山药、淮药等。

【药性】味甘，性平。归脾、肺、肾经。

【功效】补脾养胃、生津益肺、补肾涩精。

【主治】脾虚少食、久泻不止、白带过多、肺虚喘咳、肾虚遗精、带下、尿频、虚热消渴等。

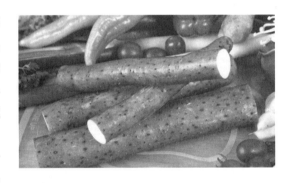

山药在《神农本草经》中被列为上品，名为薯蓣，一名山芋，称其"味甘温，主伤中，补虚羸，除寒热邪气，补中，益气力，长肌肉，久服耳目聪明，轻身，不饥，延年"。

关于山药有很多传说。有一个用山药救人的故事，或许可警示后人。相传在古代汤阴农村，有一对夫妇，心地不善。这媳妇总盼着婆母早亡，每天给婆母吃的饭就是一碗稀粥。一段时间以后，婆母浑身无力，卧床不起。这个事儿让村里的一个老中医知道了，他将计就计地想出了一个主意。他把这一对夫妇叫来，给了他们一种药粉，说把这个药粉和在粥里边吃，保管她活不到百日。这小两口回去以后就照这个方法做了，把这个药粉和在粥里边，天天给婆母吃。让他们没想到的是，十天之后，老婆婆能够起床活动了，三个月以后老人身体养得白白胖胖。婆婆身体好了，在村里边逢人就夸这儿子媳妇对她好。这对夫妇此时方知老中医的良苦用心，想起以前所作所为，真是羞愧难当。老中医因势利导，并告诉他们，那个药粉就是山药磨成的粉。经过这番调教，这一对不孝夫妇变成了一对孝顺的夫妻。这一味山药救了一家三口，从此山药的故事成为一段佳话流传至今。

据《湘中记》记载，永和初年，有一采药人，来到衡山。道迷粮尽，只好到一崖下休息。忽见一老翁，看上去好像四五十岁那么年轻，对着石壁作书。采药人告之以饥，老者给他食物，乃薯蓣，并指点出山的路。六日到

家，还不知饥，乃知为食物之功奇也。

山药在我国中原地区称"山芋"或"山遇"。传说一个药农进山采药迷路，正当饥饿难忍，走投无路之时，一位老翁飘然而至，送给他两根山药解饥，从此，药农多日不饿。于是他把山药的奇功妙用以及在山中的奇遇传遍了中原大地。山药原名"薯蓣"，据说是因唐代宗名叫李豫，宋英宗名唤赵曙，为避讳谐音，把薯蓣改名叫山药，还有淮山药、怀山药、白山药等别名。山药之乡：河南省温县。山药为补脾之最。

谚语"男山药，女百合"的意思是说男性应多吃山药，而女性应多吃百合。这是因为山药甘平无毒，偏于补气，食之补而不腻。块茎肉质柔滑，营养丰富，风味鲜美，不仅可烹制成多种佳肴，且可做粉或配制成多种滋补食品，故山药常被人们誉为滋补保健佳蔬，具有很高的药用、食用价值。其调补而不骤，微香而不嫌，常服有白肤健身之益，以山药粉煮粥吃，可以达到补肾精、固肠胃的作用，对于肾精不足、脾失温煦而引起的腰膝酸软、男子遗精、女子带下、饮食欠佳、劳热咳嗽、大便不实，效果很好。人们总结：山药药食兼用好，疗效突出效果佳。吸收血糖与血脂，兼收水分与毒素。降糖健脾护肠胃，通便不得胃下垂。故山药可作为抗肿瘤和放、化疗及术后体虚者的辅助药物。

谚语云：溃疡病，血糖高，吃了山药就会好。

二二三 山楂 —— 冰糖葫芦忆童年，消食活血山楂丸

山楂，为蔷薇科植物山里红、山楂的干燥成熟果实。

【别名】山里果、山里红、酸枣、红果子。

【功效】味酸、性甘，微温。归脾、胃、肝经。

【功效】消食健胃、行气化淤、化浊降脂。

【主治】肉食积滞、胃脘胀满、泻痢腹痛、疝气疼痛、血瘀经闭、产后瘀阻、心腹刺痛、胸痹心痛、高脂血症等。

《吟山楂》：枝屈狰狞伴日斜，迎风昂首朴无华。从容岁月带微笑，淡泊人生酸果花。

这种水果味道像楂子，所以叫山楂。山楂长在深山的密林中，鼠和猴特别喜欢吃，所以又有鼠楂、猴楂这样的别名。

山楂有两种，都长在山中。一种可作药用，高数尺，叶子有五个小尖，枝上还有小刺。三月份会开五个花瓣的小白花。果实有黄色和红色两种，九月份成熟。人们把成熟的果实去皮、去核，加入糖和蜂蜜再捣成饼，做成山楂糕，十分好吃。另一种山里人称它子。树有一丈多高，花、味均与前者相似，只是果实稍大，颜色为黄绿色。味道起初酸涩，经霜后才能食用，功效与前种相同。

李时珍在《本草纲目》中记载：他的邻居家有个小孩，因食积不化，面黄肌瘦，腹胀如鼓。他在山上无意中采食了很多野山楂，食之至饱，回家即大吐痰水，其病遂愈。所以《本草纲目》谓山楂："化饮食，消肉积，症瘕，痰饮，痞满吞酸，滞血痛胀。"

山楂为健脾消积良药。唐朝《新修本草》称山楂为"赤爪"。自元朝朱丹溪发现山楂有消食的功用后，山楂才成为临床常用之药，被广泛应用。

《本草图经》记载：山楂"治腰痛有效"，并且"核有功力，不可去也"。清朝光绪皇帝患有腰痛病时，宫廷御医曾用山楂核，瓦上焙焦性，研末每服三钱，十服。用老陈酒冲服，专治腰痛。

经常吃山楂，消脂减肥又降压活血，味酸而治痞满吞酸。单用生山楂或配伍丹参、三七、葛根等，用于治疗高血脂，以及冠心病、高血压等病。

山楂自古便是有名的果子药。李时珍说："凡脾弱食物不克化，胸腹酸刺

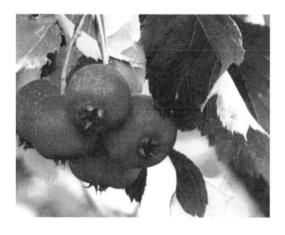

胀闷者，于每食后嚼二三枚，绝佳。但不可多用，恐反克伐也。"如果按照李时珍所记载，山楂一次性不能吃得太多，否则可能导致身体不适。

山楂入药，历史悠久，《尔雅》中就有记载，名"杭"。关于山楂，从传统的食用来看，主要是消肉食积滞，由于消积作用，现用其来减肥瘦身。在《本草纲目》中有这样一段记载："煮老鸡、硬肉，入山楂数颗即易烂。"就是说山楂具有极好的消肉食积滞的作用，用于脘腹胀满、嗳气吞酸、腹痛便秘证。因为还有活血作用，用于胸腹痛、产后腹痛、恶露不尽或痛经、经闭。

山楂分为南山楂、北山楂。北山楂多为栽培，南山楂多为野生。北山楂果实较大，气香，味酸，多切片入药，以个大、皮红、肉厚者为佳。主要是健胃消积。南山楂果实较小，气微，味酸涩，多原粒入药。以个大、色红、质坚者为佳，主要用于治泻痢证。无论南北山楂均以核小肉厚者为佳。

山楂消食化积的作用是人所共知的。从山楂所含的成分来分析，山楂入胃后能增强酶的作用，促进胃液分泌，增加胃内酵素，促进食欲，帮助消化，尤其老年人各组织器官逐渐趋于老化，食欲欠佳，消化力差，更宜用山楂。

谚语云"健脾助消化，山楂煮粥顶呱呱"。这是讲将山楂煮粥食用。山楂还能治疗溃疡病出血、肠风下血，尤其是夏季饮冷过多及积食而造成的腹痛、痢疾、腹泻，服食焦山楂，或用山楂煮粥吃有止泻的作用。其使用简便，效果良好。山楂有酸味，在煮粥时，适当加点糖味道会好些。

山楂具有良好的活血化瘀作用。近代名医张锡纯认为：山楂是化瘀血之要药。"其化瘀之力，更能蠲除肠中瘀滞，下痢脓血，且兼入气分以开气郁痰结，疗心腹疼痛。若以甘药佐之，化瘀血而不伤新血，开郁气而不伤正气。"山楂的化瘀止痛作用，尤其体现于因瘀血所致月经不通，单用山楂煎水服就有效验。张锡纯喜用山楂煎剂冲蔗糖治疗青春期闭经，并说"屡试屡验"。治疗痛经有一个很简单的方法，将山楂、红糖适量，一同装入开水瓶中，以开水浸泡一小时后饮用，对于痛经具有良好的作用，所以有"山楂散瘀行滞好"的说法。山楂还能使子宫收缩，可使宫腔血块易于排出，故能促进子宫的复原而有止痛的作用，是治疗产后恶露不下，促进子宫复原而止痛的首选药物。

山楂止痢的效果也非常之好。关于痢疾，中医有"无积不成痢"的说法，意思是说，痢疾是因有积滞所致，而积滞要消食导滞。由于山楂消积，故痢疾亦常用。一般多炒焦用，中药房里的"焦三仙"（焦神曲、焦麦芽、焦山楂）同用则效果更好。

用山楂制作的风味食品，如冰糖葫芦、山楂片、山楂糕、果丹皮等均受人们青睐。据传说冰糖葫芦的由来如下：南宋绍熙年间，宋光宗最宠爱的妃子病了，面黄肌瘦，不思饮食，身体衰弱，御医用了许多贵重药都不见效，于是张皇榜寻医。一位民间郎中揭榜进宫，为贵妃诊脉后，给以将山楂与红糖煎熬，每饭前吃五至十枚的治法，并许以半月必愈。贵妃的病果然得以痊愈。后来，这种酸脆香甜的芦糖山楂传入民间，就成为冰糖葫芦。有这样一首咏山楂（冰糖葫芦）的竹枝词："露水白时山里红，冰糖晶映市中融。儿童戏食欢猴鼠，也解携归敬老翁。"描绘了由山楂所制的冰糖葫芦上市时，一幅儿童欢喜、其乐融融的风俗市井画。

传说，唐代唐玄宗的宠妃杨玉环脘腹胀满，大便泄泻，不思饮食，唐玄宗为此坐卧不安，御医盈庭，名贵药品用尽，贵妃的病不但没有好转，反而加重。

这年秋天，一道士路过皇宫，自荐能为贵妃治病。唐玄宗亲自屈驾前往。道士思忖道：此乃脾胃柔弱，饮食不慎，积滞中脘，御医所用之药，滋阴补腻，实反其道也。于是，挥毫写出"棠球子十枚，红糖三钱，熬汁饭前饮用，每日三次"的方子，然后扬长而去。唐玄宗将信将疑。谁知用药半月之后，贵妃的病果真痊愈。棠球子，就是今日所说的山楂。

山楂之乡为河南省林州市。

二二四 山茱萸——味酸补肝小酸枣，精血汗尿均收瘘

山茱萸，为山茱萸科植物山茱萸的干燥成熟果肉。

【**药性**】味酸、涩，性微温。归肝、肾经。

【**功效**】补益肝肾、收涩固脱。

【**主治**】眩晕耳鸣、腰膝酸痛、阳痿、遗精滑精、遗尿尿频、月经过多、崩漏带下、大汗虚脱等。

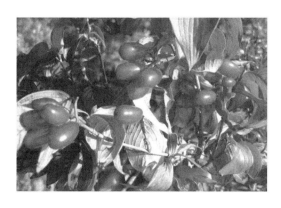

春秋战国时期，诸侯纷争，战乱频繁。当时太行山一带属赵国，山上村民大都靠采药为生，但必须把采来的名贵中药向赵王进贡。有一天，一个村民来给赵王进贡药品山茱萸（在当时叫山萸），谁知赵王见了大怒说："小小山民敢将此俗物当贡品，岂不小看了本王，退回去！"这时，一位姓朱的御医急忙走了过去，对赵王说："山萸是一味良药。村民听说大王有腰痛疾，才特意送来。"赵王却说："寡人用不着什么山萸。"进贡的村民听后只好退出。朱御医见状忙追赶出来说："请把山萸交给我吧！赵王也许终会用上它的。"村民将山萸送给了朱御医。

朱御医回家后，在自己的庭院中种了一些山萸。三年后，山萸在朱御医家中已是十分茂盛，青翠欲滴。他采收、晾干，并保存起来，以备急用。有一天，赵王旧病复发，腰痛难忍，坐卧不起。朱御医见状，忙用山萸煎汤给赵王治疗。赵王服后，症状大减，三日后逐渐痊愈。赵王问朱御医："你给我服的是什么药？"朱御医回答："此药就是当年村民进贡的山萸。"

赵王听后大喜，下令臣民广种山萸。有一年，赵王的王妃得了崩漏症，赵王传旨，命朱御医配药救治，朱御医当即以山萸为主配制方药治愈了王妃的病。赵王为表彰朱御医的功绩，就将山萸更名为"山朱萸"。后来，人们为了表明这是一种草，又将"山朱萸"写成现在的"山茱萸"。山茱萸之乡为浙江省淳安县。

二二五 蛇床子 —— 温肾壮阳祛寒湿，祛风杀虫蛇床子

蛇床子，为伞形科植物蛇床的干燥成熟果实。

【别名】野胡萝卜子、野茴香、蛇米、蛇粟。

【药性】味辛、苦，性温，有小毒。归肾经。

【功效】温肾壮阳、燥湿祛风、杀虫止痒。

【主治】肾虚阳痿、宫冷不孕、寒湿带下、湿痹腰痛等；外治外阴湿疹、妇人阴痒、滴虫性阴道炎等。

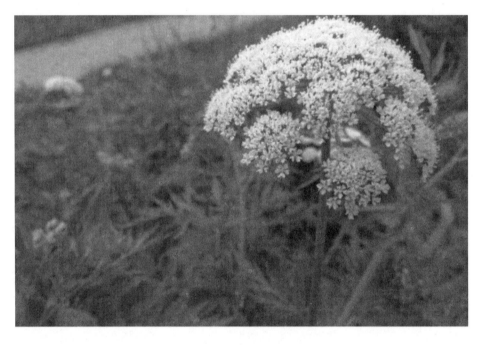

　　传说古时有个村子流行一种怪病，病人的汗毛孔长鸡皮疙瘩，痒得人不停地搔抓，有时抓得鲜血淋淋还不解痒。这种病还传染得很快，不要说穿病人的衣服、躺病人的床会染上病，就是病人搔抓时飞起来的碎皮落在健康人的肉皮上也会犯病。没过几天，全村的人都被传染了，吃什么药也不济事。后来，一个医生说："在百里之外有个海岛，听说那岛上有一种长着羽毛样叶子、开着伞一样花的药草，用它的种子熬水洗澡，可以治这种病。不过，谁也没有办法采到它，因为岛上全是毒蛇。"大伙听了，只好叹气。有个青年心一横，背上干粮，划船出海了。但他走了很久，也没回来。接着又有一个

青年去岛上采药。可他离开村子后，也同样没有了音信。这两个人大概全喂了毒蛇，因此，人们全都打消了去蛇岛采药的念头。可是，痒劲儿一上来，真让人受不住，搔来抓去，有的人抓破皮肉露出了骨头；有的人伤口流脓，变成了大疮。眼看全村人都在受这种怪病的折磨，第三位青年咬咬牙说："我非把药采回来不可！"老人们劝他说："算啦，身子犯痒强忍着吧，要去蛇岛可就没命了！"青年说："事在人为，我就不信没办法制服毒蛇！"他离开了村子，但没直接去海岛，他首先四处寻访治蛇的能手。

有一天，青年来到海边的一座大山。山上有座尼姑庵，庵里有个一百多岁的老尼姑。人们传说，老尼姑年轻时曾到蛇岛上取过蛇胆配药。青年就找到尼姑庵，问老尼姑用什么办法能上蛇岛。老尼姑说："毒蛇虽然凶恶，却怕雄黄酒。你在端午节这天的午时上岛，见着毒蛇就洒雄黄酒，毒蛇闻着雄黄酒味都会避开你。"青年谢过老尼姑，带上雄黄酒出海了。他把船划到蛇岛附近抛下锚，一直等到端午节正午时才靠岸。只见岛上处处是蛇，有黑白花的，有带金环的，有几尺长的，也有碗口粗的。青年一面走着一面洒着雄黄酒，毒蛇一闻到雄黄酒味儿，果然都盘住不动了。他急忙从毒蛇的身子底下，挖了许多羽毛样叶子、伞一样花的野草。这位青年终于活着回来了。

他不但找到了用雄黄酒制服毒蛇的好办法，还为乡亲们采回了治病的药草。他把药草的种子煎成水，让村里的人洗澡。人们洗过几次之后，病全好了。后来，大伙把这种草种植在村边，用它做治癣疥、湿疹的药。因为这种药草最早是从毒蛇的身子底下挖来的，所以叫它"蛇床"，它的种子就叫"蛇床子"了。

古代本草认为，蛇床子能够祛妇人阴部冷感、男子阳痿，而根据临床来看，蛇床子能延长动情期，缩短动情间期。如《名医别录》就记载："温中下气，令妇人子脏热，男子阴强，好颜色，令人有子。"

谚语：杀虫止痒蛇床子，各种皮病皆能治。

二二六 射干 —— 形似乌扇名射干，解毒化痰专利咽

射干，为鸢尾科植物射干的干燥根茎。

【别名】 乌扇、乌蒲、鬼扇、凤凰草。

【药性】 味苦，性寒。归肺经。

【功效】 清热解毒、消痰、利咽。

【主治】 热毒痰火郁结、咽喉肿痛、痰盛咳喘等。

从前，有个樵夫住在衡山脚下。樵夫有个双目失明的老母亲，生活过得很是艰难。这年夏天，樵夫感冒了，咽喉疼痛，全身无力，已经有几天没有上山砍柴，家里也已经没有米下锅。樵夫是远近闻名的大孝子，他从邻居家里借来一碗米煮粥给母亲吃，自己却不舍得吃一口，拖着虚弱的身体，挣扎着上了山去砍柴。

衡山山谷中有口清澈的山泉，泉边住着一位美丽善良的蝴蝶仙子。仙子天天都给泉边的花草浇水授粉，因此泉边的花草比其他地方的要漂亮茂盛很多。这天，樵夫砍柴到了泉边，由于身体虚弱，加之没有吃饭，便晕倒在了泉边。等他醒来时，发现自己躺在万花丛中，旁边有很多非常漂亮像蝴蝶的花朵。由于饥饿难忍，樵夫就忍不住吃了一棵，虽然味道苦涩，但吃过后有股甜甜的感觉，嗓子里有种清凉感。没过多久，他的嗓子和感冒就完全好了。这时仙子来到他的身边，告诉他这种花叫作射干，能治疗咽喉疼痛。

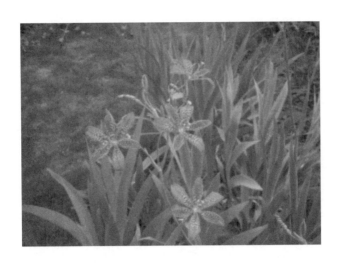

　　樵夫感谢仙子治好了他的病，回去后照仙子教的方法种出了很多草药，不仅免费施与乡亲们，还毫不保留地教会了乡亲们怎么种植这些草药。从此，樵夫和乡亲们靠这些草药，过上了衣食无忧的生活。

　　《荀子·劝学》中有篇蒙鸠与射干的故事，就很有精妙的投资哲学在里面。《劝学》云："南方有鸟焉，名曰蒙鸠，以羽为巢，而编之以发。系之苇苕，风至苕折，卵破子死。巢非不完也，所系者然也。""西方有木焉，名曰射干，茎长四寸，生于高山之上，而临百仞之渊。木茎非能长也，所立者然也。"翻译成白话为："南方有一种叫蒙鸠的鸟，用羽毛编织做窝，系在嫩芦苇上，风一吹就坠落了，鸟蛋全部摔烂。不是窝没编好，而是不该系在芦苇上面。""西方有种叫射干的草，只有四寸高，却能俯瞰百里之遥。不是草能长高，而是因为它长在了高山之巅。"

二二七 生地黄 —— 擅吸地精名地髓，化入人体补阴亏

生地黄，为玄参科植物地黄的干燥块根。

【**别名**】生地黄、原生地、干生地。

【**药性**】味甘，性寒。归心、肝、肾经。

【**功效**】清热凉血、养阴生津。

【**主治**】热入营血、温毒发斑、血热出血、热病伤阴、舌绛烦渴、内热消渴、阴虚发热、骨蒸劳热、津伤便秘等。

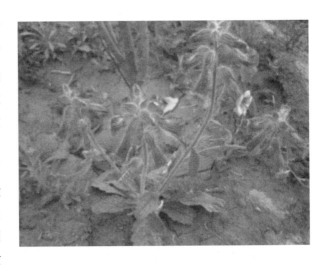

地黄作为药用已有悠久的历史。宋代方书《信效方》中，记载有一则关于生地黄的生动故事。该书作者在汝州（今河南临汝县）时，一次外出验尸，他到了当地保正赵温却没到验尸现场。他就问当地人："为何赵保正不来？"回答说："赵保正衄血数斗，昏沉沉的，眼看有生命危险了。"后来他见到赵保正，只见赵的鼻血就像屋檐水似的不断滴着。他马上按平日所记的几个止衄血的方子，配药给赵治疗，但血势很猛，吹入鼻中的药末都被血冲出来了。他想：治血病没有药能超过生地黄的了，于是当机立断，即刻派人四处去寻找生地黄，得到十余斤。来不及取汁，就让赵生吃，渐渐吃到三四斤，又用生地黄渣塞鼻，过了一会儿，血便止住了。另有生地黄止血的记载：癸未年（1163），该书作者的姐姐吐血，有医生教她姐姐取生地黄捣烂绞取汁煎服，每天服用数升，三天就痊愈了。

据说在唐代时，有一年黄河中下游一带瘟疫流行，无数老百姓因感染瘟疫而失去生命。当地的县太爷来到神农山药王庙祈求神佑，得到了一株根状的草药，这种药根块大而短，形状像山萝卜，颜色微黄，口味发苦。送药人

将此药称为地皇，意思是皇天赐药。并告诉他，神农山北草洼有许多这种药，县太爷就命人上山去采挖，用此药解救了百姓。瘟疫过后，百姓们把它引种到自家农田里，因为它颜色发黄，便把地皇叫成地黄了。地黄又叫地髓，是说吸收了地气之精髓，一般土地在种过一年地黄后，地就变苦了，第二年便不能再种地黄，必须等到至少八年后才能再种，因此就更显得地黄的珍贵。《神农本草经》把地黄列为上品："主折跌绝筋，伤中。逐血痹，填骨髓，长肌肉。作汤除寒热积聚，除痹，生者尤良。"

谜语：天涯思故乡 —— 生地，怀熟地。夜闻啼雁多思乡 —— 怀熟地。他乡异国 —— 生地。

二二八 生姜 —— 厨房调味不可少，止呕圣药又解表

生姜，为姜科植物姜的新鲜根茎。

【别名】 白姜、均姜、姜头、百辣云、炎凉小子。

【药性】 味辛，性微温。归肺、脾、胃经。

【功效】 解表散寒、温中止呕、化痰止咳、解鱼蟹毒。

【主治】 风寒感冒，脾胃寒证，胃寒呕吐，肺寒咳嗽，解半夏、天南星及鱼蟹鸟兽肉毒等。

相传，生姜是神农氏发现并命名的。一次，神农氏在山上采药，误食了一种毒蘑菇，肚子疼得刀割一样，吃什么药也不止痛，终于晕倒在一棵树下。等他慢慢苏醒过来时，发现自己躺倒的地方有一丛尖叶子青草，香气浓浓的，闻一闻，头不晕，胸也不闷了。原来是此草的气味使自己苏醒过来的。于是，神农氏顺手拔了一根出来，拿出它的块根放在嘴里嚼，又香，又辣，又清凉。过了一会儿，肚子里咕噜咕噜地响，一阵泄泻过后，身体全好了。他想这种草能够起死回生，因为神农姓姜，就把这尖叶草取名"生姜"。

生姜自古就被养生家视为保健良药。早在两千多年前，孔子就知道食姜大有神益。他在《论语·乡党》中有"不撤姜食，不多食"之说，意思是说，孔子一年四季饮食不离姜，但不多食。他有每次饭后嚼服姜数片的饮食习惯。为什么孔子如此重视食姜呢？南宋朱熹在《论语集注》中说："姜能通神明，去秽恶，故不撤。"毛泽东在谈到养生之道时，曾这样评说孔子为何食姜："姜性温，孔老夫子有胃寒，用姜去暖寒胃。老百姓不是喝姜糖水嘛，去寒发汗治感冒。"

唐代长安香积寺有个叫行端的和尚，夜间上南五台山砍柴，回寺后成了哑巴，人们相互议论不解其故。有的说这是让山上的妖魔给迷住了；也有的说是怕他讲出山上的真情就将他弄哑了。这样一传，吓得众僧再也不敢上山砍柴了。香积寺的方丈急忙带领众僧在佛前做了八十一天道场，请佛祖为行端驱魔，可是无济于事。这时有人提议求医于长安城里一位医术高超的大夫刘韬。

刘韬望诊号脉后说："师傅先回，待我明日上山一观再行处方。"次日凌晨，刘韬来到山上，仔细观察后便胸有成竹地来到了香积寺，从药袋里取出

一块生姜，对方丈说："尊师放心，请那沙弥速将此药煎服，三五日内定能药到病除。"时过两日，行端连服三剂姜汤，胸中郁积渐解，咽喉轻松爽利。又连服了三剂，竟能开口说话了，寺中众僧都惊讶不止。方丈询问行端病因，刘韬说："此乃沙弥误食山中半夏所致，用生姜一解，药到病除，并非什么妖魔所害。"

相传八仙之一的吕洞宾，行医到浙江萧山采药，目睹一青年在岩缝中捉到一只夹板乌龟，要给老母煮食补气力。吕洞宾想：夹板乌龟是极毒的，一旦吃下，那还了得！奇怪的是，当他找到这位青年家中，却见其年迈的老母神情自若地在纺纱。原来在烹调时，青年已将几片厚生姜塞进乌龟肚里，又用生姜水烧煮之，因而避免了中毒事故。误食生半夏、生野芋或生南星引起中毒，以及鱼蟹等食物中毒，速嚼生姜，可以解毒。

苏东坡在杭州做官时，拜访净慈寺一位寿高体健的和尚——制药僧"聪药王"，问道："久闻高僧身健寿高，请问贵庚几何，何以如此不老？"聪药王顿首回曰："贫僧今年八十有五，四十岁时身体肥胖，臃肿不堪，步履艰难。后得一方做成乳饼，连吃四十余载，所以不老。"苏东坡问此方可得闻乎？聪药王道："苏大人造福民众，贫僧要将此方献给大人。此方只一味生姜，把姜捣烂，绞取姜汁，盛入瓷盆中，静置澄清，除去上层黄清液，取下层白而浓者，阴干，刮取其粉，名为'姜乳'。一斤老姜约可得一两多姜乳，用此姜乳与三倍面粉拌和，做成饼蒸熟即成。每日空腹吃一二饼。我连吃两年就身轻体健了。后来遁入山门，我也日吃不断。看来姜乳饼将伴我终生。"

苏东坡于是在公务之余又遍访民间，还搜集到以生姜为主药的"驻颜不老方"。他很欣赏此方，曾作诗道：一斤生姜半斤枣，二两白盐三两草，丁香沉香各半两，四两茴香一处捣。煎也好，泡也好，修合此药胜如宝。每日清晨饮一杯，一生容颜都不老。

明末清初的思想家王夫之，一生爱姜成癖，他隐居乡下，所在的草堂叫"姜斋"，并自号"卖姜翁"。王夫之还写过一首《卖姜词》，在他看来，生姜"最疗人间病"，故可健身益寿。报端也多有报道，很多长寿老人均有常食生姜的习惯。生姜辛烈清逸，可去诸多秽恶臭浊之气，比如众所周知厨房用之去鱼、肉之腥秽。当然，中医学讲究因人而异的

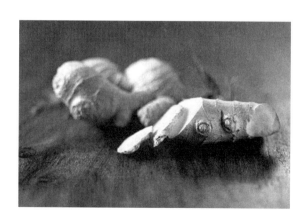

体质调理，由于生姜辛温性热，平素阳盛火旺体质的人则不宜多食。姜是助阳之品，自古以来中医素有"男子不可百日无姜"之语。

生姜防病健身有殊功。天人相应，顺应自然，民间流传有"冬吃萝卜夏吃姜，不劳医生开药方""早吃三片姜，赛过喝参汤。晚上吃生姜，好比吃砒霜""上床萝卜下床姜""十月生姜小人参""多食一点姜，不用开药方""夏季常吃姜，益寿保健康""出门带块姜，时时保安康""一片生姜胜丹方，一杯姜汤老小康""一日不吃姜，身体不安康""冬天一碗姜糖汤，祛风祛寒赛仙方""冬有生姜，不怕风霜；家里备姜，小病不慌"等谚语。这是对生姜防病治病之功的形象概括。李时珍说：生姜"可蔬、可和、可果、可药"。尤其是在止呕方面具有非常好的作用，唐代大医家孙思邈说其为"呕家圣药"。

清晨起床时，气血运行尚待促进，胃中之气有待升发，这时如果吃点姜或喝碗姜汤，可以健脾温胃，激发阳气升腾，加强气血运行，食道和胃部暖热，肠道舒畅，食欲大增，故早上吃生姜利于身体健康。人们一天中从上午开始要进行劳作，吃点姜可以促进消化，健全脾胃的功能，但如果在晚上食用过多就不妥了，因为夜晚入睡，胃肠处于蠕动少活动状态，而生姜性温，有促进肠蠕动的作用，这样不利于人体休息，因此不宜在晚上多吃生姜。故曰"早食三片姜，胜过人参汤""晚上吃生姜，好比吃砒霜""早上吃姜暖肠胃，晚上吃姜如刀枪"。

干姜是老姜晒干的，尤以辣著称，故有"姜还是老的辣"的说法。有三斤子姜不如一斤老姜的说法。干姜可用于脾胃虚寒，胸腹冷痛，呕吐，阴寒内盛，如四肢厥逆、冷汗自出，痰饮咳喘，痰多清稀，形寒畏冷等症。中医多用其治疗虚寒重证。尤其是男子应多吃姜，因为男子多阳虚之故，又有"男子多吃姜，胜饮人参汤""女子不可百日无糖，男子不可百日无姜"的说法。根据中医的认识，生姜性温，有驱寒作用，但是生姜皮却性凉，有清热的作用，可以用于治疗热性病证。生姜皮的主要作用是利水消肿，用于治疗水肿，尤以治疗皮肤的水肿作用较好。如果是患有热性病证，在食用生姜时，最好不用去皮。所以谚语云："生姜入菜不去皮，散火祛热数此衣。生姜辛温气味浓，解表散寒又温中。化痰止咳除腥膻，鱼蟹中毒显神功。"

二二九 升麻 —— 药性升提名升麻，透疹解毒效堪夸

升麻，为毛茛科植物大三叶升麻、兴安升麻或升麻的干燥根茎。

【别名】周升麻、斑麻、搬倒甑。

【药性】味辛、微甘，性微寒。归肺、脾、胃、大肠经。

【功效】发表透疹、清热解毒、升举阳气。

【主治】风热感冒、发热头痛、麻疹不透、齿痛口疮、咽喉肿痛、阳毒发斑、气虚下陷、脏器脱垂、崩漏下血等。

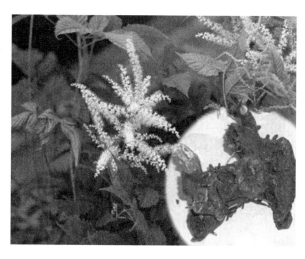

从前，有一户姓赵的人家，爹在外做小买卖，娘在内持家，女儿青梅帮助别人家洗衣服补贴家用。日子虽然清苦，倒也和和美美。不料青梅娘得了子宫脱垂病，没几天竟卧床不起，不能进食，面色苍白。青梅父女急得像热锅上的蚂蚁，请郎中治疗，几剂药下去没见好转，看来青梅娘快要不行了。

一天，青梅对双眉紧锁的爹说："爹，发愁也没有用，这样吧，我们贴个告示，谁能治好娘的病，我就嫁给他。"青梅爹十分吃惊："女儿呀，婚姻大事岂能儿戏！"青梅劝道："家中穷苦，我们没有钱给娘治病。娘劳苦一生，我们可不能让她就这么走了。我已经决定了，不论富贵贫贱、残老鳏丑，只要能治好娘的病，我就嫁给他。"青梅爹看看女儿，想想日子一贫如洗，只得同意了，于是贴出了治病招亲的告示。晚上，青梅梦见一位老神仙对她说："青梅呀，你救母的一片孝心感动了上苍。玉帝派我告诉你一句话：竹马到来日，洞房花烛时。切记切记！"青梅醒来后百思不解其意。

说来也巧，有一个穷苦的青年，父母双亡，以采药为生。一天晚上，他也梦见一位老神仙对自己说："牢记'竹马送来日，洞房花烛时'，快上山挖

仙药，能成就好姻缘。"第二天，他就听说了青梅家治病招亲的事儿。于是，他立刻背上药篓去找老人们曾说过能治疗子宫脱垂病的"竹马"。真是功夫不负有心人，他终于在一片野草下发现了跟传说吻合的棕黑色的"竹马"，急忙挖出来，给青梅家送去。青梅娘喝了几天用"竹马"熬的药后，病渐渐地好了起来。于是青梅和那个青年成了亲，一家人恩恩爱爱，从此过上了幸福生活。人们由此知道了"竹马"的神奇功效，一传十，十传百，天长日久，"竹马"被传成了"升麻"，于是就作为一味中药传了下来。

二三〇 石菖蒲——化痰开窍又祛风，能使昏迷神志清

石菖蒲，为天南星科植物石菖蒲的干燥根茎。

【别名】昌本、菖蒲、石蜈蚣、野韭菜、水蜈蚣、香草。

【药性】味辛、苦，性温。归心、胃经。

【功效】化湿开胃、开窍豁痰、醒神益智。

【主治】脘痞不饥、噤口下痢、神昏癫痫、健忘失眠、耳鸣耳聋、痰蒙清窍、神昏癫痫等。

菖蒲，乃蒲类之昌盛者，故名。蒲味辛性温气芳香，故主风寒之湿邪。乃为舒心气、畅心神、怡心情、益心志之妙药。

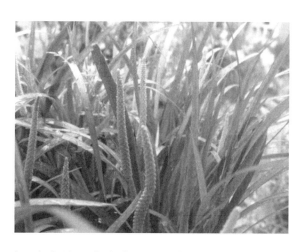

菖蒲是我国传统文化中可防疫驱邪的灵草，其先百草于寒冬刚尽时觉醒，因而得名。在中国民俗里，农历五月初五是端阳节，为纪念屈原而设。端阳节这天，南方地区有在家门口悬挂菖蒲、艾叶的习俗，谚云：家家蒲艾过端阳。五月是整个热天的开端，五月是毒月，五日是毒日，五日的中午又是毒时，毒蛇开始猖獗，所以民间有在端午节饮雄黄酒的习俗。

菖蒲为多年水生草本植物，全株芳香。分九节菖蒲、石菖蒲和水菖蒲，可做香料或驱蚊虫；茎、叶可入药。通常作药用的是石菖蒲，并以九节者为良。有"菖蒲者，水草之精英，神仙之灵药"（《本草纲目·十九卷·菖蒲》）之谓。明宁献王朱权（明太祖第十七子）撰《臞仙神隐书》载："石菖蒲置一盆于几上，夜间观书，则收烟无害目之患。或置星露之下，至旦取叶尖露水洗目，大能明视，久则白昼见星。"这是对石菖蒲的赞誉。古时因用油灯照明，而油灯有烟，故古人夜读，常在油灯下放置一盆菖蒲，原因就是菖蒲具有吸附空气中微尘的功能，可免灯烟眼之苦，同时用石菖蒲叶尖露水洗眼睛

也能提高视力。

江南人家每逢端午时节悬菖蒲、艾叶于门窗，饮菖蒲酒，以祛避邪疫，夏秋之夜，燃菖蒲、艾叶，驱蚊灭虫的习俗保持至今。为什么要将菖浦悬挂在门口呢？古人认为，菖蒲为五瑞之首，象征祛除不祥的宝剑，叶片呈剑型，插在门口可以避邪。所以方士们称它为"水剑"，后来的风俗则引申为浦剑，可以斩千邪，悬于床户，用以却鬼。

《千金方》记载："七月七日取菖蒲，酒服三方寸匕，饮酒不醉。"李时珍进一步解释："七月七日，取菖蒲为末，酒服方寸匕，饮酒不醉。好事者服而验之，久服聪明。"（《本草纲目·十九卷·菖蒲·附方》）这是讲菖蒲具有解酒的作用。菖蒲虽然可以解酒，但也有用菖蒲泡酒饮用者，李时珍说："菖蒲酒治三十六风，一十二痹，通血脉，治骨痿，久服耳目聪明。"至于说"三十六风"，只是一个虚数，意即治疗多种风证痹痛。

菖蒲还有一个很大的特点，就是善于治疗九窍的病症。所谓九窍指的是眼、耳、鼻、口、前后二阴。《神农本草经》云："通九窍，明耳目，出音声。"诸如神昏癫痫、鼻塞不通、声音嘶哑、大便不通、小便不利，尤其是治疗声音嘶哑配伍蝉蜕作用好。

相传，四川严道县有个穷书生，家中常糠米无存，只好靠野菜度日。一日，他摘取石菖蒲花拌糠吃，觉得味道可口，吃后腹内清凉。以后，菖蒲花拌糠便成了他的主食。日子一久，这个骨瘦如柴的书生竟然变得又白又胖。附近有个财主欲求返老还童之法，得知穷书生吃了那样的"仙药"变了样，也令家人摘来拌糠吃，可他愈吃愈难受，一气之下，便差人将附近的菖蒲都铲除了，绝了穷书生的食源。穷书生望着被铲掉的菖蒲号啕大哭，直哭得死去活来，不知怎的，在他掉下眼泪的地方，突然长出了小粟。以后，他再也不愁吃的了。常吃这种东西，越活越年轻。直到一百零八岁，还未长胡须。

相传，汉高祖刘邦在一次行军中，烈日酷暑，士兵大渴，行至一小溪旁，饱饮溪水，不久，士兵们大多上吐下泻，无力行走。有人献石菖蒲，服药即愈，刘邦大喜，回都城咸阳后，立御碑将石菖蒲功绩载之，被传为佳话。

明代王象晋写的《群芳谱》中记载："乃若石菖蒲之为物，不假日色，不资寸土，不计春秋，愈久则愈密，愈瘠则愈细，可以适情，可以养性，书斋左右一有此君，便觉清趣潇洒。"不但写出了石菖蒲生命力顽强的特性，也道出了石菖蒲自古就为人们喜爱，并常做案头清玩、摆设的情况。

石菖蒲的确自古就为人们喜爱，其栽培历史十分久远。在公元前6世纪之前的《诗经》中，就有"彼泽之坡，有蒲与荷"的记载，在《礼记·月令篇》中亦有"冬至后，菖始生。菖百草之先生者也，于是始耕"的记载。历代文人也多有吟咏石菖蒲的诗作。如诗人杜甫的"风断青蒲节，碧节吐寒蒲"，姚思岩的"根盘龙骨瘦，叶耸虎须长"，陆游的"根盘叶茂看愈好"等诗句，都描绘了石菖蒲盘根错节、叶纤细多节、青绿可爱之态，置案头清供，当然潇洒有情趣。此外有诗人戚龙渊作诗云："一拳石上起根苗，堪与仙家伴寂寥。自恨立身无寸土，受人滴水也难消。"更是写出了石菖蒲盘根结节屹立于山岩石缝之中的风骨气节。

又有诗曰："古涧生菖蒲，根瘦节蹙密。仙人教我服，刀匕蠲百疾。阳狂华阴市，颜朱发如漆。岁久功当成，寿与天地毕。"说的是石菖蒲的根茎入药，服之可红颜黑发，延年益寿。至于说是"仙人教服"，这其中还有一段传说。

《神仙传》记载：有一次汉武帝（刘彻）上嵩山，至山顶，忽然看见眼前一人，身高二丈，耳长垂肩，仙风鹤须，气度不凡。汉武帝急忙屈万驾之尊，上前施礼并问道："仙者是何方人士，怎么会来到这里？"只听此老者回答说："我是九嶷山中人也。听说中岳嵩山山顶的石头上，生有一种草叫石菖蒲。此草一寸九节，吃了它可以长生不老。所以特地到这儿来采集它。"说完之后，突然不见了。汉武帝刚听完老者的话就突然不见了人，心中顿时大悟，他对左右侍臣说："这个老者并不是自己想采食菖蒲，而是特意来告诉朕的。"

《神仙传》中的这段记载虽然纯属传说，但服食石菖蒲确实可以耳聪目明、益智宽胸、去湿解毒。《本草》中记载："石菖蒲一寸九节者良。"宋人王敬美云："菖蒲以九节为宝，以虎须为美，江西种为贵。"《群芳谱》记载养菖蒲的口诀是：春迟出，夏不惜，秋水深，冬藏密。又云："添水不换水：添水使其润泽，换水伤其元气。见天不见日：见天挹雨露，见日恐粗黄。宜剪不宜分：频剪则短细，频分则粗稀。浸根不浸叶：浸根则滋生，浸叶则溃烂。"说的是栽养之道，却也道出了石菖蒲的独特个性及其与保健的关系。

石菖蒲"开心孔"而益智。最早的药物学著作《神农本草经》记载了石菖蒲有主"开心孔"的功效。石菖蒲是有化湿开胃功效的，有人认为即与《神农本草经》记述的"开心孔"功效相关，这当系一种广义的理解。为什么呢？因为中医把"胃"亦称"心"。如《丹溪心法·心脾痛》："心痛，即胃脘痛。"再如《伤寒论》之"心下"，以及《外科正宗》"补中益气汤……空心热服"等亦是。故所谓"开心孔"是可以当开胃来理解的。心孔开则纳谷香，因其亦不离湿邪所致者（引杨鹏举校注《神农本草经》）。日本学者森立之《本草经考注》中，记述古代文献对"开心孔"有"黑字云：厚肠胃"的注解，则从此"心孔"与"肠胃"的关联上亦可起到一定的佐证。

对《神农本草经》记载的石菖蒲"开心孔"，除了从化湿开胃方面进行解说，更可以从心主神明之"心"加以理解，则此"开心孔"正是对石菖蒲益智作用的总结。明代王肯堂《证治准绳》中有一方，名"读书丸"，系由石菖蒲、菟丝子、远志、地骨皮、生地黄、五味子、川芎组成，具有治健忘、养神定志之功效。从其"读书丸"的命名上即可以看出，该方应当对增强记忆力有作用。这应当是石菖蒲具有"开心孔，补五脏，通九窍"功用的体现。而现代研究对此方的作用也有所佐证，苏州市中医研究所曾进行了读书丸加味（加丹参、葛根）促进学习记忆功能的实验观察。

提到石菖蒲益智方，著名的还有《备急千金要方》中的两则成方，亦均以石菖蒲为主药。一方为"孔圣枕中丹"，用石菖蒲、远志、龟甲、龙骨各三十克，为末，蜜制小丸，功能为益肾健脑、宁心安神，每次服三到五克，每日三次。方书中多言本方用于治读书善忘，然有用之不效者，其实是药不对证，未予辨析之故。本方所治乃肾阴亏虚、心阴不足，复兼痰浊虚火内扰之证。近代医家张山雷对此方有如此分析：

"此方以龙骨、龟甲潜阳熄风，菖蒲、远志开痰泄降，古人虽以为养阴清心、聪耳明目之方，实则潜藏其泛溢之虚阳，泄化其逆上之痰浊，则心神自安而智慧自益。窃谓借治肝风内动挟痰上升之证，必以此为首屈一指。"

另一方为"菖蒲益智丸"，用石菖蒲、远志、人参、桔梗、牛膝各十五克，桂心九克，附子十二克，茯苓二十一克，研末，炼蜜为丸，如梧桐子大，功能为安神定志、聪耳明目、温阳止痛，每服七丸，日两次夜一次，治中老年人心肾阳虚、喜忘恍惚、积聚疼痛者。

小菖蒲，随性而生，喜居河边。别看它长得像不起眼的小草，可是它却深藏于名，是一味不可缺的中药。在古代文人的书房里，常常会出现它的身影呢。它还有古代眼药水之称，每日在它的叶片上凝结的露珠，可以明目。

公元1144年，二十岁的南宋大诗人陆游与舅舅的女儿唐琬结婚。婚后夫妻感情甚笃。没想几个月后，唐琬却患了尿频症，一昼夜排尿二十多次，整个人被折磨得形消神脱、痛苦异常。陆游十分着急，遍寻医生诊治，却总不见效。一天，已成名医的好友郑樵来访，诊察病情后，开了张处方，将石菖蒲、黄连各等分，研为细末，每天早晚各以黄酒冲服六克。唐琬服了没几天，病竟豁然痊愈。陆游十分感谢郑樵，也对石菖蒲赞誉有加，挥毫写下脍炙人口的《菖蒲》诗："雁山菖蒲昆山石，陈叟持来慰幽寂。寸根蹙密九节瘦，一拳突兀千金直。……根盘叶茂看愈好，向来恨不相从早。"

据古本草记载，本品根瘦节密一寸九节者良，故处方中每写九节菖蒲。但现今所用九节菖蒲为毛茛科植物阿尔泰银莲花的根茎，性能功效与本品有别，不得相混。

石膏 —— 质地洁白石中膏，清热泻火肿毒消

石膏，为硫酸盐类矿物硬石膏族石膏，主含含水硫酸钙。

【别名】细理石、软石膏、白虎、冰石。

【药性】味甘、辛，性大寒。归肺、胃经。

【功效】生用：清热泻火、除烦止渴。煅用：敛疮、生肌、收湿、止血。

【主治】外感热病、高热烦渴、肺热喘咳、胃火亢盛、牙痛头痛、内热消渴、溃疡不敛、湿疹瘙痒、水火烫伤、外伤出血等。

很早以前，应城西北有座天灵山，浓荫覆盖，云雾缭绕。天灵山下住着一个贫穷的砍柴伢，他手脚勤快，天性善良，又最讲孝心。父母在世时，柴伢总是把砍柴换来的一点点吃的都供奉给父母，自己却忍饥受饿。父母死后，无钱安葬，就把父母合葬在天灵山的山洞里，

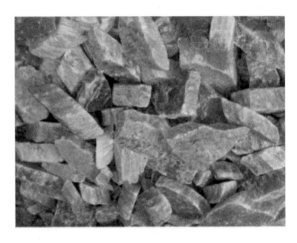

自己在洞里守孝三年。有一天，柴伢砍柴回来，发现山洞里白晃晃的。进去一看，见洞里头长出了一条洁白的石糕，热气腾腾，香气扑鼻。柴伢壮着胆子走上去，尝了一点，觉得又甜又软又可口，就吃了起来。真怪！不管怎么吃，那石糕老是那么长，一直等到他吃得饱饱的，才一下子不见了。第二天，柴伢砍柴回来，那石糕又出现了。从此，柴伢白天上山砍柴，晚上回来也不用为饭食发愁了。

传说这石糕是柴伢的父母怜悯儿子变化出来的。石糕的味道之所以甜美，是因为里面渗进了母亲的乳汁。后来，玉帝嫌柴伢太贪心，才命令操山之神长出厚土把石糕藏起来，石糕就离地面几十丈深了，而且慢慢变得坚硬、苦涩，才成为今天的石膏。

石膏被称为清热之最，《神农本草经》将其列为中品。它来源于单斜晶系含硫酸盐类矿物石膏的矿石。石膏常生成于海湾、盐湖和内陆湖泊中形成

的沉积岩中，常与石灰岩、黏土、岩盐共生。石膏产于湖北省应城，以及山东、山西、四川、广东等省，以块大色白无杂石者为佳。主要成分：生石膏为水硫酸钙，煅石膏为无水硫酸钙。

张锡纯《医学衷中参西录》曰："石膏其性，一善清头面之热，二善清咽喉之热，三善清瘟疹之热，四善清痰喘之热。"张锡纯也因擅用石膏而被称为"张石膏"。

歌曰：清热泻火除烦渴，外感高热又喘咳。胃火上炎龈出血，脾胃虚寒不相和。

石斛 —— 滋补佳品人皆晓，清热生津胃肾好

石斛，为兰科植物金钗石斛、鼓槌石斛或流苏石斛的栽培品及其同属植物近似种的新鲜或干燥茎。其花开似兰，又有"石斛兰"的美誉，加上乱采乱挖，已渐减少。目前，国家已将其列为二类保护中药材。

【**别名**】林兰、金钗花、千年润、吊兰花、黄草等。

【**药性**】味甘，性微寒。归胃、肾经。

【**功效**】益胃生津、滋阴清热。

【**主治**】热病津伤、口干烦渴、胃阴不足、食少干呕、病后虚热不退、肾阴亏虚、筋骨萎软、骨蒸劳热等。此外，石斛对金黄色葡萄球菌亦有抑制作用，可用于急性胆囊炎所致的高热，并可明目益精，治疗肝肾阴亏所致的目疾，如视物模糊、视力下降眼目干涩等，目前已有中成药如"石斛夜光丸"。

温州雁荡山是中国十大名山之一，自古就有"寰中绝胜"之誉，这里群峰竞秀，怪石峥嵘，洞壁幽深，泉瀑雄奇。去过雁荡山的人一定不会忘记这里的十八飞瀑、这里的奇峰秀石，还有这里的"悬崖飞渡"。雁荡山的"悬崖飞渡"已有数百年的历史，说的是采药人在悬崖峭壁上，腰系缆绳，飞渡百丈深谷采摘生长在悬崖峭壁上的铁皮石斛，采药人的从容不迫使观众不禁为之叫绝。

相传在很久以前，雁荡山旁有一户人家，父亲得了重病整日卧床不起，生命危在旦夕，孝顺的儿子请遍了附近的郎中也没有治好父亲的病。正在束手无策之际，一位老人为其孝心所感动悄悄地告诉他：在雁荡山深处悬崖峭壁上生长着一种神奇的仙草，其根不入土，常年沐云饮露，受天地之灵气，吸日月之精华，有起死回生之功效，只可惜无人敢冒生命危险去采摘。在老人的指点下，儿子

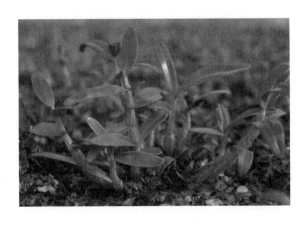

决定自己亲自上山为父亲采药。苍天不负有心人，他历经艰难，终采到了被誉为"仙草"的铁皮石斛，救回父亲一命，从此以后，附近的药农都开始了"悬崖飞渡"，采摘这一人间仙草，但随着铁皮石斛数量的日益减少，雁荡山风光秀丽的声名远播，"悬崖飞渡"已变为旅游表演节目。目前雁荡山虽然已无铁皮石斛可采，但世代居住在那里的药农有一手精湛的铁皮石斛加工技术（制作铁皮枫斗），每年在全国各地收集铁皮石斛，再运雁荡山来加工，使得这里成为国内外有名的铁皮枫斗专业市场。

石斛被称为生津之最。由于这黄草功效神奇被人叫为"救命草""神仙草"，后被列为贡品。达官贵人需要就得以十斛粮食换得一把。随着岁月流转，这草就被人们叫为"石斛"。

二三三 石榴皮 —— 榴籽晶莹皮敛涩，涩肠固精兼止血

石榴皮，为石榴科植物石榴的干燥果皮。榴者，瘤也，本品丹实垂垂如赘瘤，故名。

【**药性**】味酸、涩，性温。归大肠经。

【**功效**】涩肠止泻、止血、驱虫。

【**主治**】久泻久痢、脱肛、便血崩漏、带下、虫积腹痛。

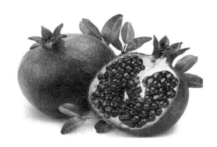

相传三国时，吴主潘夫人以姿色见宠。每游昭宣之台，恣意幸适，既尽酣醉，卧于石榴树下，唾于玉壶中，使侍婢泻于台下，得火齐指环，即挂于石榴枝上。因此处起台，有人名曰环榴台。时有人谏曰："今吴蜀争雄，还刘（榴之谐音）之名，将为妖乎？"孙权于是翻其名曰榴环台。这棵石榴，花艳无比，果大甘酸，后人又称其为安息榴。

福建闽县东山有个榴花洞，据《方舆胜览》载：唐永泰中，樵夫兰超追赶白鹿到闽县东山榴花洞，渡水入石门，始极窄，忽豁然，有鸡犬人家。其间的人们对兰超说："我们乃避秦人也。留你住这里，可以吗？"兰超说："我要与亲旧别后才能来。"榴花洞人就以榴花一枝相送。兰超出来，恍然若梦中。再往，竟不知所在。

谚语：向阳的石榴红似火，背阳的李子酸透心。

二三四 石龙刍 —— 龙须落地生此草，利水通淋小便好

石龙刍，为灯心草科植物石龙刍的全草。

【别名】 龙须、草续断、龙鬚、胡须草、野席草。

【药性】 味甘、涩，性微寒。归心、肝经。

【功效】 清热利湿、凉血止血。

【主治】 淋浊、心烦失眠、鹤膝风、目赤肿痛、齿痛、鼻衄、便血、崩漏、白带。

此草生水石之处，可以刈束养马，故名。《述异记》云："东海岛龙川、穆天子养八骏处也。岛中有草名龙刍，马食之一日千里。"此草多生水田潮湿之处，味苦而性寒凉。中空有通利之性，故可利水通淋，治淋病或小便不利之症。后人因其形似胡须，又讹名为龙须。传说乃黄帝炼丹于凿砚山，后得仙乘龙上天，群臣援龙须而上，须坠而生此草，名曰龙须。

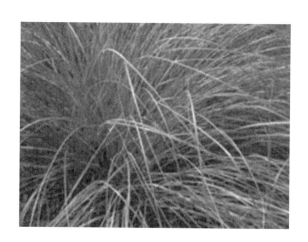

二三五 使君子 —— 名医擅用使君子，主治小儿虫与积

使君子，为使君子科植物使君子的干燥成熟果实。

【**别名**】留求子。

【**药性**】味甘，性温。入脾、胃经。

【**功效**】杀虫消积。

【**主治**】蛔虫病、蛲虫病、虫积腹痛、小儿疳积等。

使君子为中药中最有效的驱蛔药之一，对小儿寄生蛔虫症疗效尤著。相传，三国时刘备的儿子刘禅得了一种怪病：面色萎黄，四肢枯瘦，浑身无力，肚子胀得像面鼓，一叩"嘭嘭"直响。刘禅还经常哭着闹着要吃黄土、生米一类的东西。一天刘禅去野外玩耍，天色将黑回家后，突然又吐又泻，两手捧着肚子直喊疼。当刘备向两个士兵询问情况时，其中一个士兵战战兢兢地跪拜道："……小公子看见一种野果，哭喊着要采摘。小的们劝他不住，就让他摘几颗拿着玩。谁知……"刘备一听，认为刘禅是吃野果中毒，立即叫两个士兵去找医生。

谁知那两个士兵出门后不多时，刘禅拉下了许多蛔虫和蛋花样东西后，便不哭不闹，安静了些，还嚷着说肚子饿。刘禅喝了半碗稀粥，又拉了些蛔虫，然后便独自玩了起来。等医生赶到时，刘禅早就安安静静地睡熟了。日后，刘禅的肚子软了，黄土、生米一类的东西也不要吃了。

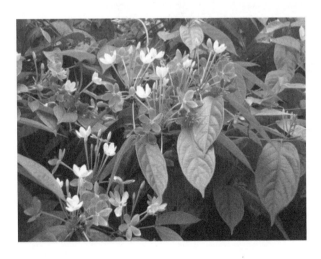

刘备眼看着儿子的身体日渐好起来，兴奋不已。暗自思想，定是那种野果治好了儿子的怪病。他便急切地又命那两个士兵带了十几个人，到野外采集那种不知其名的野果。采后把它晾干，碾成粉末，散于民间，医治像刘禅一样的怪病。果真有效。

于是，百姓便抬着猪羊，敲锣打鼓，喜笑颜开地来到刘备军中致谢。刘备拿出状似橄榄、有棱有角的野果问大家这叫什么名字，百姓却摇头不知。这时，只见一书生模样的人挤入人群，大声言说："既然这野果不知其名，而最先品尝此果的人是刘使君的公子，不妨称它'使君子'吧！"众人一听，连连击掌称好！

又传古代潘州有位名医，叫郭使君，善治小儿之疾。他在治疗小儿病症的时候，经常独用一味草药，让小儿烧焦后吃，香甜可口，小儿喜欢吃，又能治病。后来人们就把这味草药取名为"使君子"。

使君子主治小儿疳积虫痛，是很好的小儿良药，所以民间有俗语云："欲得小儿喜，多食使君子。"李时珍曰："凡杀虫药多苦辛，惟使君子、榧子甘而杀虫。"

谜语：赵云怀内小龙眠 —— 使君子，安息香。任人唯贤 —— 使君子。

二三六 双参——根常并生名双参，补肾调经益气臻

双参，为川续断科植物大花囊苞花的块根。其根两个并生，状如人参，故名。言参者，多有补益之功，双参即可补肾益气者是也。双参主根粗壮，肉质，常两个孪生，如母子。

【**别名**】萝卜参、童子参、羊蹄参、山苦参、子母参。

【**药性**】味甘、苦，性平。归肾经。

【**功效**】益肾、活血调经。

【**主治**】肾虚腰痛、遗精、阳痿、月经不调、不孕、闭经。

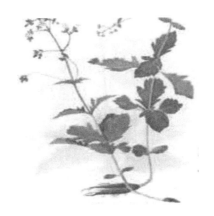

古时南方无参。一老者婚后数十载无子，以采药为生。一日发现不少形如蒿草、花开粉红而小之草药。撅挖，其根并如孪生人形状，四肢备也。老者惊奇，莫非北参移于此乎？尝其味稍甘，而无异味，于是采得，每日老两口煎服之。半年之后，老者气力倍增，老伴竟身怀有孕，生出一对双生子来。为记住这药之名，就将此药名之为"双参"。

二三七 水牛角——生于牛头常遇风，故而凉血平肝风

水牛角，为牛科动物水牛的角。

【别名】沙牛角、牛角尖。

【药性】味苦，性寒。归心、肝经。

【功效】清热凉血、解毒、定惊。

【主治】温病高热、神昏谵语、惊风、癫狂、血热毒盛、斑疹、吐衄、痈肿疮疡、咽喉肿痛等。

话说当年，八国联军入侵中国，慈禧太后决定带着光绪出逃。到晚上的时候，慈禧有些发烧，由于仓促出逃，没带什么药，只好忍着。这时，被他们请来帮忙做饭的一个当地老农说："我家有秘方，专治发烧。"大家急忙问："到底是什么秘方？"老农说："犀角水喝了就能好。"慈禧听了非常生气："把他叫来，我倒要问个明白。"于是，人们就把老农带了上来。慈禧问他："说说为什么有病了要喝'洗脚水'？你们家就是这么治病的吗？"老农说："太后，其实这个秘方很多地方都用，非常管用。我国有一种牛叫犀牛，这种牛只长一个犄角，用这种牛的角熬水喝，病可痊愈，而且这种牛角还大补呢。我们家谁要是生病了，就用这种牛角煮水喝。现在家里就有一个犀角，如果您相信我，马上就给您拿来。"

听了这些，慈禧笑了，原来是一场误会。当晚，慈禧就喝了用老农家中的犀角煮的"洗脚水"，竟真的很快就痊愈了，于是封了老农一个七品官。

犀角是名贵的中药，具有清热解毒的功效。但我国已全面禁止犀角、虎骨等珍稀濒危动物材料入药使用，临床改用水牛角，但水牛角疗效低，应

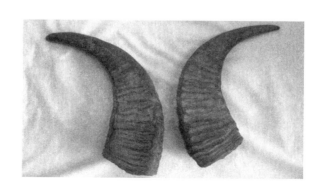

重用。

关于水牛角，苗家有一个传说。到过苗岭清水江，观赏过苗家龙船的人，无不对那雕刻得活灵活现的龙头赞叹不已。不过，相当多的人把那高高耸立，宽宽张开，分别写着"风调雨顺""国泰民安"的一对角，误认为龙角。

苗家龙船头上这一对角，很像一对水牛角，但不是龙角。倘若你仔细观察一下龙头，便会发现其头顶部除装饰有一双木雕八哥鸟（或小鲤鱼）外，还雕有一对状如蕨苔的"角"，那才叫"龙角"。

龙头上既然有龙角，为什么还要配上一对水牛角呢？这与世代居住在清水江畔的平寨、铜鼓塘、大冲、六合等地的苗家传说有关。

一说人、牛、龙、虎等都是苗族古歌中"蝴蝶妈"所产的十二个蛋中出生的弟兄，水牛是大哥，龙头上当然要配上水牛角。

一说龙有两种：一名"乜瓮"（苗语，水牛龙），住在水里；一名"瓮朗"（苗语，蟒蛇龙），住在山洞头。游弋在清水江中乘风破浪的龙，是水牛龙，头上应该配上一对水牛角，才显得出威武来。

一说水牛本来就是天上的龙，天王打发他到人间来传话，它把天王吩咐人间"一天洗三次脸吃一顿饭"，误传成了"一天吃三顿饭洗一次脸"。为了解决人们一天多吃两餐的问题，天王只好把龙贬到人间，变成水牛，来帮人们耕田犁土，多产粮食。苗族人民很感激它，农忙时离不开它，农闲时忘不了它，休息娱乐少不了它。因此，便把水牛头上那一对威武的角，配到龙船的龙头上去了。每年栽秧上坎后的龙船节，也让这人间的水牛天上的龙，分享一份苗家欢乐。

二三八 水仙花 —— 花色黄白入脾肺，消积疏风女史花

水仙花，为石蒜科植物水仙的花。

【**别名**】雅蒜、天葱。

【**药性**】味淡，性凉。归肝、肺经。

【**功效**】疏风、化积滞。

【**主治**】口疮、疖肿、感冒、咳嗽、喉痛。

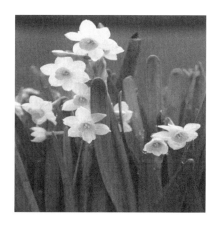

相传一姓姚的老妇人，花甲之年而无子，住在长离桥旁。在一个寒冷的冬天，夜半梦见观星落地，化作一丛水仙，香美非常，老妇人取而食之。醒来就生下一个美丽的女儿，聪慧过人。所以，人们又称水仙为"姚女花"。观星即女史，在天柱下，故水仙也名"女史花"。

二三九 水蛭 —— 性嗜吸血擅活血，症瘕积聚皆可瘥

水蛭，为水蛭科动物蚂蟥、水蛭或柳叶蚂蟥的干燥全体。其柔软如涕，可引可缩，故名蛭。附着人体犹麻贴掌一般，故《尔雅》谓之蛭掌，《河北药材》谓之水麻贴是也。时珍曰："方音讹蛭为痴，故俗有水痴、草痴之称。"宗奭曰："汴人谓大者为马鳖，腹黄者为马蟥。"

【别名】蛭、马蜞、马蟥。

【药性】味咸、苦，性平；有小毒。归肝经。

【功效】破血通经、逐瘀消癥。

【主治】血瘀经闭、癥瘕痞块、中风偏瘫、跌打损伤、瘀滞心腹疼痛。

水蛭，性最难死，以火微炒，令其焦黄研细药用。味苦咸，性平而有小毒。咸走血，苦胜血。水蛭之咸苦，以除蓄血，乃肝经血分药，故有破血逐瘀通经之功。以治症瘕、积聚、干血成痨等血病之顽疾。

相传楚惠王喜食菹（即腌制的酸菜）。一次楚惠王食菹，发现一蛭，说出去，恐怕置监食官于死地，故自吞食之，遂腹中有疾而不能进食。请医官令尹，令尹说："医理没有亲疏之分，只有保持良好的道德修养才有利于健康。君王你爱臣如子，不顾个人安危而保护监食官，虽有病也无妨事。"不久，楚惠王果病愈。这就是楚王吞蛭的故事，后被传为佳话。王充在《论衡》中也提到这一故事，并解释蛭乃食血之虫，楚王殆有积血之病，故食蛭而病愈，与陶弘景之说相符。

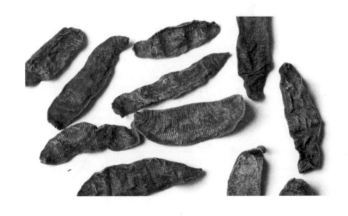

二四〇 丝瓜络 —— 丝丝缕缕如经络，祛风化痰通经络

丝瓜络，为葫芦科植物丝瓜的干燥成熟果实的维管束。

【别名】 丝瓜、丝瓜壳、丝瓜网、丝瓜筋、蛮瓜、天罗筋、天罗线。

【药性】 味甘，性平。归肺、胃、肝经。

【功效】 祛风、通络、活血、下乳。

【主治】 风湿痹痛、拘挛麻木、咳嗽胸痛、胸痹疼痛、肝郁胸胁胀痛、乳痈肿痛、疮肿、乳汁不通。

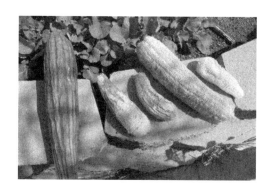

相传，曾经有个姑娘很喜欢吃丝瓜，每当丝瓜成熟的季节，她每天都要吃丝瓜，喝丝瓜汤。后来，姑娘嫁人怀孕了，依然每天都吃丝瓜，吃了一段时间后，就不停地拉稀。看了医生，医生说丝瓜属于凉性之物，是丝瓜吃得太多了，这才导致拉稀。为了自己的身体，更为了孩子，姑娘遏制住自己对丝瓜的狂热之情。没有丝瓜吃的她总有些忧郁在心头，没想到她的忧郁导致后来生完孩子乳汁少，看了很多医生，效果都不是很理想。

最后，一个老中医了解到她对丝瓜的特别爱好之后，说要不就让她吃些丝瓜看看吧。可是，那个时节已经没有新鲜的丝瓜了，只有些老了的不能食用的丝瓜，都差不多成了丝瓜络。老中医说，没有丝瓜吃，就喝丝瓜汤吧。家里人按照老中医的话把这些丝瓜络熬汤给姑娘喝，虽然没有新鲜丝瓜的汤好喝，但对于特别爱好丝瓜的她来说，有些许丝瓜的味道，总比没有的好。

这样吃了半个月后，意想不到的情况出现了，她的奶水渐渐增多。老中医也很好奇，自己也没有什么把握，没想到会收到这么好的效果。丝瓜络可治疗产后乳汁不通，随之广为流传。

二四一 四季青 —— 一年四季色长青，肿毒疮疹淋痢轻

四季青，为冬青科植物冬青的干燥叶。

【**别名**】红冬青、油叶树、树顶子。

【**药性**】味苦、涩，性凉。归肺、大肠、膀胱经。

【**功效**】清热解毒、消肿祛瘀、止血。

【**主治**】水火烫伤、皮肤溃疡、肺热咳嗽、咽喉肿痛、热淋、泻痢、胁痛、外伤出血等。

四季青的别名叫冬青，在民间有一个口口相传，与冬青有关的佳话。相传有个秀才，精于文章，兼通医理。他为人善良，常利用自己的医术施援于看不起病的贫苦人民。话说有一年夏天，村里有一户穷苦人家的小孩得了病，不停地咳嗽，并且喉咙肿

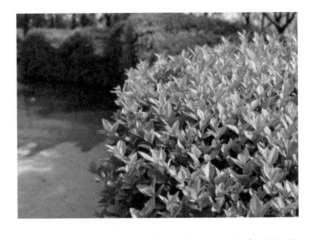

痛。秀才知道后，就去看了那个孩子，问过病情，看过舌脉后，认为小孩是肺热导致咳嗽。秀才看了看四周，一眼便看到了一棵冬青。于是就摘了一些冬青树的叶子，告诉孩子的父母，把这些叶子煎水给孩子喝。不到五天的时间，孩子的病竟然好了。人们很好奇，秀才怎么知道冬青会有这功效，以前又没有人这样用过啊。秀才微笑着道："严寒的冬天，其他树叶早已凋落，唯独冬青的树叶依然青翠，经历了整整一个冬季，定是吸收了不少'寒气'，这孩子现在是肺热咳嗽，阴阳互制，所以用冬青来治疗这孩子会有效。"秀才用药不拘泥于古方，效果神奇，不花一分一文就治好了病，这件事一直被人们传为美谈。

二四二 松萝 —— 色青入肝祛风气，清肝化痰止血宜

松萝，为松萝科植物长松萝、破茎松萝的丝状体。

【**别名**】女萝、松上寄生、松落、树挂、天棚草。

【**药性**】味苦，性平。归心、肾、肺经。

【**功效**】清肝、化痰、止血。

据传，松萝乃玉女头巾所化。玉帝常带其女下凡，体察民情。玉女被人间真情、大自然的清新所动，愿下界过凡人生活，背着玉帝下界与一青年结为夫妇。玉帝得知后，派天神携回天宫。玉女遥望大自然美丽的风景和自己的丈夫，泪流满面，抛下头巾以作留念，不慎挂在参天松树之上，化为松萝。故古乐府云："南山幂幂兔丝花，北陵青青女萝树。由来花叶同一根，今日枝条分两处。"唐乐府亦云："兔丝故无情，随风任颠倒。谁使女萝枝，而来强萦抱。两草犹一心，人心不如草。"赞美女萝的真情。以后人们又把女萝叫作松萝。

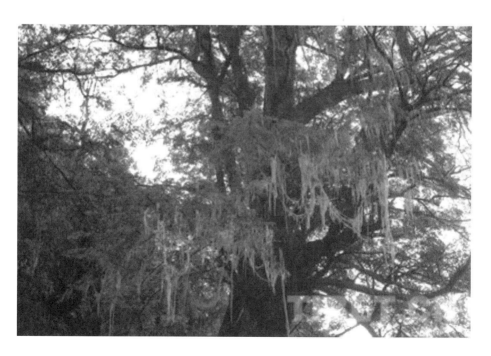

二四三 松香 —— 松树油脂留余香，色黄入脾燥湿强

松香，为松科植物马尾松或其同科植物树干中取得的油树脂，经蒸馏除去挥发油后的遗留物。其具松节油香气，故名。

【别名】松脂、松膏、松肪、松胶香。

【药性】味苦、甘，性温。归肝、脾经。

【功效】燥湿。祛风燥湿、排脓拔毒、生肌止痛。

【主治】痈疽恶疮、瘰疬、瘘症、疥癣、白秃、疬风、痹症、金疮。

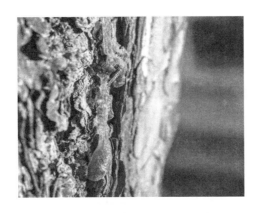

葛洪《肘后备急方》中记载着这样一个故事：晋代有个叫赵瞿的人，患有疠疾（麻风病），皮肤粗糙长红斑，时时痒痛，肿溃无脓，关节疼痛，眉发脱落。经医治多年仍不见效，逐渐变得面目全非，十分难看。赵瞿羞于见人，便住在远离村庄的山洞之中，家人备足粮食送入山洞中以供充饥。赵瞿整日闷闷不乐，自怨不幸，常常泪流满面，叹息不止。两个多月后，有一仙人路过此洞，看到赵瞿这般人不人鬼不鬼的惨相，深表同情。赵瞿觉得此人非同一般，便跪下来向仙人陈述自己的病情，并乞求仙人救他一命。于是，仙人便从口袋中取出一种药丸，送给赵瞿，并告诉他服用方法。赵瞿如法服药百日后，患部颜色红润，皮肤润泽，须发再生，竟痊愈了。仙人再次经过这里时，赵瞿向其表示了谢意，并乞求留下这一药方。仙人告诉他说："其实，这药就是松脂，此地极多，你可采集炼丸服之，长期服用能强身体，增力气，登危涉险终日不困，活到一百岁牙齿不掉，头发不白。"赵瞿试之，果然有效。

二四四 苏合香 —— 帝膏帝酒帝油流，开窍止痛效一流

苏合香，为金缕梅科植物苏合香树的树干所分泌的香树脂，经加工精制而成。本品出自苏合国，故名。

【别名】 帝膏。

【药性】 味辛，性温。归心、脾经。

【功效】 开窍醒神、辟秽、止痛。

【主治】 中风痰厥、猝然昏倒、惊痫、胸痹心痛、胸腹冷痛等。

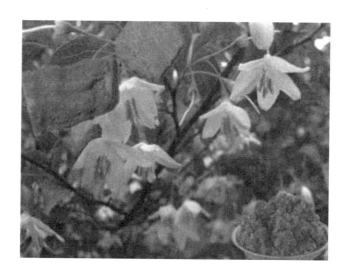

相传太尉王文正公气虚多病，宋真宗面赐药酒一瓶，令空腹饮之，可以和气血，辟外邪。公饮之，大觉安健。次日称谢。上曰："此苏合香酒也。每酒一斗，入苏合香丸一两同煮。极能调和五脏，却腹中诸疾。每冒寒夙兴，则宜饮一杯。"自此臣庶之家皆仿之，此方盛行于当时。由于是宋真宗出方，故又将苏合香名为帝膏，或帝油流。

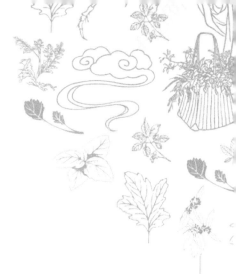

T

二四五 太子参——擅补小儿太子参，补脾益肺生气津

太子参，为石竹科植物孩儿参的干燥块根。

【**别名**】孩儿参、童参。

【**药性**】味甘、微苦，性平。入脾、肺经。

【**功效**】补益脾肺、益气生津。

【**主治**】脾虚食少、病后虚弱、气阴不足、自汗口渴、肺燥干咳等。

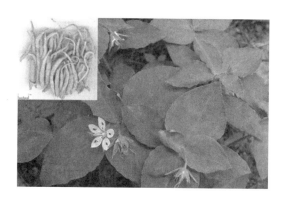

太子参性能似人参而根细小，故名。《本草从新》云："太子参，虽甚细如参条，短紧结实，而有芦纹，其力不下大参。"虽有滋补之功，但其力较薄。孩儿参、童参之名也言其细小。

春秋时期，郑国国王的儿子，年五岁，天资聪慧，能辨忠识奸，深得国王厚爱。但这位王子体质娇弱，时不时生病，宫中太医屡治不效。后国王张榜遍求补益之药，并悬以重赏。一时间，各地献宝荐医者络绎不绝，但所用皆为参类补药，却并未奏效。一天，一位白发老者揭榜献药，声称非为悬赏，而实为王子贵体、国家大计着想。国王对老者说："尔诚心可鉴，然若药不灵验，怕有欺上之罪吧。"老者呵呵笑道："王子贵体稚嫩，难受峻补之药，需渐进徐图之。吾有一药，服百日必能见效。"于是，王子如法服用老者所献的这种细长条状、黄白色的草根。三个月后，果见形体丰满，病恙不染。此时，国王始信老者所言，大喜之余，晋封王子为太子，又急寻老者以封赏，但老者已行踪难觅。国王问老者所献之药何名，众皆摇头不知。近臣谏曰：药有参类之性，拯挽太子之身，就叫太子参吧。于是，"太子参"的美名就由此传开了。

相传，明代大医学家李时珍历经磨难，呕心沥血，终于写成了《本草纲目》。一天，他带着手稿，日夜兼程来到南京，欲请一个出版商好友出版。他住进一家客店。入夜，忽然听见有一妇女在呻吟。李时珍闻其声便知其病，于是立即唤来店小二问道："隔壁何人患病？"店小二回答是自己的妻子。"有病为何不求医？"李时珍又问。店小诉说道："先生有所不知，我们虽然在此开店，但赚来的钱还不够一家七口人的柴米油盐。"李时珍十分同情，便自愿给其看病。李时珍边诊脉边问病情，店小二说："好几天没米下锅了，她只能吃一些番薯干。我们是靠孩子挖来的野菜根充饥的。"李时珍走过去，顺手拈了一根"野菜根"左看右看，然后又尝了尝说："这是一种药，可治你妻子之病。从哪里采来的？"店小二说："紫金山。"李时珍又随手掏出一锭银子放在桌子上说："天明去买点米，把这药先煎给你妻子服，服了就好。"店小二感激地双膝跪地，连声道谢。次日，店小二妻子服后，病果然好了。店小二又把李时珍带到紫金山朱元璋太子的墓地。只见那里绿茵如毯，到处是这种药草。李时珍连声道："好极了！好极了！"他如获至宝，挖了满满一担。

后来，李时珍想把这种药草补写进《本草纲目》，因为药草生长在朱元璋太子的墓地，就定名为"太子参"，但是又怕此药的灵效一传出去，大家都来太子墓地挖药，触犯了王法，因此，最后还是没有写进《本草纲目》。

谜语：孩儿拜见父王 —— 太子参。

二四六 檀香 —— 消肿止血和定痛，名贵药材檀香称

檀香，为檀香科植物檀香树干的干燥心材。它是一种半寄生植物，生长极其缓慢，通常要数十年才能成材，是生长最慢的树种之一，成熟的檀树可高达十米。木质细致，甜而带异国情调，余香袅绕。檀香用于制香历来被奉为珍品。

【别名】浴香。

【药性】味辛，性温。归脾、胃、心、肺经。

【功效】行气温中、开胃止痛。

【主治】寒凝气滞、胸膈不舒、胸痹心痛、脘腹疼痛、呕吐食少等。

檀香自古以来便深受欢迎，从印度到埃及、希腊、罗马的贸易路线上，常见蓬车载满着檀香。许多古代的庙宇或家具，都是由檀香木所做，可能是由于檀香具有防蚁的功能。

檀香的焚香需求量不少于檀香木，檀香独特的香味，具有安抚作用，对于冥想很有帮助，因而广泛被

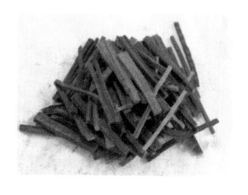

用在宗教仪式中，特别是印度和中国，对檀香的需求量至今丝毫不曾减少。檀香也是香水中常用的原料。据玄奘《大唐西域记》记载，因为蟒蛇喜欢盘踞在檀香树上，所以人们常以此来寻找檀木。采檀的人看到蟒蛇之后，就从远处开弓，朝蟒蛇盘踞的大树射箭以做标记，等到蟒蛇离开之后再去采伐。

檀香木雕刻出来的工艺品更可谓珍贵无比，家中摆放芳馨经久。檀香木置于橱柜之中有熏衣的作用，使你的衣物带有天然高贵的淡淡香味，能驱邪避小人，提高你的亲和力，有助你的事业。

檀香木极其珍贵，品质好的檀香木的市价已经在千元/斤以上。中国天然檀香树早在明清时期就已经被砍伐殆尽。国内的檀香原木基本都依赖进口。檀香木生长条件苛刻，产量极低。全球仅存的天然檀香木产地只有印度、斐济和澳大利亚。且由于严格的保护措施和有高额关税限制出口，市面上檀香木已是难得一见。

二四七 天麻 —— 风中不动定风草，息风平肝血压好

天麻，为兰科植物天麻的干燥块茎。

【**药性**】味甘，性平。归肝经。

【**功效**】息风止痉、平肝潜阳、祛风通络。

【**主治**】小儿惊风、癫痫抽搐、破伤风、肝阳上亢、头痛眩晕、手足不遂、肢体麻木、风湿痹痛等。

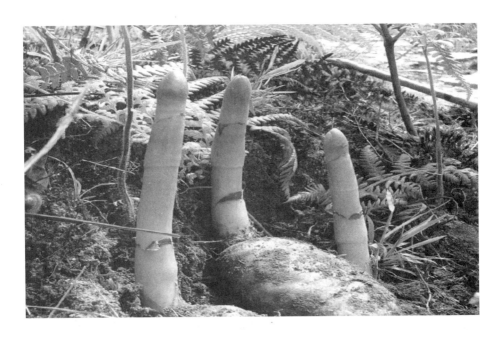

天麻属草本植物，无叶无根，以地下块茎入药，是一种喜温凉、湿润的植物，在自然界中主要分布在灌木林中，生长期间既喜潮湿，又怕积水，既喜温，又怕高温，温度超过二十八摄氏度生长就会停顿。过去由于不懂天麻的生长特点，天麻种下去后，居然消失了，所以有"天麻长了神仙腿"的说法。

天麻，又名仙人脚。相传，天麻很不好采挖，一次，神农偶然挖到了天麻，见它下无根须，上无秧苗，长有尺把，像一个肥大的人脚。正要用手拿起来细看，一转眼，就不见了。哪里去了呢？神农连忙挖土寻找，连影子也没有见到。神农不甘心，挖呀挖呀，几乎把山坡都挖遍了，终于找到了。神

农早有准备，一见天麻露面，就一竹剑扎了下去，牢牢扎住。这一回，天麻再也跑不了了。但是，等神农喘过气来，再去拔他的竹剑时，却怎么也拔不出来了。原来，它已与天麻长在了一起，成了天麻的茎秆。从那时起，天麻才发芽长秆。虽然它野性难改，喜欢在大山里跑动，但人们却能够比较容易地找得到它了。后来，天麻也就有了"仙人脚"的美称。

天麻，是一种珍贵的常用中草药，据《神农本草经》载，天麻原名"赤箭"，因其茎呈赤色，直立如箭，故而得名。《开宝本草》始称天麻，一株只长一个天麻的，叫独麻，一株长一窝天麻的，叫窝麻。在我国主产于四川、云南、陕西等省，其中四川的天麻分布最广，产量最高，四川已为我国著名的天麻产区之一，也最享盛名。天麻无根，也无正常的叶片，不含叶绿素，不能自养为生，只依靠蜜环菌的养分生长，因此，它需要温湿的气候和土壤，野生于海拔几百米到一千多米的丘陵和高山中的林下腐殖质的土壤中。每年到了端午节前后，深山茂林的气候开始转暖，也是天麻茎块开始发芽的时候，这时，是上山采天麻的最佳季节。如果等到天麻发芽出土，它的块茎就会一天天地变空，药性会大大降低。由于天麻发芽时，地面上还很难看到天麻的标记，所以采集天麻全靠经验的积累。有些经验丰富的药农，一天可以采到多达十几斤。

天麻，块茎长椭圆形，略扁、皱缩而弯曲，大小不一。表面呈黄白色或淡黄棕色，半透明，有节状环纹；上端有茎痕，或红黄色的芽，习称"鹦哥嘴"或"红小瓣"，下端有圆盘状的凹脐；断而平坦、角质状。天麻有春麻、冬麻，治病效能一样。春麻体大，肥厚，色黄白，质坚实，断面明亮，无空心；冬麻肥厚呈油浸色，皮面光滑，皱纹较少，坚实沉重，不易折断。天麻的籽很小，须在五百倍的显微镜下才能看见，因此栽培困难，过去人们没有掌握天麻的生长规律，所以称它为"神草"。

当块根成熟后，天麻从头部长出一根箭杆一样的黄赤色独苗，故谓之赤箭。因其特点是有风不动，无风独摇，因其单杆直立，受风面积不大，摇动不够明显，又俗称定风草，而在阳光下尽管无风，但因照射而使杆变软，略微弯曲，一点微风也能使之摆动，又有独摇草、自动草之谓。

中医认为高巅之上，唯风可达，而头部受到风邪的侵袭，就会导致头痛、眩晕、头发异常，据此，天麻治疗脱发效果尤佳，脱发、白发可以选用此药。

民间多用天麻炖鸡吃治疗头痛。要注意的是，一定要先将鸡炖烂以后，在吃之前，再将天麻放入鸡汤中，略炖五分钟后就可以食用。这是因为鸡很难炖烂，需要长时间炖，而天麻只需要炖几分钟就可以了。若将天麻与鸡同炖，必将降低天麻的药效，因为天麻的有效成分遇高温极易挥发，不宜久炖。若久炖必将损失天麻的有效成分，降低效果。也可以将天麻研末吞服或用煎好的药汁服。

天麻可以治疗虚损病症，《神农本草经》记载"久服益气力，长阴，肥健，轻身，增年"，所以古人认为天麻乃是养生上药，因此治疗虚损病证可以选用，尤其是治疗眩晕，效果极佳。也能治疗高血压、口眼歪斜、肢体麻木、小儿惊厥、半身不遂等证。现有用其治疗阿尔茨海默病人。

传说很久以前，荆山深处有一个安居乐业的部落，突然流行怪疾，族人头疼欲裂、四肢抽搐。为解救族人，部落首领历经艰险求得一种药材，治好了众人的顽疾。人们说这是神医所赐的天上之物，又专治麻痹瘫痪，故将这种药材称为"天麻"。天麻治风范围广，既能熄内风，又能定外风。《本经》言，天麻"可杀鬼精物蛊毒恶气者，以其能定风，镇八方之邪气也，久服益气力。"因此李时珍还给了天麻另外一个名字叫"定风草"。

谚语：经常头痛，天麻有用。

二四八 天花粉 —— 清热生津疗消渴，消肿排脓栝楼根

天花粉，为葫芦科植物栝楼或双边栝楼的干燥根。

【**别名**】花粉、栝楼根、瓜蒌根。

【**药性**】味甘、微苦，性微寒。归肺、胃经。

【**功效**】清热泻火、生津止渴、消肿排脓。

【**主治**】热病烦渴、肺热燥咳、内热消渴、疮疡肿毒等。

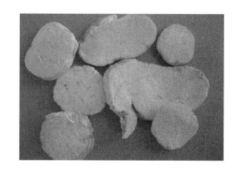

从前，湖北枣阳有一丫鬟被酒后乱性的公子强暴后怀孕，丫鬟不敢告诉公子及他人，便跟老爷请了个假，说是老家有急事，办完就回。随后其母在离村较远的偏僻地方找郎中求救，郎中说："要说我这儿倒真有一法子值得一试，只是我也没把握。"其母一听有希望，忙求郎中告知于她。

其实，郎中说的这个没把握的方法就是以天花粉、牙皂为主的复方堕胎秘方。方中用天花粉一分半、牙皂二分、细辛三分、狼毒一分半，四味药共研细末，以新鲜天花粉汁调匀成糊状，用纱布包扎成球，放入阴道后穹窿处，外用引产。这方子他没用过，那时候有小孩就生，碰上这种意外怀孕的也寻死了。郎中之所以说可以一试，是他有用药后误把病人胎儿打下的经历。他分析了那方子，只有天花粉一味药最有可能。丫鬟遵医嘱试用，果然打下胎来。后来丫鬟终于找机会离开了那个主人家，并找了户人家结婚生子，相安无事。

经科学研究，现代医院多采用天花粉蛋白注射液作为引产药，用于终止早期及中期妊娠，既安全又可靠。

谜语：大雪纷飞 —— 天花粉。歌曰：花粉原是栝楼根，清热泻火又生津。消毒排脓治疮疡，治疗燥咳效亦真。脾虚便溏孕妇慎，乌头附子不可亲。

二四九 天门冬 —— 滋阴养液充水源，色白入肺云天冬

天门冬，为百合科植物天门冬的块根。本品蔓茂而攀缘，功同麦门冬，故名。

【药性】味甘、苦，性寒。归肺、肾经。

【功效】养阴润燥、清肺生津。

【主治】肺燥干咳、顿咳痰黏、肾阴亏虚、腰膝酸痛、骨蒸潮热、内热消渴、热病伤津、咽干口渴、肠燥便秘。

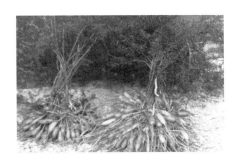

天门冬色白性降，清金化水，止渴生津，入肺经以清热。其味甘微苦，肥厚脂，气薄味厚，入下焦之肾经而滋阴。其功以柔润养阴、清肺、降火为主，专治阴虚发热之肺病。

天门冬在《本经》中被列为上品，有久服轻身益气延年、辟谷不饥之功。据《列仙传》云：古时有一名赤松子者，得服天门冬之方，服至十日，身转目明；二十日，百病愈，颜色如花；三十日，发白更黑；五十日，行及奔岛。其常服之，年逾古稀，齿落更生，细发复出，遂被列为群仙之首。

另有一传说。天冬、麦冬本来是天上两个仙女。大姐天冬干练灵巧、爽直，性格盛于妹妹；小妹麦冬文静秀气，貌美，并喜用淡紫色或白色的花朵装扮自己。她们在天上见到人间虚痨热病的病魔到处行凶，致使人们面黄肌瘦，燥咳吐血，口渴便秘，死者众多，十分可怜。姐妹俩十分同情人间疾苦，决心下凡解救。大姐天冬就在我国东南、西南、河北、山东、甘肃的山谷、坡地疏林、灌木丛中生根落户；小妹麦冬就在我国的秦岭以南浙江、四川一带的溪边、林下安家落户。

姐妹俩出没在偏僻地带为那些被病魔缠身的病人奉献自己，和病魔做斗争。姐妹俩虽然都能赶走肺胃阴虚、肺胃燥热、便秘的病魔，又根据两个人的性格有所侧重。大姐对火、燥二魔的清除力度大于妹妹，直至入侵肾部的魔鬼；小妹性格文静力弱，但主攻心中燥魔不在话下。二人合作，水火既济，促人康泰。

二五〇 天名精 —— 清热活血又止血，治血杀虫天名精

天名精乃天蔓菁之讹。叶类蔓菁也。其子名鹤虱，又称鹤虱草，其根色白，如短牛膝，故称杜牛膝。天名精为多年生草本，有特异臭味，故可治瘀血，杀三虫。花黄色又有清热解毒之功。味甘辛，性寒凉。辛能散结，寒能除热。故清热、破血、止血。气清扬而上升，入上焦肝肺之经，入肺清热，祛痰浊。

【别名】天芜菁、天门精、玉门精、挖耳草、癞头草、癞蛤蟆草、臭草。

【药性】味辛、苦、甘，性平。归脾、胃、肝经。

【功效】清热化痰、解毒杀虫、破瘀止血。消积下气、利湿解毒。

【主治】乳蛾、喉痹、急慢惊风、牙痛、疔疮肿毒、痔瘘、皮肤痒疹、毒蛇咬伤、虫积、吐血衄血、血淋。食积、黄疸、消渴、热肿疔疮。

《异苑》云："宋元嘉中期，青州有一名叫刘恒的人，射中一獐。剖开五脏后，用一种草塞进腹内以擦血迹，塞后片刻，獐蹶然而起。刘恒很奇怪，追上拔出草，獐即倒，如此试之再三均验。刘恒因此密录之，并种此草以主治折伤，治愈者无数。"人们传为刘恒草，因能医鹿伤，俗又呼之为活鹿草。

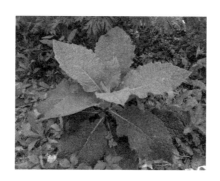

二五一　田基黄 —— 利湿解毒能退黄，活血消肿田基黄

田基黄，为藤黄科植物地耳草的干燥全草。

【**药性**】味苦，性凉。归肝、胆经。

【**功效**】清热利湿、退黄解毒、散瘀消肿。

【**主治**】湿热黄疸、肺痈、肠痈、痈疖肿毒、跌打损伤等。

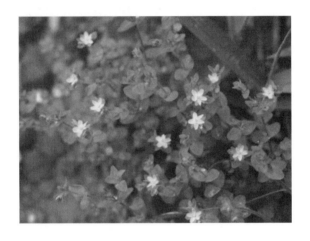

田基黄始载于清代《植物名实图考》，因药物在地面生长，形似人耳，入药为草，又名地耳草，现在出版的一些中药书籍多以地耳草作为正名。

有谚语云："有人认得田基黄，疗疮蛇咬不用慌。"田基黄的活血化瘀作用强，之所以云其活血，是因为黄疸病证多有瘀阻，此治疗作用机制与大黄、虎杖很相似，所以此三药常配伍在一起使用治疗黄疸病证。

谚语：患了肝炎皮肤黄，地里采来田基黄。每天煎服二三两，解毒清热能退黄。

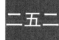

二五二　通草 —— 甘淡利水火热消，通经尿乳名通草

通草，本品为五加科植物通脱木的干燥茎髓。

【**别名**】通丝、通花、大通草、白通草、方通草、丝通草、通脱木、活梵、离南、泡通。

【**药性**】味甘、淡，性微寒。归肺、胃经。

【**功效**】清热利尿、通气下乳。

【**主治**】湿热淋证、湿温证、水肿尿少、产后乳汁不下。

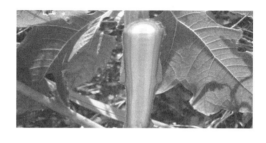

汉高祖刘邦执政后身体开始出现了各式各样的微恙。有一日，更衣时，他发现自己小便热赤，癃闭不止，淋沥涩痛，双下肢可见轻微水肿。这可把刘邦吓坏了，马上连夜传召御医前来会诊。御医院汇集了全国各地的名医和名药，但是大家都畏畏缩缩，不敢独挑大梁。

这时广东的一个御医果断建议用通草为君药配伍组方给刘邦治病，因为他当初在岭南正是用此药配伍组方治好了类似的病人。刘邦看到试药的奴才喝了片刻无异常之后，自己也大口饮尽。次日刘邦更衣时，觉小便爽，甚喜，大赏御医。问御医此药何方？御医如实答曰纸通。原来在两广一带，通草也叫纸通，现在广泛用于尿路不适症和妇女通乳等临床应用。

二五三 土茯苓 —— 解毒除湿利关节，土茯苓治杨梅疮

土茯苓，为百合科植物光叶菝葜的干燥根茎。

【别名】禹余粮、白余粮、山奇良。

【药性】味甘、淡，性平。归肝、胃经。

【功效】解毒、除湿、通利关节。

【主治】杨梅毒疮、肢体拘挛、湿热淋浊带下、疥癣、湿疹瘙痒、瘰疬、痈肿等。

土茯苓别名禹余粮。相传五千年以前，大禹率数百部下在现在的山东西南部山区疏导积水。大禹身穿短裤，赤裸上身和腿脚，和部下一起用工具挖掘沙石，和部下一天同吃两顿饭。有一天天将傍晚，伙头来禀报："大王，锅里的米饭做好了，可以用饭了吗？"大禹高声下令："开饭了！开饭了！"众人立刻朝饭锅奔去。

吃着饭，伙头偷偷对大禹说："大王，咱的米不多了，是不是派人回去运啊？""啊？你不早说，今天天晚了，我明天派人去运吧。"

深夜，大雨骤降，如同瓢泼，用树枝搭起的棚子漏水，大禹和部下起身蹲着，等待雨停。可天不遂人愿，大雨一直下了两天两夜，山沟里的洪水漫上山坡，大禹和部下所处的大山变成一座孤岛，大禹立刻指挥大家疏通洪水。半上午，伙头被湿柴冒的黑烟呛红了眼睛，终于把最后的米煮熟了，但每人只够吃几口的。有点米饭垫着肚子，大禹又和大家疏导洪水去了。

人们两天没有吃饭了，大禹支撑起身子，看着洪水，竭力思考逃生的良策。突然他看到满山的土茯苓，绿油油的叶子在阳光下闪动，被水冲出的块茎显示着肥厚，灵机一动，用力招呼部下："弟兄们，我们不能在山上等死，我先尝尝这些叶子能不能吃。"说罢，他

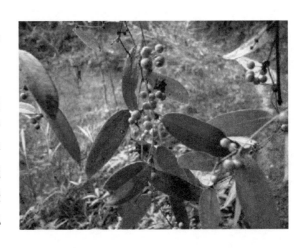

撸一把土茯苓叶子填进嘴里，用力一嚼，皱着眉头咽下去。等了片刻，身体没有不适感，肚子也不饿了。他大声喊："弟兄们，吃这些叶子吧，就是有点苦，但是吃了饿不死。"众人一听，纷纷把土茯苓叶子往嘴里填。大禹又招呼大家帮伙头挖沙土里的块茎。伙头用铜锅煮叶子和块茎，人们又能一天吃上两顿饭了。大家吃了几天土茯苓的叶子和块茎，保住了生命，有些肠胃有毛病的人还治好了。

围困大山的洪水退去，大禹派人运来了粮食，他们又继续疏导大陆上的积水了，人们得知救命的植物叫土茯苓，为了不忘大禹冒着生命危险亲尝土茯苓，遂给它起名叫禹余粮。到现在，一些人家还有种植呢。

二五四 菟丝子 —— 补益肝肾明双目，又可阴阳得双补

菟丝子，为旋花科植物南方菟丝子或菟丝子的干燥成熟种子。

【别名】豆寄生。

【药性】味辛、甘，性平。入肝、肾、脾经。

【功效】补益肝肾、固精缩尿、明目、安胎、止泻，外用消风祛斑。

【主治】肝肾不足、腰膝酸软、阳痿遗精、遗尿尿频、肾虚胎漏、胎动不安、目昏耳鸣、脾肾虚泻、白癜风等。

从前，江南有个养兔成癖的财主，雇了一名长工为他养兔子，并规定如果死一只兔子，就扣掉他四分之一的工钱。一天，长工不慎将一只兔子的脊骨打伤。他怕财主知道，便偷偷地把伤兔藏进了豆地。事后，他却意外地发现伤兔并没有死，并且伤也好了。为探个究竟，长工又故意将一只兔子打伤放入豆地，并细心观察。他看见伤兔经常啃一种缠在豆秸上的野生黄丝藤。长工大悟，原来是黄丝藤治好了兔子的伤。于是，他便用这种黄丝藤煎汤给有腰伤的爹喝，爹的腰伤也好了。又经过几个病人的试用后，他断定黄丝藤可治疗腰伤病。不久，这个长工辞去了养兔的活计，当上了专治腰伤的医生。后来，他把这药干脆就叫"兔丝子"。由于它是草药，后人又在兔字头上面冠以草字头，便叫成"菟丝子"。

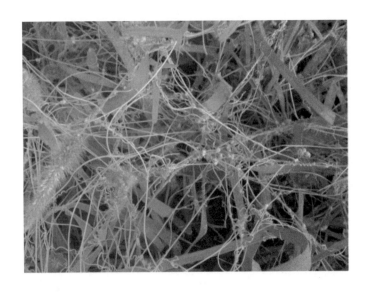

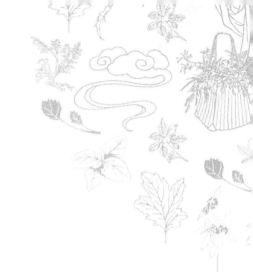

W

二五五 王不留行 —— 活血下乳消疮痛，利尿通淋路路通

王不留行，为石竹科植物麦蓝菜的干燥成熟种子。

【**药性**】味苦，性平。归肝、胃经。

【**功效**】活血通经、下乳消痈、利尿通淋。

【**主治**】血瘀经闭、痛经、难产、产后乳汁不下、乳痈肿痛、淋证涩痛等证。

俗话说："穿山甲，王不留，妇人服之乳长流。"这直白地说出了穿山甲和王不留行两味中药的通乳作用。那王不留行只不过是一种草的种子，怎么起了这么个怪名字呢？

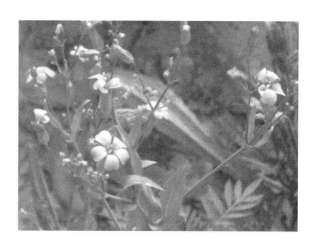

传说王不留行这种药是邳彤发现的，经实验具有很好的舒筋活血、通乳止痛的作用，可是给它起个什么名字呢？邳彤想起当年王郎曾来过这里的事。

王郎率兵追杀刘秀，黄昏时来到邳彤的家乡，扬言他们的主子是真正的汉室后裔，刘秀是冒充汉室的孽种，要老百姓给他们送饭送菜，并让村民腾出房子给他们住。这村里的老百姓知道他们是祸乱天下的奸贼，就不搭他们的茬儿。天黑了，王郎见百姓还不把饭菜送来，不由心中火起，便带人进村催要，走遍全村，家家关门锁户，没有一缕炊烟。王郎气急败坏，扬言要踏平村庄，斩尽杀绝。此时一参军进谏道："此地青纱帐起，树草丛生，庄稼人藏在暗处，哪里去找。再说就是踏平村庄也解不了兵将的饥饿，不如赶紧离开此地，另作安顿，也好保存实力，追杀刘秀。"王郎听了，才传令离开了这个村庄。邳彤想到这段历史，就给那草药起了个名字叫"王不留行"，就是这个村子不留王郎食宿，借此让人们记住"得人心者得天下"的道理。孕妇慎用。

王不留行的药材为种子,《本草纲目》称此物"性走而不住,虽有王命不能留其行,故名"。《世说新语·俭啬》记载了一个小气鬼的故事:晋代有个叫卫展的人,在江州做过刺史,有一个过去的朋友来投奔他,他不但不照顾接待,反而送了一斤王不留行给来人。来人得到王不留行后,知道卫的意思,就马上走了。卫展的外甥李弘范听说此事后,说舅舅刻薄到了用草木逐客的地步。所以王不留行是不能送给客人的。

　　在通经方面,王不留行可以治疗月经不通、痛经等病症,相对而言此作用用得较少。现代医学认为王不留行有抗着床、抗早孕、抗肿瘤作用,对子宫有兴奋作用,并能促进乳汁分泌。

二五六 威灵仙——祛风除湿威灵仙，又治骨鲠噎喉间

威灵仙，为毛茛科植物威灵仙、棉团铁线莲或东北铁线莲的干燥根及根茎。

【**别名**】百条根、老虎须、铁扇扫。

【**药性**】味辛、咸，性温，有毒。归膀胱经。

【**功效**】祛风除湿、通络止痛、消骨鲠。

【**主治**】风湿痹痛、诸骨鲠咽等。

从前，江南一座大山上有座古寺，名叫威灵寺。寺里有个老和尚，治风湿痹病、骨渣子卡喉很出名。老和尚治病时，总是先焚香念咒，再将香灰倒在一碗水里，让病人喝。说来也怪，病人一喝下香灰水，痛就好了。老和尚说，这是老佛爷施法救的。因此，他不但骗了不少香火钱，还得到了人们的信任。都说威灵寺的佛爷有求必应，老和尚是"赛神仙"。

其实，老和尚那盛香灰的碗里放的不是一般的茶水，而是一种专治风湿痛、骨渣子卡喉的草药药汤。老和尚每天让一个小和尚在密室里煎这种药。这个小和尚每天除煎药外，还得烧火做饭、打扫院子等。但老和尚还经常打骂他。

一天，老和尚一没留神，失了足，从台阶上摔下来，跌死了。

此后，这个小和尚就成了威灵寺的住持。他大面积种这种专治风湿和化骨渣子的草药。凡是到威灵寺求医的，小和尚都分文不取。由于这种草药出自威灵寺，治病又像仙草一样灵验，所以大家都叫它"威灵仙"。

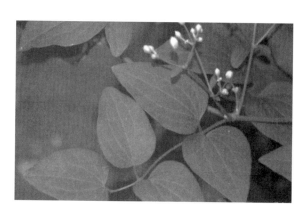

手足不遂寻灵仙。据《本草图经》记载，唐贞元年间，嵩阳子周君巢作《威灵仙传》，介绍了威灵仙的功效主治："威灵仙去众风，通十二经脉，朝服暮效，疏宣五脏，微利不泻。"并载：先时商州有人患上了风瘫重病，手足

不遂，足不能履地，已数十年之久。四处求医无效，即使是治病的良医也技尽而不能疗，其亲人将其置之道旁，以求有能人来救他一命，后来果然遇到一位云游至此的新罗僧人。他对病人说："这种病有一种药可治，但不知道这种药此地有没有？"于是就专门进山为他找这种药，结果得到了，病人服了这种药，数日后就能走路了。原来这种药就是威灵仙。后来此事被山人（隐士）邓思齐知道了，就把这件事记录下来，流传各地以至后世。

治痛通行十二经。威灵仙主治风湿痹痛、肢体麻木、筋脉拘挛、屈伸不利、骨鲠咽喉等病症，由于疗效显著，有人将其称为祛风湿圣药，因其性猛烈，故称"威"，因其功效卓著，故曰"灵仙"。明朝《药品化义》一书总结为："灵仙，性猛急，善走而不守，宣通十二经脉，主治风湿痰壅滞经络中，致成痛风走注，骨节疼痛，或肿或麻木。"

威灵仙通大便，效果好！《本草正义》言："威灵仙，以走窜消克为能事，积湿停痰，血凝气滞，诸实宜之。"说明威灵仙性好走窜，功在通利，能通行十二经脉。而便秘患者肠腑不通，气滞血涩，传导失司，故可用威灵仙，取其宣通之性，消除气滞血凝，以恢复肠道功能，便秘自愈。

《古今图书集成·医部全录》中有"威灵仙丸"："治高年津枯便秘。黄芪、枳实、威灵仙各等分，为末，蜜丸如梧子大，每服五七十丸，不拘时，姜汤白汤饮下，忌茶。"即记载了威灵仙治便秘的经验。民国名医张锡纯学习邑中名医刘肃亭用威灵仙之经验，言大承气汤合威灵仙服之，"借威灵仙走窜之力以触发之，则硝、黄力之停顿者，可陡呈其开通攻决之本性，是以大便遂通下也。是威灵仙之于硝、黄，犹如枪炮家导火之线也。"张氏言："愚闻如此妙论，顿觉心地开通，大有会悟，后有仿此医案之时，亦随手奏效。"三晋名医刘绍武先生创"利肠汤"，药用白芍三十克，威灵仙十克，芦荟五克，甘草三十克，治疗习惯性便秘，言："大便难，常苦不下，它药无效者，利肠汤主之。"亦取威灵仙宣通之性以治便秘。

谚语：铁脚威灵仙，砂糖加醋煎。一口咽入喉，鲠骨软如棉。

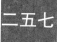

二五七 委陵菜 —— 解毒凉血治痢疾，蛤蟆草来显身手

委陵菜，为蔷薇科植物委陵菜的带根全草。

【**别名**】蛤蟆草、翻白菜、根头菜、野鸠旁花、鸡爪草。

【**药性**】味苦，性寒。归肝、大肠经。

【**功效**】清热解毒、凉血、止痢。

【**主治**】热毒泻痢、血热出血、痈肿疮毒、风湿痹证等。

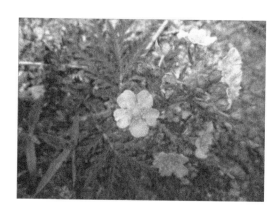

从前，在一个小村落里，有一个叫刘久云的年轻小伙子，以打猎维持全家的生计。他很勤快，并且箭术相当好。一天，他跟往常一样，来到山上打猎。到了一条小溪边，听到了蛙声。循声看去，一只小蛤蟆坐在一块石头上鸣叫着。而就在不远处，有一条虎视眈眈的蟒蛇。说时迟那时快，正当蟒蛇准备扑向蛤蟆的时候，一只利箭射穿并定住了蟒蛇，蟒蛇不能移动了，束手就擒。小蛤蟆受了惊吓，赶紧逃走了。这条蟒蛇虽说不是很大，但也能让全家人吃一顿了，刘久云高高兴兴地提着蟒蛇回去了。

当天晚上，刘久云的痔疮发作了，非常痛苦，辗转反侧，无法入睡。这时候，一只大蛤蟆叼着一些草跳到了他的跟前，还说话了："年轻人，我是修炼了一千年的蛤蟆精，非常感谢你今天救了我的儿子。要不是你，我儿子可能就被那条蟒蛇给吃了。看你现在的样子，你是痔疮发作了吧，我这里有一些草药，可以治痔疮，你需要把它捣碎外敷。"说完，蛤蟆就凭空消失了。疼痛难忍的刘久云赶紧按照蛤蟆精的话去做，果然外敷上这些草药后就感觉凉爽了许多，没有那么痛了，总算能入睡了。接连几天，他就外敷这种草药，慢慢地，痔疮就被控制了。后来，每当有人痔疮发作，就采些这样的草药回来给人外用，每有良效。人家问他这是什么神丹妙药，他想了想，然后说道："是蛤蟆草。"于是蛤蟆草就这样被传开了。

二五八 莴苣 —— 生食甘凉富汁液，色青擅利便乳通

莴苣，为菊科植物莴苣的茎、叶。本品自呙国来，故名。

莴苣，生食甘凉可口，富含汁液，色青，具通利之功。治小便不利、尿血、乳汁不通。

【**别名**】莴苣菜、千金菜。

【**药性**】味甘、苦，性凉。归心经。

【**功效**】清热利尿、镇静安神。

【**主治**】小便不利、乳汁不通、虫蛇咬伤。

《清皮杂志》有一则故事。五代时有僧在道边种菜卖钱度日，一天休息时做了一个梦，见金色黄龙食所种的莴苣数畦。僧惊醒，自言自语说，一定有贵人到此。一抬头，看见一魁伟的男子正在梦中所见的位置取莴苣吃，只见此人相貌凛然，赶紧穿上衣服，很恭敬地馈赠于他。不一会，人告辞，僧叮嘱曰："富贵不相忘。"又把做梦之事告诉他。人说，我如他日得志，愿为老僧在这个地方建大寺。此人就是宋太祖。即位后访其僧还活着，遂命建寺，赐名"普安都"，人称为道者院。

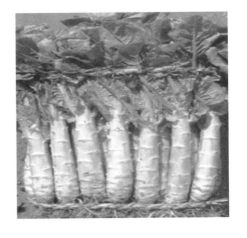

二五九 乌梅 —— 酷暑均饮酸梅汤，敛肺安蛔又涩肠

乌梅，为蔷薇科植物梅的干燥近成熟果实。本品多以未熟之梅实，剥去核，入笼于蒿火、煤烟中熏干者，色变乌黑，故名。

【别名】 梅实、熏梅、橘梅肉、春梅、干枝梅、酸梅、黄仔、合汉梅。

【药性】 味酸、涩，性平。入肝、脾、肺、大肠经。

【功效】 敛肺、涩肠、生津、安蛔。

【主治】 肺虚久咳、久痢滑肠、虚热消渴、蛔厥呕吐腹痛以及胆道蛔虫症。外治疮疡久不收口、鸡眼等。

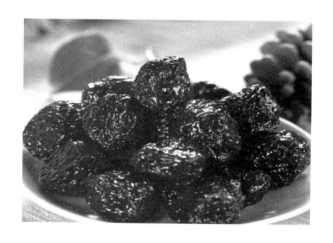

乌梅味酸收敛，能敛肺止咳。治疗肺虚久咳痰少或干咳无痰，可用乌梅配杏仁、阿胶等，如《世医得效方》一服散。

乌梅涩肠止泻，用于久泻久痢是最常用的，尤其是血痢。清朝陈士铎《本草新编》中载："乌梅止痢断疟，每有速效。"对于泻痢日久，正气已虚者，可配肉豆蔻、诃子等。李时珍认为：乌梅治下痢便血，"盖血得酸则敛，得寒则止，得苦则涩故也"。并录《医说》中陈应之用乌梅治曾鲁公、庄肃公下痢便血的医案做说明。

梅能生津敛阴，对于暑热津伤口渴者，可单味煎服，或配伍天果。

乌梅内可止血，用于大便下血、尿血、崩漏不止等症；外用还能消痔核、蚀胬肉。如用乌梅制成注射液局部注射治疗痔疮，以及配伍枯矾等外用

治疗臁疮等溃疡，能收到很好的效果。

用乌梅炭可外治疮疡久不收口。明朝杨起（字文远）臂上生疮，溃脓百余日，愈后疮口中仍有恶肉突起，月余不消。偶阅本草，知用乌梅炭可治，他试着一用，结果一昼夜消退大半，再一日平复。他惊叹疗效之奇，就将此方收录入他编著的《简便单方》一书中。此方正是他编著此书的原动力。

《三国演义》中有一段描述：曹军行至途中，炎热似火，人人口渴，找不到水源。曹操生一计，大声叫道："前面有一大片梅林，梅子很多，甜酸可口，可以解渴。"士兵们听了，口水流出。大家加快了步伐，不久大军遇到了水源。唐代罗隐有诗云：天赐胭脂一抹腮，盘中磊落笛中哀。虽然未得和羹便，曾与将军止渴来。

《峨眉山志》记："白云禅师道行偶渴，索水不得，望坡前有梅树，拟似梅仙渴，至此，无一梅树，而渴已止矣。"梅子甜酸可刺激液腺，提起梅子形成大脑的条件反射，口中生津，渴遂而止之。清代陈士铎《本草新编》中说："乌梅止痢、断疟每有速效。"

《医说》记载，曾鲁公患下痢便血百余日，国医不能疗，陈应之用盐水梅肉一枚研烂，合入腊茶，并加入醋服之，一啜而安。大丞也曾患下痢便血，陈应之还是用乌梅、胡黄连、灶下土各等分为末，用茶水调服，也得效。"盖血得酸收敛，得塞则止，得苦则涩故也。"乌梅为治疗蛔厥的特效药。

谚语：乌梅入药，安蛔收敛又解渴。

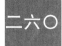

二六〇 乌头——性味辛热祛大寒，以毒攻毒回阳转

乌头，为毛茛科植物乌头的干燥母根。

【药性】味辛、苦，性热。生川乌有大毒，制川乌有毒。归心、肝、肾、脾经。

【功效】温经止痛、祛风除湿。

【主治】风寒湿痹、关节疼痛、心腹冷痛、寒疝作痛、跌扑伤痛等。

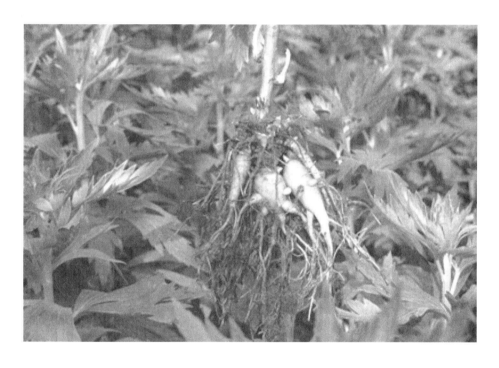

传说古希腊闻名天下的英雄赫拉克勒斯受到嫉妒成癖的天后赫拉的阻挠，要求他必须完成十二件看似不可能完成的任务才允许升格为神。最后一件就是把冥王哈德斯的地狱看门狗带到天后面前。冥王并未拒绝，但他提出了条件：制服地狱看门狗但不许使用武器。地狱看门狗长有三个头颅，以身在冥界的死灵为食，异常凶猛，吼叫声如雷一般响亮。赫拉克勒斯费尽心思终于战胜了地狱看门狗，并把它带去见天后。要见天后必须经过人间，但是久居地狱的三头狗从未见过阳光。当赫拉克勒斯带着地狱三头狗来到人间时，刺眼的阳光射入了三头狗的眼睛，迫使地狱三头狗凶猛地来回摆头。它的口水洒落一地，这满地的口水生长出了诡异的绛紫色的花，这就是乌头。

乌头为散寒止痛要药，既可祛经络之寒，又可散脏腑之寒。然其有大毒，用之宜慎。川乌之乡为四川江油。

相传，南朝宋文帝元嘉七年（430）冬，彭城东头的雷家药铺门前，抬来一个面色苍白、呼吸缓慢、浑身抽搐的中年病人。

此时，雷公正在坐堂行医，通过四诊，便说此人乃药物中毒之症状。病者家人称，他常下湖捕鱼，感受风寒湿邪，浑身关节酸痛，经常服中药，并说配的中药方中有乌头。于是雷公急唤伙计取来甘草、生姜、绿豆，熬成浓汁灌下。片刻，病人渐趋平稳，中毒症状随之消失。雷公叹道："中药不经加工，能杀人也。"

由于古代对乌头的炮制加工没有一个统一的办法，故乌头中毒事件屡屡发生。一天，雷公拿着一块乌头回家，路过好友开的豆腐店，顺手将生乌头放在豆缸旁，便与好友喝起酒来。不知不觉，喝到日落西山，雷公已处在醉意之中。回到家，雷公才猛想起放在豆缸旁的那块生乌头，一旦掉入豆缸内，后果不堪设想。雷公急派人到豆腐店四处寻找那块乌头而无踪影。主人说会不会混在豆腐中一起煮了呢？伙计在锅中打捞半天，果然取出了乌头，此时乌头颜色已变白许多。

雷公将豆腐同煮过的乌头，切片晒干，试用了几个风湿痹痛病人，果然毒性大减。于是，他确定了制川乌的办法：加清水漂泡五至七天，每日换水两至三次，滤干后以五千克生药加豆腐一千克同煮，煮后捞出切片晒干就无毒性了。

二六一　乌药 —— 行气止痛又散寒，专温胃肾疗喘疝

乌药，为樟科植物乌药的干燥块根。

【**别名**】鳑魮树、铜钱树、天台乌药。

【**功效**】味辛、性温。归肺、脾、膀胱、肾经。

【**功效**】行气止痛、温肾散寒。

【**主治**】寒凝气滞、胸腹胀痛、气逆喘急、膀胱虚冷、遗尿尿频、疝气疼痛、经寒腹痛等。

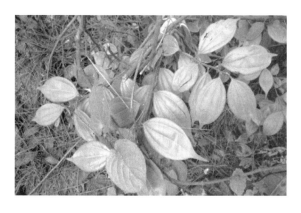

相传汉代浙江剡县，有姓刘、姓阮两位青年，为医治村上流行的心痛病，远离家乡上天台山采药，随身带的干粮吃完了，而药仍未采到。后来，他们打听到这种药产在桃源洞一带，就向该洞奔去。走过一道山岭，只见前面水潭边有两个少女，一着红衣一穿绿袄，朝着他俩微笑，还叫着他俩的名字。两人非常惊奇，忙问：“彼此素不相识，姑娘怎知我俩名字？莫非是仙女？”两个姑娘点点头。穿着绿袄的姑娘说：“我叫碧桃，她名红桃，家住桃源洞，今日特来请你们前去做客。”

刘、阮二人随两仙女进入桃源洞后，才知这姐妹俩是天上司药的仙女，奉命在此看守仙药——乌药。他们彼此间一见钟情，相亲相爱，不知不觉半年过去了。一天，刘对阮说：“我俩入山已久，药还未采到，如何是好？”两人正在发愁，只见仙女捧着仙药走来，说：“两位专来采药，历尽艰辛，现特以此乌药相赠，可治心口痛。”第二天一早，两位仙女送他俩上路，难分难舍，依依惜别。

刘、阮二人回到家乡，村里已景物全非，全村父老均不相识。后找到一位百岁老人，他说在儿时听祖辈说过村里有两位祖公上天台山采药，后来音讯全无。刘、阮听后，大吃一惊，想不到入山才半年，人间已七世。他们将

乌药种到园中，一夜之间已是满园翠绿，稍后将乌药分赠众乡亲治病，疗效非凡。三个月后，刘、阮又返天台，桃源洞已是岸壁生苔、雾锁洞口，仙女不见了，而洞边却多了两座山峰，形似仙女，这就是现在的双女峰。由此，天台乌药美名大振，享誉海内外。

谜语：剧院灯熄 —— 台乌。黑色丸子 —— 乌药。

二六二 芜菁 —— 苗叶根皆可入食，湿毒食均能消散

芜菁，为十字花科植物芜菁的块根及叶。本品块根肉质而大，叶疏少而蔓生，夏日则枯，至冬方食其根，犹如荒芜之地，而无青色，故名。

【别名】葑、须、芜、莐。

【药性】味辛、苦、甘，性平。归脾、胃、肝经。

【功效】消积下气、利湿解毒。

【主治】食积、黄疸、消渴、热肿疔疮。

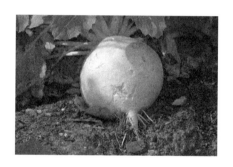

芜菁块根肉质，味辛苦而甘平，善主消渴而解热毒风肿，味甘入脾，有开胃下气之功，辛又发散，具利湿解毒之能。故治食积不化、黄疸、消渴、热毒风肿、疔疮、乳痛等症。

相传诸葛亮出兵，每驻一处，即命士兵种蔓菁，以充军粮。取其才出苗，可生啖，一也；叶舒可煮食，二也；久居则随以滋长，三也；弃不可惜，四也；回则易寻而采，五也；冬有根可食，六也。比诸蔬其利甚博。至今蜀人呼其为诸葛菜，江陵亦然，以纪念诸葛之功名。

二六三 吴茱萸 —— 重阳登高戴茱萸，温阳散寒四逆功

吴茱萸，为芸香科植物吴茱萸、石虎或疏毛吴茱萸的干燥近成熟果实。

【别名】吴萸、左力、气辣子、曲药子、茶辣。

【药性】味辛、苦，性热，有小毒。归肝、脾、胃、肾经。

【功效】散寒止痛、降逆止呕、助阳止泻。

【主治】厥阴头痛、寒疝腹痛、寒湿脚气、经行腹痛、脘腹胀痛、呕吐吞酸、五更泄泻等。

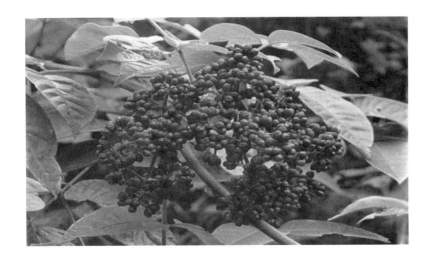

《齐谐记》记载：汝南桓景随费长房学道。长房谓曰："九月九日汝家有灾厄，宜令急去，各做绛囊盛茱萸以系臂上，登高饮菊花酒，此祸可消。"景如其言，举家登高山，夕还，见鸡、犬、牛、羊一时暴死。长房闻之曰："此代之矣。"故人至此日皆登高饮酒，戴茱萸囊，由此而来。

相传春秋战国时期，吴茱萸生长在吴国，是一味温中止痛的良药，吴国民间皆称其为吴萸。吴是个小国，每年要向强邻楚国进贡物品。这一年，吴国的使者送上吴萸，贪婪的楚王喜欢的是金银珠宝，哪瞧得起这不显眼的区区小物，便大发雷霆，不容得吴国使者有半句分辩，将他逐出宫去。楚国一位姓朱的大夫与吴国使者是知交，忙将其接回家中。吴国使者这才详细说到吴萸是吴国的一等药材，能治胃寒腹痛，止吐泻，因素闻大王有腹痛的旧疾，故而献之，想不到大王竟如此。朱大夫好言相劝，并留下吴萸，精心保

管起来。翌年，楚王因受寒忽然旧病复发，腹痛如绞，冷汗直冒，满朝文武束手无策，朱大夫见机会已到，赶紧将吴萸煎汤，献与楚王服下，药到病除，楚王大喜，厚赏朱大夫，并问起药的来源。朱大夫重提去年吴国使者献药之事，楚王后悔不迭，一面派人去向吴国道歉，一面命人广植吴萸。几年后，楚国流行瘟疫，全国到处是腹痛吐泻的病人，全靠吴萸挽救了许多人的性命。楚王见吴萸帮了大忙，便传旨嘉奖朱大夫，楚国的老百姓也为了感谢朱大夫，将吴萸改成了吴朱萸，后世的医学家又在朱字加上了草字头，正式取名为吴茱萸，并一直沿用至今。

清代王旭高《王旭高医书六种》云：吴茱萸为厥阴之主药，上可温胃寒，下可救肾阳。

二六四 无名异 —— 消炎止痛亦止血，骨伤圣药无名异

无名异，为氧化物类矿物软锰矿的矿石。

【别名】土子、干子、秃子、铁砂。

【药性】味咸、甘，性平。归肝、肾经。

【功效】活血止血、消肿定痛。

【主治】跌打损伤、痈疽肿毒、创伤出血等。

无名异色黑质重入肾经，而味薄则绯于中焦营血之中。其味甘、微咸，性平，咸有人血之能，甘有补血之力，性平而无偏极之过。故有去瘀止痛、消肿生肌之功。主金疮折伤内损及痈肿诸症。

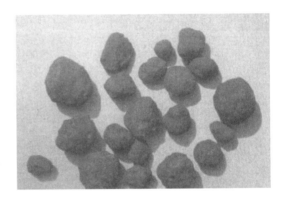

无名异是因何得名?《外丹本草》传说，在很久以前，有一个猎人上山打猎。他在山上转悠了一天，也没打着一个猎物。最后，在回家的路上，他看到一只山鸡，于是举枪瞄准，"砰"的一枪，只是把山鸡的腿打伤了。山鸡带着受伤的腿逃到一块黑褐色的石子旁不动了。等猎人追赶上来，就发现山鸡嘴含着那块石子在受伤的腿上轻轻摩擦。过了一会儿，山鸡腿伤好了，丢下石子，竟然飞走了。

猎人感到很奇怪，就拾起石子看了看，也没看出个什么名堂。心想，山鸡能摩擦好伤腿，不妨留下这块石子，以后也好试试。下得山来，他在路上遇着一个砍柴的老汉因不小心被树权划破了腿，鲜血直流。这位猎人一见，连忙取出那块石子，就往老汉伤处抹。嘿！果然灵验，很快血不流了，肿也消了。再抹一会儿，老汉竟然能站立起来行走了。以后，猎人又用这块石子治好了不少病人的伤口。但是，谁也不知道这种石子的名字，因为它能治伤，就取名"无名异"。

从此以后，无名异就成了中医良药。据传一位诗人因指甲旁脓肿日夜剧痛，曾经外科切开排脓，应用大量抗生素，始终不能根治，为此不能写作，

在风景区休养。一个外国医生说是应该再次手术拔除指甲，诗人不敢接受，转请一个农村中医。头天敷上一包药粉，当天疼痛减轻，次日溃破出脓，三天消肿，四天就愈合且能写作。诗人问其妙药，郎中便与诗人讲了一段山鸡治伤的故事。诗人感叹不已，诗兴大发，提笔写道："天涯何处无芳草，小小单方胜名医。异名无名人不识，山鸡佳话口皆碑。"

二六五 五倍子 —— 虫食津液叶结成，酸咸极涩收敛功

五倍子，为漆树科植物盐肤木、青麸杨或红麸杨的叶上虫瘿，主要由五倍子蚜寄生而形成。

【**别名**】文蛤、百虫仓、木附子、棓子、百药煎。

【**药性**】味酸、涩，性寒。归肺、大肠、肾经。

【**功效**】敛肺降火、涩肠止泻、敛汗、固精止遗、止血、收湿敛疮。

【**主治**】肺虚久咳、肺热咳嗽、久泻久痢、自汗盗汗、遗精滑精、崩漏、便血痔血、外伤出血、痈肿疮毒、皮肤湿烂等。

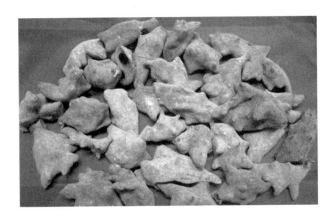

相传在日本有尚涅齿之习俗，即以五倍子与铁浆相合，将牙齿染黑。男女并重玄服，自臣僚至妇人，不论贵贱，皆崇涅齿仪式，各自染黑其齿，妇人嫁者，必涅齿以别之。自明治元年始，稍许通融。六年，下令废止，此风遂息。

谜语：爸爸已到四十岁，养个儿子才八岁 —— 五倍子。

二六六 五加皮 —— 祛风除湿强筋骨，道家修仙酿酒服

五加皮，为五加科植物细柱五加的干燥根皮。本品以五叶交加者良，入药系其根皮，故名。

【别名】五加、文章草、鸡脚风、刺五加。

【药性】味辛、苦，性温。归肝、肾经。

【功效】祛风除湿、补益肝肾、强筋壮骨、利水消肿。

【主治】风湿痹病、筋骨萎软、小儿行迟、体虚乏力、水肿、脚气肿痛等。

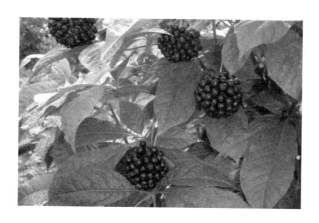

五加皮也是道家服食之品，煮根茎酿酒饮用，最为益人，且补精强志。相传"斗酒诗百篇"的诗仙李白，饮用的就是五加皮煮的酒，还留下了煮酒之法：用五加皮、地榆各一斤，袋盛，入无灰好酒二斗中，大坛封固，置大锅内，文武火煮之。取出火毒，以渣晒干为丸。每旦服五十丸，药酒送下，临卧再服，添精补髓，功难尽述。民间赞云："文章作酒，能成其味，以金买草，不言其贵。"古代人们把能善诗文作为学识才华的标志，因此，人们就用五加皮等补益的方法作为提高智力的手段，故五加皮又称为"文章草"。宁得一把五加，金玉再多不拿，补肾祛风除湿，强身保健最佳。谚语：两脚不会移，只要五加皮。

五加皮入药已有两千年的历史。《巴蜀异物志》称为"文章草"，且诗云："文章做酒，能成其味，以金买草，不言其贵。"又云："五加者，五车星之精也。"即言："青精入茎，则有东方之液，白气入节，则有西方之津，赤

气入华，则有南方之光，玄精入根，则有北方之饴，黄烟入皮，则有戊己之灵。"所谓"宁得一把五加，不用金玉满车"。可知医家、养生家无不称许。

说起"郅中和五加皮酒"，历史上流传一段佳话。在很久以前，浙江西部严州府东关镇（今建德境内）的新安江畔住着一个叫郅中和的青年，他为人忠厚，并有一手祖传造酒手艺。有一天，东海龙王的五公主佳婢来到人间，爱上了淳朴勤劳的郅中和，后结为伉俪，仍以营酒为主。五公主见当地老百姓多患有风湿病，她建议郅中和酿造一种既能健身又能治病的酒。经五公主指点，在造酒时加入了五加皮、甘松、木瓜、玉竹等名贵中药，并把酿出的酒取名为"郅中和五加皮酒"。此酒问世后，黎民百姓、达官贵人纷至沓来，捧碗品尝，酒香扑鼻，人人赞不绝口，于是生意越做越兴隆。由于该地属严州府东关镇，后又有人称之为"严东关五加皮酒"。此酒距今已有二百多年的历史，并经久不衰。五加皮酒有缓解疲劳的功能和祛风湿强腰膝的作用，善治筋骨拘挛、手足麻木、关节酸痛、腰疼腿软等证，酒味甘香可口，且无药味，无病之人常服可健骨强身，益寿延年。近几年来，据有关科研工作者鉴定，五加皮酒天天喝一杯，能预防胆结石，能抗癌，并能降低血清胆固醇，因而享有"健康食品"的美称。

陶弘景说："五加皮，煮根茎酿酒饮，益人。"古代医家认为，很多中药均可浸酒，"唯独五加皮与酒相合，且味美"，"其气与酒相宜，酒得之其味较佳也"，"添酒补脑，久服延年益寿，功难尽述"，"昔张子声、杨延和、王叔牙、于世彦等，皆服五加皮酒，不绝房室，得寿三百岁，有子二十人"。

五加皮在我国医用和养生中深得重用，如《桂香室杂记》赞诗曰：白发童颜叟，山前逐骦骅。问翁何所得，常服五加茶。

二六七　五灵脂——调血止痛为良药，苦女服之顿失笑

　　五灵脂，为鼯鼠科动物复齿鼯鼠的干燥粪便。本品乃鸮鸟之粪，如凝脂而受五行之灵气故名。

　　【别名】寒号虫粪。
　　【药性】味苦、咸、甘，性温。归肝经。
　　【功效】活血止痛、化瘀止血。
　　【主治】瘀血阻滞诸痛症、瘀滞出血症等。

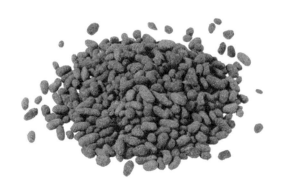

　　五灵脂体轻易升散，色黑褐入肝肾及血分，故行血、破瘀而止痛，以腥除臭，治妇女经闭、产后瘀血作痛、腥臭疗效佳。寒号毛羽夏长冬藏，合四时之候，五灵出入化导，顺则为先，通则为顺。气味俱厚，为至阴之物，故入血气而利血脉，女科之要药也。

　　寒号鸟生北地极寒处，状似小鸟，肉翅四足，传说其形可与凤凰媲美，毛羽五彩，常自鸣曰："凤凰不如我。"但它好吃懒做，不造巢。鸟神为惩罚它，让其初冬毛羽脱落，体形如雏，丑陋不堪，忍冬而号。夜鸣曰："来朝造个巢。"旦鸣曰："得过且过，日出暖和。"深冬多有冻死者。还让它餐以柏实，先冬噙集，穴居南向，餐已而遗，遗已而餐，转辗化道，形若凝脂，气臊恶熏天。

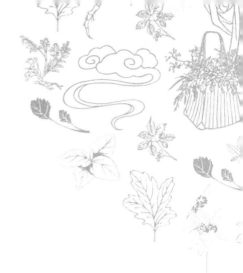

X

二六八 西瓜 —— 天然白虎清热暑，止渴利尿人皆熟

西瓜，为葫芦科植物西瓜的果瓤。

【别名】寒瓜、天生白虎汤。

【药性】味甘，性凉。归心、胃、肺经。

【功效】清热解暑、除烦止渴、利小便。

【主治】暑热烦渴、热盛津伤、小便不利、喉痹、口疮。

西瓜古无此种，金主征西域得之，洪皓自燕中携归，传入新疆、甘肃。甘肃的兰州一带按说应是瓜类适宜的生长之处，但土壤含碱，不利瓜类生

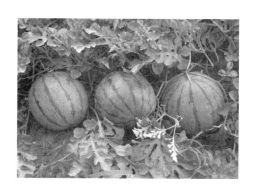

长。为种好西瓜，还有一段迷人的故事。相传在距今一百六十多年前，清嘉庆年间（约 1796 — 1820），甘肃中部地区连年大旱，地皮滚烫，田禾尽枯。一位老农发现山坡下有几株谷苗，不但没有干枯死掉，而且长得青绿繁茂，狼尾似的穗穗，沉甸甸地弯垂着，这使他惊奇不已。经过仔细观察发现，原来这几株谷苗是长在田鼠打洞抓出来的沙砾堆上。再仔细扒开沙砾一瞧，下面的土壤又潮又湿。这个老农猛然省悟到铺沙有保墒抗旱的作用。第二年，他就试着背些沙铺在耕作过的地上，果然长出了一茬好庄稼。从此，又经过更多的农民的实践、摸索，逐步完善和推广，便成了现在适用于甘肃干旱地区极其宝贵的抗旱耕作栽培措施。后又在沙田里种瓜，甘甜可口，俗称沙瓤瓜，即来源于此。

二六九 豨莶草 —— 祛风通经解热毒，中风高压服之舒

豨莶草，为菊科植物豨莶、腺梗豨莶或毛梗豨莶的干燥地上部分。

【药性】味苦、辛，性寒。归肝、肾经。

【功效】祛风湿、利关节、通经络、清热解毒、降血压。

【主治】风湿痹痛、筋骨无力、腰膝酸软、四肢麻木、中风半身不遂、风疹、湿疮、痈肿疮毒、高血压病。

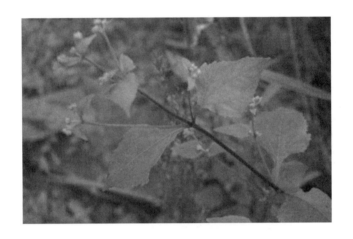

隋朝末年，隋炀帝杨广残暴无道，导致各地叛军混战，百姓流离失所，民不聊生。大批百姓举家南迁，由于一路上粮食被部队征收，大部分难民都食不果腹。

逃到江南的难民，由于水土不服，加之南方气候潮湿，大部分难民都出现了四肢关节疼痛等症状。由于缺医少药，而且缺少粮食，因此大部分难民即使逃到了南方，能够活下来的也只有一小部分。这活下来的难民也大都患有四肢关节疼痛等病。

在逃难的人群中有一对孤苦伶仃的母子。母亲由于四肢关节疼痛，已经不能行走多日了，且又长期吃不饱，已经是奄奄一息。瘦小的儿子，看着奄奄一息的母亲，悲愤不已。他决定让母亲在离世之前吃上一顿好的，于是就独自一人去村里讨饭。由于粮食已经被军队征收了，他在村子里转了整整一上午都没有讨到一粒粮食。正当失望之时，他无意中看到有一头小猪在啃食路边一株长着黄白色小花的野草。看到这一幕，他想，既然猪能吃这种草，

那么人也肯定能吃。于是他摘了一株尝了一下，除了感觉有点苦，味道也不是特别难吃。于是，他便采了很多野草回去，用水煮了给母亲吃。

母亲吃完野草后，四肢疼痛的症状竟然渐渐地好转了，这让母子俩惊喜万分。于是他们便把这种草能治疗四肢疼痛的作用告知了其他难民，其他难民纷纷按照他们说的去找这种野草吃，吃后不仅能填肚子，还治好了四肢关节疼痛等毛病。

由于这种草原本是猪吃的，所以他们都把这种草叫作肥猪草。这肥猪草就是我们今天所说的豨莶草，具有祛风湿、利关节、解毒的功效，用来治疗风湿痹痛、筋骨无力、腰膝酸软、四肢麻痹、半身不遂、风疹湿疮等病。

二七〇 西洋参——外来中药西洋参，气阴双补亦生津

西洋参，为五加科植物西洋参的干燥根。

【别名】洋参、花旗参。

【药性】味苦、微甘，性凉。归心、肺、肾经。

【功效】补气养阴、清热生津。

【主治】气虚阴亏、虚热烦倦、咳喘痰血、口燥咽干、内热消渴。

西洋参是常用的一味补益中药。说起它成为中药百草园中的一员的前因后果，还有一段非常有趣的故事。

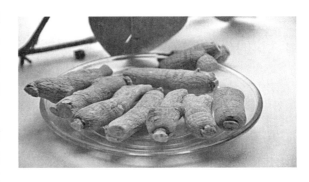

众所周知，人参是我国传统的一种非常重要的补益药物，它在中国人日常的养生和疗疾中的重要性是如此突出，以至于近代来华的西方人很快对这种带有神秘色彩的植物充满了兴趣。虽然西方人没有因此栽培人参，但直接导致他们对美洲人参属植物西洋参的发现，并很快为我国民众接受，乾隆年间的医生吴仪落在他 1757 年刊行的《本草从新》一书中，已经对西洋参的药性、气味、功能、形态和产地进行了记述。

《本草从新》言其："补肺降火，上津液，除烦倦，虚而有火者相宜。"《医学衷中参西录》言其："性凉而补，凡欲用人参而不受人参之温者，皆可以此代之。"药理研究表明，西洋参主要成分为人参苷类，又含挥发油、树脂等，有镇静大脑作用，对生命中枢有中度的兴奋作用。

二七一 夏枯草 —— 夏至之后此草枯，清热散结又明目

夏枯草，为唇形科植物夏枯草的干燥果穗。

【别名】夏枯头、夏枯球、夏枯花。

【药性】味辛、苦，性寒。归肝、胆经。

【功效】清肝泻火、明目、散结消肿。

【主治】目赤肿痛、目珠夜痛、头痛眩晕、瘰疬、瘿瘤、乳痈、乳癖、乳房肿痛等症。

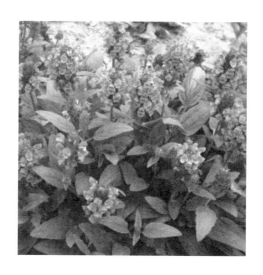

朱丹溪云："此草夏至后即枯。盖禀纯阳之气，得阴气则枯，故有是名。"观此，故有清肝、散结之功，治瘰疬、瘿瘤。

古时候，一位秀才的母亲患了瘰疬，脖子肿得老粗，还流脓水。他去求医，医生带他上山，采了一种紫色花穗的野草回来，剪下花穗，煎给他母亲吃，几天之后，病真好了。到了夏末，县官的母亲也得了瘰疬，张榜求医。秀才立刻揭榜说："我会治瘰疬。"县官很高兴，随即派人跟秀才上山采药。然而踏遍山野也找不到这种紫色花穗的草药了。县官骂他是骗子，把他打得皮开肉绽。但他不服，第二年春天，又只身上山，见到满山都是这种草药。他觉得奇怪，便去请教那位医生。医生笑着说："这草到了夏天就全株枯死了，它的名字就叫夏枯草。"

夏枯草的治疗作用从部位来看主要在肝，对于肝经病变如瘰疬、瘿瘤最多用。医家都认为其为治疗瘰疬的要药。夏枯草平肝作用好，可用于治疗高血压所致头昏、头痛。夏枯草全花经蒸馏可得芬芳之蒸馏液，称夏枯草露，可做清凉祛暑饮料，报载王老吉饮料用的就是夏枯草。若以其煎液熬成膏汁，称夏枯草膏，可治疗瘿瘤、瘰疬。若制成颗粒冲剂，则服用更为方便。此外，夏枯草还为目珠疼痛的特效药。

谚语：平肝清热夏枯草，散结消瘰降压好。瘰疬痰核的特效药——夏枯草、玄参、黄药子、半夏、南星、昆布、海藻、浙贝母、白附子、连翘。瘿瘤的特效药——夏枯草、昆布、海藻、黄药子、半夏、浙贝母。

歌曰：清肝泻火能明目，散结消肿治乳痈。瘰疬瘿瘤头眩痛，颈部肿物有专功。血压血糖能调控，脾胃虚寒应慎用。

二七二 仙茅 —— 服之成仙叶似茅，温阳驱寒筋骨牢

仙茅，为石蒜科植物仙茅的干燥根茎。其叶似茅，久服轻身，壮筋骨，故名。

【别名】独茅根、茅爪子。

【药性】味辛，性热，有毒。归肾、肝、脾经。

【功效】补肾阳、强筋骨、祛寒湿。

【主治】肾阳不足、命门火衰、阳痿精冷、小便频数、腰膝冷痛、筋骨萎软无力、阳虚冷泻。

求长生之方始于秦始皇，盛于唐代。相传五代筠州刺史王颜著有《续传信方》，因书中编录有西域婆罗门僧服仙茅方，当时盛行于世。云能治五劳七伤，明目且益筋力，宣而复补。俗传十斤乳石不及一斤仙茅。其实本方乃西域道人所传。唐开元元年（713），婆罗门僧进此药，明皇服之有效，当时禁方不传。天宝之乱，方书流散，上都僧三藏始得此方，后渐流传于世。不论有无疾病，均服此方，不知服食之理，唯借药纵恣以速其生者，并用于房中术。明代弘治年间东海张弼《梅岭仙茅诗》云："使君昨日才持去，今日人来乞墓铭。"乃妄服仙茅之写照。

夏文庄公禀赋与别人大不相同，一入睡则身体冰冷，如死人一般，睡醒后须让人加温良久方能活动。一僧传与常服仙茅、钟乳石、硫黄之药，数十剂方愈。因仙茅乃性热补阳之药也。

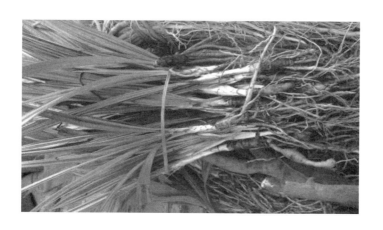

二七三 仙鹤草——仙鹤衔来救命草，血痢疟痈皆转好

仙鹤草，为蔷薇科多年生草本植物仙鹤草的全草。

【别名】脱力草、瓜香草、老牛筋等。

【药性】味苦、涩，性平。归心、肝经。

【功效】收敛止血、截疟、止痢、解毒、补虚。

【主治】咯血、吐血、崩漏下血、疟疾寒热、血痢、久泻久痢、痈肿疮毒、阴痒带下、脱力劳伤等。

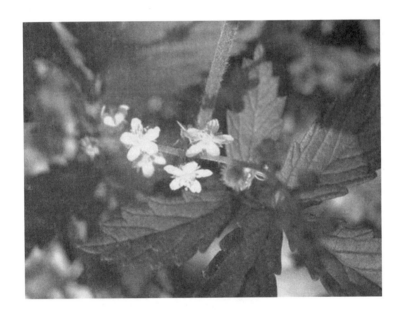

　　一年夏天，两个秀才进京赶考。他们生怕误了考期，一路不停赶路，累得体虚气短。一天，两人来到一处前不着村后不着店的荒滩，又渴又饿，却又无处歇脚。一个秀才又劳累又上火，突然鼻孔里流血不止，另一个秀才吓慌了，急忙把携带的旧书撕成条，卷成捻儿去塞朋友的鼻孔。可他塞住了鼻子，血又顺着嘴往外流。这个秀才没了主意："这可怎么办呢？""有点水就好了。""你让我上哪儿找水去？"

　　正在这时候，唰的一声，有只仙鹤从他们头顶飞过。口鼻冒血的秀才羡慕地张开双臂，喊道："慢点，借我翅膀用用，让我飞出这鬼地方吧！"仙鹤受了惊吓，一张嘴，叼着的一根野草掉落下来。另一个秀才笑着捡起来，

说："翅膀借不来，先拿它润润嗓子吧。"口鼻冒血的秀才忙接过野草放进嘴里嚼起来。说也怪，嚼了不大会儿血竟止住了。两人高兴极了："哈哈，仙鹤送仙草来了！"后来，他俩总算没误了考期，几年过去，都做了官。一天，两人碰在一起，想起荒沙滩的遭遇，都想再找到那种能止血的药草。于是，他俩回想着药草的样子，画出图来，命人照图寻找。就这样找了许多年，总算把那种药草找到。

这是一种有羽毛样的叶子、秋天开白花的药草，确有收敛止血的功能。它还有补虚、消积、止痢、杀虫的作用。为了纪念送药的仙鹤，他们就给这种药草取名叫"仙鹤草"了。治劳力过度引起的脱力损伤，症见神疲而纳食正常者，故又有"脱力草"之称。

谜语：神鸟落地变百草 —— 仙鹤草。

二七四 香附 —— 女科主帅统气病，气中血药香附名

香附，为莎草科植物莎草的干燥根茎。

【别名】香头草、回头青、雀头香、苦羌头。

【功效】味辛、微苦、微甘，性平。归肝、脾、三焦经。

【功效】疏肝解郁、理气宽中、调经止痛。

【主治】肝郁气滞、胸胁胀痛、疝气疼痛、月经不调、经闭痛经、乳房胀痛、脾胃气滞、脘腹痞闷、胀满疼痛等。

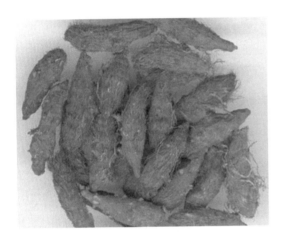

从前有个姑娘叫索索，天生丽质，心地善良。有一年，古砀郡大旱。索索迫于生计嫁到古黄河边的一个茅庄，不料这里正闹瘟疫，大人小孩胸闷腹痛。自从索索嫁来以后，丈夫安然无恙，问索索，索索也不知，丈夫隐约感到，索索身上有股香气，断定这是驱疫的奥秘，便让索索外出给众人治病，不几天，全村人又都露出了笑脸。

后来索索死了。丈夫挖地三尺，把尸骨深埋。后来坟上小草冒出，能治心口痛。直到今天，尽管改叫香附子，可当地人仍叫它索索草。可惜的是要想用它理气止痛，必挖出其身，三个根球一个比一个深。

香附被称为气病之总司、女科之主帅，所谓"妇人崩漏、带下，月候不调，胎前产后百病"之药。

谚语：得了妇科病，挖点回头青（香附）。

二七五 相思子 —— 色红入心味苦毒，通窍祛风杀虫疾

相思子，为豆科植物相思子的种子。

【**别名**】红豆、云南豆子。

【**药性**】味苦，性平；有毒。归大肠、胃、心经。

【**功效**】通窍祛风、杀虫消肿。

【**主治**】疥疮顽癣、痈疮痈肿。

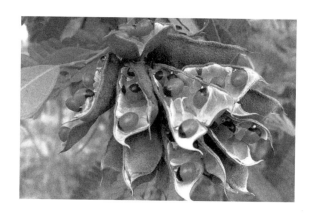

昔有人殁于树边，其妻思之，哭于树下而死，故名。种子色红入心经，味苦而有毒，故能通九窍，治心腹气，止热闷头痛，祛风痰，杀腹脏及皮肤内一切虫。

从前有个人为了保卫祖国浴血奋战，不幸战死边防，他的妻子非常怀念他。在一棵树下伤心地啼哭不止，悲恸地死在树下。这种树能结一种半截黑种子。人们就把这种树叫作"相思树"，把这种种子叫作"相思子""相思豆""鸳鸯头""郎君子""郎君豆"。

谜语：想念儿子 —— 相思子。

二七六 香薷 —— 解表化湿消水肿，夏月麻黄香薷功

香薷，为唇形科植物石香薷及江香薷的干燥地上部分。

【别名】 香茹、香草、香戎、香茸、蜜蜂草。

【药性】 味辛，性微温。归肺、脾、胃经。

【功效】 发汗解表、化湿和中、利水消肿。

【主治】 外感风寒、内伤湿暑、头痛无汗、腹痛吐泻、水肿脚气等。

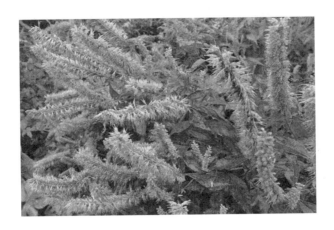

　　很早以前，南太武山麓住着一个樵夫。樵夫早年父母双亡，遂一人居住在一间破茅屋里。有一天，樵夫上山打柴。忽见草丛中一条大蟒蛇张开血口想吞吃一只小白兔。樵夫救下了小白兔。小白兔为报答樵夫，变成一位亭亭玉立的美貌少女——香茹，两人便结成了夫妻。香茹的美名，传到了一个员外的耳朵里，员外见香茹姑娘长相美貌、聪明能干，想强夺为妾，便设法把樵夫发配充军，并在路上暗加谋害。香茹得知后悲痛万分，眼泪哭干了，嗓子哭哑了。不久，员外便派爪牙登门讨亲，香茹见来势汹汹，便直奔山巅，纵身跳下石台，鲜血四处飞溅，染遍了石壁。隔年，在香茹洒血之处，长出无数青翠幼苗，亭亭玉立，芳香扑鼻，嚼之甘味润喉，顿觉舌床生津，具有清凉止渴、利水解暑之功效。因这种幼苗只在香茹鲜血飞溅的巉岩绝壁中生长，为怀念这位美丽贤惠的姑娘，后人将这种草命名为"太武香茹"。

　　由于香薷不仅发汗解表散寒，还能解暑化湿，尤其适用于夏季乘凉感寒，兼有暑湿之证，故被称为"夏月麻黄"，有"冬用麻黄，夏用香薷"之说。

二七七 薤白——五行归心治胸痛，味辛性温结滞通

薤白，为百合科植物薤或小根蒜的干燥鳞茎。

【**药性**】味辛、苦，性温。归心、肺、胃、大肠经。

【**功效**】通阳散结、行气导滞。

【**主治**】胸痹心痛、脘腹痞满胀痛、泻痢后重。

东汉时的庞参被任命为汉阳太守，郡内有一名士叫任棠，隐居于此。庞参刚上任就去拜访任棠。任棠得知新任太守来了，不仅不按常礼迎接，竟然连话也不说一句，只是把一株薤、一盆水放在屏风面前，自己则抱着孙子趴在门口，从人均认为任棠太傲慢。庞参看到这种特殊的迎客方式开始亦颇为惊异，但马上就明白了任棠的用意，笑着对任棠说："我知道您提醒我这个新太守的一番用意了。您那一盆水，是希望我做官清如水，廉洁自律；拔来这根很粗的薤，是希望我打击豪强；在门口抱上孩子是希望我抚恤孤儿。任棠先生，我绝不辜负您的一番教诲。"文中所说的拔薤，就作为了铲除豪强的典故。薤白具有很浓烈的辛烈大蒜味，将豪强之徒喻为薤是很恰当的。

薤白药用的历史也很悠久。张仲景治疗胸痹首选的药物就是薤白，其组方有瓜蒌薤白白酒汤、瓜蒌薤白半夏汤、枳实薤白桂枝汤。今人将薤白的功效总结为：通阳泄浊开胸痹，利窍滑肠散结气。薤头（薤的别称）生用则辛散，熟则甘补，一般多煮极烂。久服对胃黏膜有刺激性，易发嗳气。葱一年

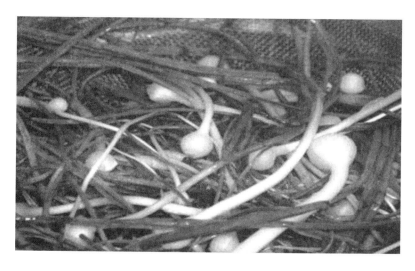

四季均可以食用，但从味道来看，以三月间的葱最好吃。而薤一般是在农历三四月间食用较好，所以有葱三薤四的说法。

相传，宋太宗年间，有个河南人名叫薤白，在京城做官。他患了重病，服药无效，就请朝中太医诊治。太医诊脉以后，说道："实不瞒你，你的病属于胸痹，已到后期，看来很难挽回了！"薤白求问太医还有什么良方，太医说："若你能脱离政务，清净休养，或许能延长寿日。"薤白说："公事繁忙，实是不能脱身哪！"太医劝道："病已至此，也只有这样了。我倒给你想了个好的去处，伏牛山麓有个丹霞寺，那里最清净，寺里有个老和尚百岁有余，耳聪目明，跋山涉水，健步如常，人称金刚和尚，也许去他那里还能学点养身之道。"薤白无奈，只好告假，来到了丹霞寺。这丹霞寺，云雾缭绕，松柏参天，鸟语花香，风景优美，宛如仙境一般。薤白来到那里，正是吃饭时候，小和尚随即送上菜馍面汤。老和尚说道："连年灾荒，寺中缺粮，常以野菜度日，今日以菜馍相待，实属不恭，请施主见谅！"薤白又饥又渴，也不讲究，两个菜馍一气吃光。然后说道："长老用野菜做餐，胜过美味佳肴，真乃佛地皆宝啊！"老和尚笑道："哪里，哪里，这是山中小蒜做的饼子，并非稀奇之物，只是你饥不择食罢了。"说罢，两人哈哈大笑起来。老和尚又问："施主不在京都，来到寒寺，有何贵干？"薤白说明来意之后，老和尚说道："施主若不嫌寒寺清苦，老僧愿照料一二。"薤白就住了下来。

和尚每天挖小山蒜掺米面做饭，薤白吃惯了，便习以为常。加之每天早起随和尚习拳练功，又跟和尚一起登山挖菜，渐觉四肢有力、病情渐为好转。八九个月后，薤白身体康复，便下山回京找太医复诊。这时太医正为皇上的胸痹症发愁。他一见薤白神采奕奕地回来了，非常惊奇。薤白笑道："太医曾断言我的病难以医治的呀！"太医忙说："那时您朝事忙碌、寝食无常，当然服药无效，难以好转。此去丹霞寺休养身安心闲，加之又常吃小山蒜，我想这小蒜正是通胸阳之良药。"薤白说："既然小蒜有如此效能，你何必为皇上的胸痹症发愁呢？"太医说："按皇家规定，药未入书，朝廷忌用。"薤白说："你可听听皇上旨意。"于是太医奏本皇上。太宗一听大喜，遂采来服用，病情很快减轻，即降旨将小山蒜以薤白为名载入药书，以供医用。

二七八 辛夷 —— 花中奇葩如毛笔，主治鼻炎效堪夸

辛夷，为木兰科植物玉兰、武当玉兰或望春花的干燥花蕾。夷者荑也，本品花苞初生如荑而味辛，故名。

【**别名**】林兰、桂栏、木兰、紫玉兰、迎春、木笔花、毛桃、房木。

【**药性**】味辛，性温。归肺、胃经。

【**功效**】发散风寒、通鼻窍。

【**主治**】风寒头痛、鼻鼽、鼻渊、鼻塞流涕等。

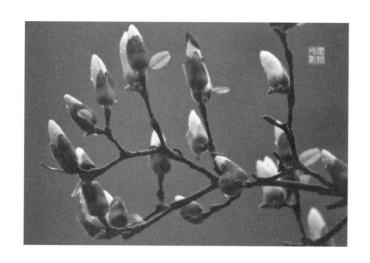

相传古时有一个姓秦的秀才得了鼻病，经常鼻塞不通，浊涕常流，腥臭难闻。秦秀才因之心情烦闷，遂至山中观自然美景以排解郁闷，途中偶遇一樵夫，向他倾诉了自己的鼻病。樵夫告诉他说："此病不难治，此山中就有一种药可治。"秦秀才按照樵夫的指点，走到深山中寻找。终于，他来到一片遍山花树的地方，只见到处都是一种叶茂花大的树，香气四溢。他采了一些花蕾，煎水连服数天，鼻病果真痊愈了。他异常高兴，又采了一些种子带回家，精心种在自家院子里，以此花为患鼻病的人医治，皆得奇效。有人问秦秀才此药何名，他想了想，觉得这药得来是樵夫暗言指点，自己意会所识，就叫"心意花"吧。天长日久，后人就传成了"辛夷花"。

王维《辛夷坞》诗道："木末芙蓉花，山中发红萼。涧户寂无人，纷纷开且落。"在古汉语中，辛夷也指玉兰花、香木、木兰。今多以"辛夷"为木

兰的别称。《楚辞·九歌·湘夫人》歌:"桂栋兮兰橑,辛夷楣兮药房。"唐杜甫《逼仄行赠华曜》诗:"辛夷始花亦已落,况我与子非壮年。"宋王安石《乌塘》诗之二:"试问春风何处好?辛夷如雪柘冈西。"清龚自珍《洞仙歌·忆羽琌山馆之玉兰花》词:"江东猿鹤,识人间花事,十丈辛夷著花未?"《本草纲目》记载:"辛夷之辛温走气而入肺,其体轻浮,能助胃中清阳上行通于天。所以能温中,治头面鼻九窍之病……"

歌曰:祛风散寒鼻窍通,风寒头痛有专功。鼻渊鼻病首选药,鼻塞流涕已无踪。

二七九 熊胆 —— 息风清热明双眼，专入肝胆是熊胆

熊胆，为脊椎动物熊科棕熊、黑熊的干燥胆汁。

【药性】味苦，性寒。归肝、胆、心经。

【功效】清热解毒、息风止痉、清肝明目。

【主治】热极生风、惊痫抽搐、热毒疮痈、痔疮、咽喉肿痛、目生翳膜、肝热目赤等。

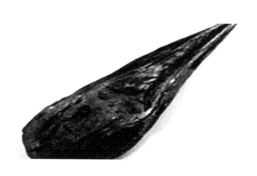

很久很久以前，山上住着一头黑熊，修炼成了熊精。这个熊精非常好色，那圆溜溜的眼睛，一看到美女就色眯眯地发光。熊精经常在傍晚来到小镇上偷看女人洗澡。人们对它是恨之入骨，但是熊精毕竟有法力，普通人哪是它的对手，所以是敢怒不敢言，熊精也是更加肆无忌惮，竟然在光天化日之下强抢民女。如来佛祖知道后非常生气，便将熊精的法力封印在它的胆囊里。法力被封印后的熊精视力变得极差（由于黑熊的视力差，人们也称之为黑瞎子），再也不能够偷看女人洗澡了。同时，一些人为了得到法力，想方设法得到熊胆，甚至杀害黑熊。黑熊为了躲避人们的捕猎，多在晚上出来活动，并且常常依靠后腿站立，模仿人类，以此蒙蔽众人。得到了熊胆的人，并没有如愿得到法力，却发现了熊胆具有很好的清热解毒、息风止痉、清肝明目功效，可用于治疗热极生风、热毒疮疡和目赤翳障等疾病，所以，黑熊被捕猎的命运并未改变。

二八〇 **徐长卿** —— 止咳活血利水肿，解毒又止各种痛

徐长卿，为萝摩科植物徐长卿的干燥根或根茎。徐长卿，人名，常以此药治邪病，故名。其质坚脆而气香，味厚而降，叶竹形多有利水之功。

【**别名**】鬼督邮。

【**药性**】味辛，性温。归肝、胃经。

【**功效**】祛风除湿、止痛、止痒。

【**主治**】胃痛胀满、牙痛、风湿疼痛、经期腹痛、腰痛、跌打损伤、湿疹、风疹等。

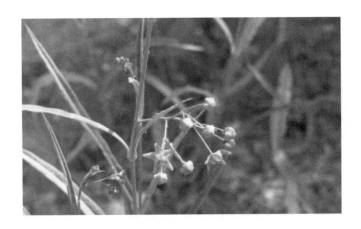

我们知道煤气中毒昏迷，经抢救转醒后，有些人往往在两周或三个月时突然胡言乱语，到处乱走，幻听幻觉，至意识模糊，生活不能自理。这种病现代医学称为一氧化碳中毒性精神病。但是两千多年前，人们进入深井或古墓中，突然昏厥，救醒后过一段时间又精神失常，便被称作遇上了邪魅，那些以迷信为职业的巫婆更是大肆渲染，狐鬼灵怪之类的传说就随之流行了。实际发病的真正元凶是有害的一氧化碳、二氧化碳及其他有毒气体。那时候有一个叫徐长卿的民间医生却不听这一套，不信邪，坚持用一种草药进行治疗，收到了较好疗效。由于他信医不信巫，有碍于方士的骗术，所以在盛行道术、佛教的六朝得不到应有的重视，一些人竟说："方家无用，亦不复识。"经历了漫长年代，这种草药重新被重视启用。这位民间医生的名字，叫徐长卿。

续断——能续筋骨伤折断，遗精经带用续断

续断，为川续断科植物川续断的干燥根。因能"续折接骨"而得名。

【别名】川断、龙豆、属折、接骨草、山萝卜。

【药性】味苦、辛，性微温。归肝、肾经。

【功效】补肝肾、强筋骨、续折伤、止崩漏。

【主治】肝肾不足、腰膝酸软、风湿痹痛、跌扑创伤、损筋折骨、胎漏下血、崩漏经多、胎动不安等。酒续断多用于风湿痹痛、跌扑损伤。盐续断多用于腰膝酸软。

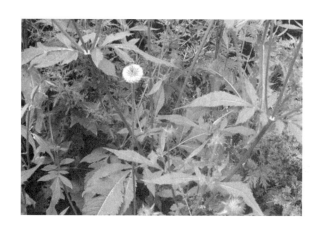

相传古时候，有一个医生收藏了一个秘方。山霸要他献出，医生不肯，结果被山霸打断了双腿，丢在山边。这个医生便采了一种药草，让一个砍柴的青年帮他煎汤服用，治好了断腿，因为这药草能续接断骨，便给它取名为"续断"。

谜语：骨科医生——续断。中流以北即天涯——川断。

二八二 旋覆花——诸花皆升此花降，消痰行水降气良

旋覆花，为菊科植物旋覆花或欧亚旋覆花的干燥头状花序。

【别名】金佛花、金佛草、全福花。

【药性】味苦、辛、咸，性微温。归肺、脾、胃、大肠经。

【功效】降气、消痰、行水、止呕。

【主治】风寒咳嗽、痰饮蓄结、胸膈痞满、喘咳痰多、呕吐噫气、心下痞硬等。

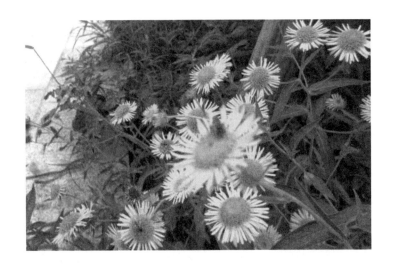

赵瑾叔《本草诗》曰：旋覆花开洵足珍，别名金沸草称神。蕊繁最喜生家圃，根细空教产水滨。咸可软坚痰不老，温能散结气俱匀。须防损目休多嗅，自古先贤训欲遵。

旋覆花是一味开结消痰、降气止噫的常用中药。它有一个别名叫作"全福花"。说起这个名字的来历，还有一段脍炙人口的故事。

相传，金、元时代河北正定城里有一个远近闻名的秀才，姓张，颇喜欢咬文嚼字。有一次，张秀才患了心下痞硬、频频呃逆、反胃呕吐之症，就到当时正定城名医李东垣那里诊治。李先生经过望、闻、问、切四诊后，认为是胃虚气弱、痰浊内阻所致，便给他开了补胃镇逆、消痞止呕的名方"旋复代赭汤"。张秀才接过处方，当看到"旋复花（现写作'旋覆花'）"三个字时，顿时愁云满面，对李东垣说："这药我不能吃，看来我的病是好不了啦。"

李东垣十分惊奇地问："你还没服药，怎么知道病不能好了呢？"张秀才唉声叹气地说："李先生，你这处方有味旋复花。旋者，旋转，重复也；复者，复元也。吃了它，病好也会复发的呀，不如不吃了。"此时，面对张秀才如此咬文嚼字，李东垣眉头一皱，计上心来，忙安慰道："张秀才，切莫悲愁，那就用同样功效的全福花代替旋复花吧！"张秀才听说用"全福花"，顿时喜笑颜开："妙，妙极了！全福花，全者，痊愈也；福者，有福无病也。"服了两剂药，张秀才的病便神奇般地痊愈了。他逢人便说："李东垣的全福花太灵验了。"从此，全福花就成了旋复花的别名，在民间广为流传。

二八三 玄参——清热解毒又养阴，咽痛瘰疬玄参催

玄参，为玄参科植物玄参的干燥根。本品茎似人参，而色玄黑，故名。

【别名】元参、重台、水萝卜。

【药性】味甘、苦、咸，性微寒。归肺、胃、肾经。

【功效】清热凉血、解毒散结、滋阴降火。

【主治】热入营血、温毒发斑、热病伤阴、津伤便秘、骨蒸劳嗽、目赤咽痛、瘰疬、白喉、痈肿疮毒等。

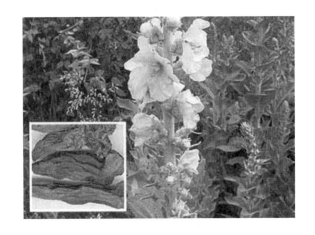

　　古时候，有一个人名叫羊勇，由于本地番薯产量低又不耐旱，猪饲料还是远远不够。第二年，羊勇听人说西北的番薯产量高又耐旱，于是，就下决心到西北去引进番薯新品种。羊勇从蒙古高原回来后，就把引进的番薯新品种种上了山坡。本地番薯的藤是躺在地上延伸的，而从蒙古高原上引进的番薯却没有藤条，生长的是直竖的秆。待到收获季节，羊勇挖出的茎块根本不是番薯，而是比番薯还要小得多的茎块，这些茎块与小番薯的茎块十分相似，味道却截然不同。羊勇看了后，不禁仰天长啸道："我受了这么多苦，引进来的是番薯种，它却长出这种东西来，真叫人怨心啊！"后来人们发现这种极像番薯的茎块是一味清凉解热的良药。于是，人们就用羊勇当时说的"怨心"两个字来命名这种药材了。因"怨心"与"玄参"谐音，且这种药材晒干后茎块的肉呈黑色，形状又像人参，所以，人们就用"玄参"两字来替代了。

二八四 雪莲花 —— 高原严寒斗风雪，仙药雪莲散寒厥

雪莲花，为菊科植物绵头雪莲花、鼠曲雪莲花、水母雪莲花等的带花全株。藏语称恰果苏巴。

【别名】 新疆雪莲、天山雪莲、高山雪莲。

【药性】 味甘、微苦，性温。归肝、脾、肾三经。

【功效】 祛风湿、强筋骨、补肾阳、调冲任。

【主治】 风湿痹痛、肾虚阳痿、月经不调、经闭痛经、崩漏带下等。

雪莲是造物主赐给新疆的仙物，传说雪莲是瑶池王母到天池洗澡时由仙女们撒下来的。在当地民间，雪莲带有神秘色彩，高山牧民在行路途中遇到雪莲时，会认为是吉祥如意的征兆，就连喝下雪莲苞叶上的水滴都被认为能驱邪益寿。

清代赵学敏著的《本草纲目拾遗》一书中就有"大寒之地积雪，春夏不散，雪间有草，类荷花独茎，婷婷雪间可爱"和"其地有天山，冬夏积雪，雪中有莲，以天山峰顶者为第一"的记载。唐代边塞诗人岑参称为"西域奇花"的雪莲，千百年来一直被新疆各族牧民看作圣洁的化身、爱情的象征，敬称为"圣人草""高山玫瑰"。

由于雪莲花生活在海拔极高的严寒环境之中，自然其本身便有非常好的驱散寒湿、温阳通经的效果。笔者在上海读博期间，亲闻一位师兄的夫人产后四肢冰冷，服用附子、干姜等温阳散寒药物无效（也许这些药物系人工栽

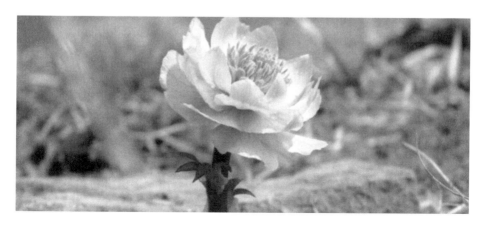

培，疗效降低），后一位同学从新疆带了两朵野生的天山雪莲，水煎服一朵后便痊愈了。我也在临床上反复试用过雪莲花，发现其温阳散寒功效确实胜过很多同类中药。

雪莲花花语：纯白的爱、坚韧、纯洁、给人们带来希望。它也是圣洁的象征。

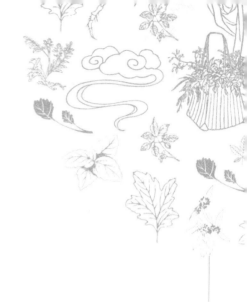

Y

二八五 鸦胆子 —— 止痢截疟腐赘疣，鸭胆为君解忧愁

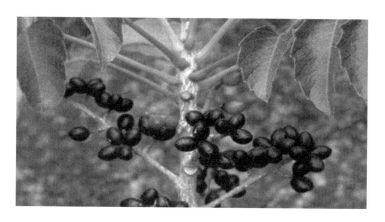

鸦胆子，为苦木科植物鸦胆子的干燥成熟果实。

【别名】老鸦胆、鸦胆。

【药性】味苦，性寒，有小毒。归大肠、肝经。

【功效】清热解毒、止痢、截疟、外用腐蚀赘疣。

【主治】热毒血痢、冷积久痢、疟疾、鸡眼赘疣等。

一户人家有一男一女两个孩子。男孩子手掌上长了个瘊子，开始像小米粒一样大，过了些日子大如黄豆，表面粗糙。不久，女孩子的左手背上也长了瘊子，而且是好多个，中间一个大的，周围都是小的。奶奶说："这叫刺瘊。孙子手上那个是公的。孙女长的是子母瘊，那个大的是母的。"媳妇听婆婆说得很玄乎，就爱听不听的。婆婆见媳妇漫不经心，生气了，就没有往下讲。

媳妇听人说瘊子可以用剪子剪，就先给孙子试了一回，结果剪了后不但流血疼痛，而且过几天又长出来了。奶奶不忍孙子白受苦，就到中药铺买了一点鸦胆子和一张独角莲膏药。随后将十来个鸦胆子敲开硬壳，取出种仁，捣碎，敷在孙子的刺瘊上，然后把膏药剪下一小部分，面积比刺瘊略大一些，把鸦胆子碎末围封固定住。她又用同样的办法，把孙女那个母瘊也贴了起来。然后说："这几天你们会觉得刺瘊烧疼烧疼的，要忍住。七天后就可以揭下膏药了。"又对孙女说："那些小瘊不用管，母瘊一掉，小瘊跟着就掉了。"果然，等揭下膏药后，不但孙子的刺瘊逐渐脱落了，而且孙女的母瘊

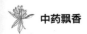

脱落后，所有的小瘊也都陆续脱落了。

刺瘊，就是现在说的"寻常疣"，是病毒感染所致。用鸦胆子医治寻常疣，是一种药物腐蚀疗法。用独角莲膏药去贴，主要是起粘固作用，所以改用胶布去贴也可以。至于母子瘊，确有一部分人只贴母瘊便可使所有的瘊子都脱落下来，但另一部分人需要一个一个地去对付所有的瘊子。

如果寻常疣长在脸上，不能用鸦胆子去治疗。因为脸上皮肤较嫩，血管丰富，采用这种药物腐蚀法会使脸面肿胀。治疗脸上的寻常疣，要到正规医院的皮肤科去治，这里不再多说。

二八六 鸭跖草 —— 高热能退肿能消，肿毒得解鸭跖草

鸭跖草，为鸭跖草科植物鸭跖草的干燥地上部分。

【别名】鸡舌草、鼻斫草、鸭仔草。

【药性】味甘、淡，性寒。归肺、胃、小肠经。

【功效】清热泻火、解毒、利水消肿。

【主治】风热感冒、高热烦渴、咽喉肿痛、痈疮疔毒、水肿尿少、热淋涩痛等。

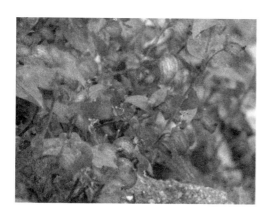

从前某天傍晚，一位游医行医到一个小村庄，找了一户人家落脚，主人听说游医四海为家，造福百姓后，欣然同意，并热情款待游医。饭后众人坐在院子里乘凉，谈笑间，游医看见两个小孩坐在石凳上玩。经过一天暴晒，此时石凳还很热，游医便叫住他们，告诫他们不要坐在石凳上玩耍。众人不以为意，但还是让两个小孩离开了石凳。

夜间，游医放下书本刚躺下准备休息，却听见外面传来主人声音："王大夫，你睡下了吗？"声音听起来有几分急切。游医更衣起身，把主人请入。"王大夫，深夜打扰你真是对不住，只是两个小孩入夜便叫着肚子胀，想小便却解不出，这都一个时辰了，请你想想办法吧。"游医急忙赶去看，小孩面色通红，气稍急，小腹膨隆，叫着要尿尿。游医又问了主人两小孩白日去过哪里，做了些什么，又想了想，记起两小孩傍晚坐石凳的事，定是坐了那石凳，热毒伤人，阻滞膀胱窍道。记得门前有个池塘，那里有草药，便叫主人拿了灯火去采。游医叫妇人拿他采的草药，煮了水给小孩喝。两小孩喝了之后片刻便迫不及待地在卧房里长长地解了个小便，所有人都笑了。游医告诫他们，以后不要再坐太阳晒烫的石凳了。

游医在池塘采的草药便是鸭跖草，它能清热解毒、利水消肿。之后，鸭跖草能治尿闭的事便在这个村庄传开了。

二八七 燕窝 —— 滋补名药天下名，润肺滋阴补气功

　　燕窝，为雨燕科动物金丝燕及多种同属燕类用唾液或唾液与绒毛等混合凝结所筑成的巢窝，品种有白燕、毛燕、血燕等。"蚕螺背上肉有两肋如枫蚕丝，坚洁而白，食之可补虚损，已劳痢。故此燕食之，肉化而肋不化并津液呕出，结为小窝附石上。久之，与小雏鼓翼而飞，海人依时拾之，故曰燕窝。"

【别名】 燕蔬菜、燕菜、燕根。

【药性】 味甘，性平。归肺、胃、肾经。

【功效】 滋阴润肺、益气补中。

【主治】 肺燥咳喘、气阴亏虚。

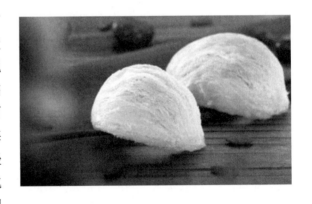

　　《泉南杂记》对燕窝有较详细叙述："闽之远海近番处，有燕名金丝者。首尾似燕而甚小，毛如金丝。临卵育子时群飞进汐砂泥有石处，啄蚕螺食之。有询海商，闻之土番云……"《本经逢原》言其"大养肺阴，化痰止咳，补而能清，为调理虚损痨瘵之圣药……开胃气，已痨痢，益小儿痘疹"。《本草求真》言其"入肺生气，入肾滋水，入胃补中，其补不致燥，润不致滞，而为药中至平至美之味者也"。

　　血燕的来历：有一种燕窝带有红色，称为"血燕"，被认为是鸟的血，最为名贵，滋补力最强。

　　据说，燕窝被采摘后，褐雨燕家园被毁，既失栖身之处，无处容身，又苦于产卵哺雏，故急于重新筑窝，而筑窝是一件辛苦之事，褐雨燕在心力交瘁之下，呕心沥血，不但吐出了唾液，甚至连血丝也吐了出来，因此窝上留有血色。血乃"血肉有情之品"，可大补身体，入药滋补力最强，故售价也最高。其实，现代医学研究发现，燕窝上的红颜色并非雨燕的血；血凝固

后，原来红色的血红素只会被氧化成黑褐色的高铁血红素，而燕窝上的红色，是岩壁上的氧化铁所致。

林黛玉与燕窝的故事：黛玉每年的春分季节、秋分季节以后，一定会犯咳嗽的老毛病。这年秋天，偏偏又遇着贾母高兴，于是陪着贾母多玩了两次，体力不支，又咳嗽起来，自己觉得比那每次的咳嗽症状都重，于是闭门不出，只在自己的住处休养。宝钗知道这件事后，过来看望黛玉，并劝黛玉"每日早上起来后取上等燕窝一两，冰糖五钱，用银铫子熬粥服食，若经常吃习惯了，这食疗的效果比药还强，最是滋阴补气的"。

二八八 野菊花 —— 清解热毒疗痈疔，最是野菊傲群雄

野菊花，为菊科植物野菊的干燥头状花序。

【别名】野黄菊花、山菊花、千层菊。

【药性】味苦、辛，性微寒。归肝、心经。

【功效】清热解毒、泻火平肝。

【主治】痈肿疔疮、咽喉肿痛、目赤肿痛、头痛眩晕等。

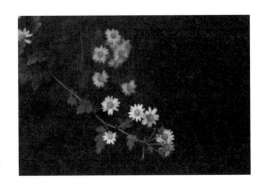

　　野菊花的花语：沉默而专一的爱。其象征代表意义：避邪。陕北过重阳在晚上。白天是一整天的收割、打场。晚上月上树梢，人们喜爱享用荞面熬羊肉，待吃过晚饭后，人们三三两两地走出家门，爬上附近山头，点上火光，谈天说地，待鸡叫才回家。夜里登山，许多人都摘几把野菊花，回家插在女儿的头上，以之辟邪。

　　野菊在寒秋开花，人们常借野菊花来表现傲霜斗寒精神。余亚飞《野菊花》诗赞道："田边河岸山坡上，野菊丛生花朵黄。处在寒秋时节里，傲霜怒放发清香。"野菊花虽然不华丽，却有一种朴实的美。它能与风霜做不屈不挠的斗争，具有顽强的生命力。

　　"战地黄花分外香"，黄花就是菊花。在这寒冷的季节里，莆田原野上，遍地是盛开的山菊花，黄色的、白色的、紫色的，把莆田大地点缀得更加美丽。

　　山菊，莆田人习惯叫"野菊花"。它的性格与梅花相似，"梅花欢喜漫天雪"，而山菊在莆田也是秋冬季节里最显眼的花簇，充分显示了它不畏寒冷的坚强性格。山菊的茎叶一年四季常绿，秋天来了才开花。山菊是莆田本土的花种，具有很强的生命力。山脊上，悬崖边，石缝里，都是它生长的天地。朵朵小花成簇成簇地迎风开放。勤劳勇敢的莆田人民正像这山菊一样，在莆田大地上顽强地奋斗不息。

　　宋代景焕于《牧竖闲谈》中曰："真菊延龄，野菊泄人。"

二八九 野马追 —— 功效专一力量显，化痰止咳和平喘

野马追，为菊科植物轮叶泽兰的干燥地上部分。

【**药性**】味苦，性平。归肺经。

【**功效**】清肺止咳、平喘降压。

【**主治**】痰多咳嗽气喘、支气管炎、高血压病。

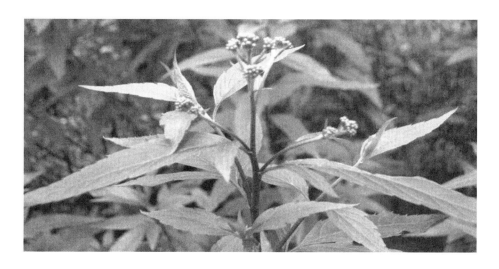

　　传说战国时代楚怀王手下有一名大将项伯，带兵征战于盱眙。由于水土不服，许多士兵和战马患上了支气管疾病，咳喘不止，连项将军的宝龙驹也未能幸免。于是他召军医救治，可惜无对症之药，眼看着宝龙驹病入膏肓。这时有人建议把马一杀了之，以补军粮。项将军却不忍心，念其随己征战多年，功劳显赫，遂将它放归山野，听其自然。数月后的一天，项将军到新扎营地视察，看到越来越多的士兵和战马染上咳喘病，战斗力锐减，分外焦急。忽然，他听到一阵熟悉的战马嘶鸣声自远而近，定睛一看，原来是自己日夜思念的宝龙驹。数月前它已病入膏肓，怎么如今变得生龙活虎呢？宝龙驹似乎懂得主人意思，让项将军骑上马背，载着他向远方山林疾驰而去。项将军手下一干人马也随其后。这时，只见宝龙驹直奔向一种不知名的植物津津有味地嚼咬起来。其他战马见状，亦纷纷仿效。说来真神，那些原先咳喘不止、气息奄奄的战马吃了这种植物后，顿时止了咳，并很快变得精神抖擞。之后，项将军的士兵们采集了大量这种草药，用来治疗咳喘病，无不见

效。于是，全军迅速恢复了战斗力，逐鹿中原，所向披靡。后来，楚怀王为了纪念这种"救命草"，钦定其名为"野马追"。自此，野马追的传奇故事及其神奇疗效便在盱眙一带流传开来。当地百姓每当患了咳喘病，亦采其药用，昔日的咳喘顽疾不再肆虐。

南京市有几名医药科技工作者在盱眙劳动，他们从传奇故事中得到了启发，认定野马追是个宝贝，于是潜心对其进行开发研究，终于研制出一种药品——野马追糖浆和片剂。他们一致认为："野马追是一种难得的天然药材，来源于菊科植物轮叶泽兰的全草。其制品野马追糖浆、片剂具有独特的药用机理，对产生咳嗽的神经传导系统有显著的抑制作用，是目前治疗慢性支气管病疗效最佳的药物之一。"

二九〇 益母草 —— 利尿解毒调经血，擅治妇科名益母

益母草，为唇形科植物益母草的新鲜或干燥地上部分。

【别名】萑、萑、益母、茺蔚。

【药性】味苦、辛，性微寒。归肝、心包、膀胱经。

【功效】活血调经、利尿消肿、清热解毒。

【主治】瘀滞月经不调、痛经经闭、恶露不尽、水肿尿少、跌打损伤、痈肿疮毒等。

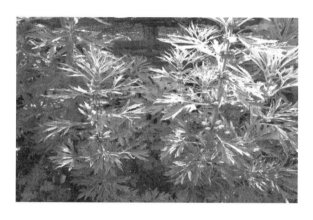

贾九如《辨药指南》论益母草曰："益母草味苦略辛，入肝清热疏散，专治胎前产后诸症，故名。"

传说有一种奇怪的草，嫩芽可以当菜吃，叫作"龙须菜"。长大了，成熟了，茎、叶子可以熬药，是治妇女病的一种有效药，叫作"益母草"，熬出来的药叫"益母膏"；种子也是妇科药，叫作"茺蔚子"。

相传从前有母子二人，母亲因生儿子留下产后瘀滞之病，经常腹痛，面黄肌瘦，身体虚弱。儿子心里很难过，便向采药人买了两剂草药，母亲吃后感觉舒服了些。但要治好母亲的病，采药人要他五百斤大米和十两银子。穷人家哪里能有这么多东西？儿子想了个办法，暗暗地跟着采药人上山采药，最后，终于找到了这药草，治好了母亲的病。因这药草给母亲治好了病，家庭又幸福起来，他就把这草药叫作"益母草"，此草生长得充盛茂密，又叫"茺蔚"。

谚语：家有益母草，不怕血山倒。谜语：老娘获利 —— 益母草。

二九一 薏苡仁——色白质坚如明珠，利水除痹脓毒除

薏苡仁，为禾本科植物薏苡的干燥成熟种仁。

【药性】味甘、淡，性凉。归脾、胃、肺经。

【功效】利水渗湿、健脾止泻、除痹、排脓、解毒散结。

【主治】水肿、脚气浮肿、小便不利、脾虚泄泻、湿痹拘挛、肺痈、肠痈、赘疣、癌肿。

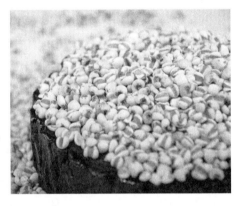

广西民间流传着这样一个有趣的故事。相传在东汉光武帝建武十八年（42），马援被任命为伏波将军，率领部队开赴交趾讨伐叛乱。队伍到了交州府东关县一个名叫浪泊的地方（今广西境内），因气候炎热，许多将士染上了水肿、脚气、吐泻等症。不得已，马援只好命令部队安营扎寨。正当马援将军急得不知所措时，有人教他命令将士服食当地盛产的草药——薏苡仁。说来真巧，就在大军服食薏苡仁不久，奇迹便出现了，疫情一下子得到了控制，将士全部恢复健康。自此马援大军士气大振，一举平定了叛乱，出色地完成了任务。马援将军对薏苡仁有此神功解其大难甚为惊奇。他认为薏苡仁能"轻身胜瘴气"，在大军凯旋之时，便用船装载了一些薏苡仁运回京城，准备在京城播种繁殖，以便日后为更多人解除痛苦。途经桂林时，船停靠于漓江边一座依水而立的山旁，岸上有人看到船上满载雪白如玉的圆润颗粒，形状酷似珍珠，就诬说马援贪赃枉法，在广西搜刮了大量的宝物——合浦珍珠运回京城中饱私囊。马援受此污辱非常气愤，他命令士兵打开船舱，将薏苡仁公之于众，然后将所有薏苡仁倒入江中。

后来，人们为纪念这位英勇善战、秉公廉洁的将军，把当年停船地方的那座山定名为"伏波山"，山下的岩洞则称为"还珠洞"。从此，广西薏苡仁便随着伏波将军的威名流传开来，伏波山和还珠洞更是因为与马援将军有过这段相连的神奇故事而名扬中外。

谚语：薏苡仁，营养好，嫩肤美容建功效。

二九二 益智仁 —— 专温脾肾固尿唾，能使书生智慧多

益智仁，为姜科植物益智的干燥成熟果实。脾主智，本品能益脾胃，故名。

【别名】益智子、摘芋子。

【药性】味辛，性温。归脾、肾经。

【功效】暖肾固精缩尿、温脾止泻摄唾。

【主治】肾虚遗尿、小便频数、遗精白浊、脾寒泄泻、腹中冷痛、口多涎唾等。

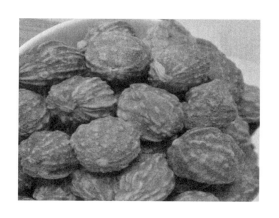

相传清代有一秀才，一心想中举人，多年未能如愿。因此，思虑过度，劳伤心脾，心神不定，失眠多梦，记忆减退，久之肾气衰，夜尿多，每晚多者十数次，很是苦恼。晚上索性不睡，坐在院中草丛中，有意无意采摘眼前植物果实，放到嘴里嚼着消闲。虽说辛辣稍苦，但也可口。一连几天如此，不知不觉小便次数逐渐减少了，有时一觉还能睡到天明无小便。他又连着试了几天，果然如此，治好了烦心的小便频数。由于睡觉好了，心情也就好了，记忆力逐渐恢复，第二年考上了举人。为了记住这个药草，给它起了个"益智仁"的美名，以庆幸自己吃了这药而中了举人。

谜语：读罢群书增见识 —— 益智。摄唾的特效药 —— 益智仁（脾虚多涎）。

二九三 茵陈 —— 三月茵陈四月蒿，五月六月当柴烧

茵陈，为菊科植物滨蒿或茵陈蒿的干燥地上部分。

【药性】 味苦、辛，性微寒。归脾、胃、肝、胆经。

【功效】 清利湿热、利胆退黄。

【主治】 黄疸尿少、湿温暑温、湿疮瘙痒等。

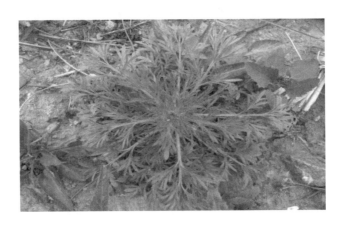

茵陈全国各地都有生长，其宿根及木质茎经冬不死，届春旧茵虽枯，但能借陈茎再生新茵，故名茵陈。

春暖花开，万物复苏，生机蓬勃，此时也正是某些传染病的高发季节，尤其是甲型肝炎易在此季猖獗。甲型肝炎最大的特征是导致黄疸，如目黄、身黄、尿黄，同时伴有胁痛、食纳差、恶心欲呕等。对黄疸病，我国古代就发现了良好的诊治方法和药物，所应用的药物最主要的就是茵陈。说到茵陈，人们对其并不陌生，此药早在汉代就用于治疗黄疸病了。茵陈一般在农历三、四月间采收，谚云"三月茵陈四月蒿，五月六月当柴烧"，意思是说茵陈应在春天采收做药物，到了五、六月后即老枯，就不能入药了，只能当柴火烧。三、四月份采收的茵陈称"绵茵陈"，夏季时地面上的茵陈枯萎，而到了秋季，其植株上又长出新的嫩苗，称"茵陈蒿"。绵茵陈较茵陈蒿质量要好，但因汉代张仲景《伤寒论》用的是茵陈蒿的名称，故后人以茵陈蒿为常用名。

有一个黄痨病人，面皮姜黄，眼睛凹陷，瘦成了个刀螂。这天，他拄着拐杖，一步一哼地来找华佗："先生，请你给我治治吧。"华佗见病人得的是

黄痨病，皱着眉摇了摇头说："眼下医生们都还没找到治黄痨病的办法，我对这种病也是无能为力呀！"病人见华佗也不能治他的病，只好愁眉苦脸地回家等死了。半年后，华佗又碰见了那个人。谁想这个病人不但没有死，反倒变得身强体壮、满面红光了。华佗大吃一惊，急忙问道："你这病是哪位先生治好的？快告诉我，让我跟他学学去。"那人答道："我没请先生看，病是自己好的。"

华佗不信："哪有这种事！你准是吃过什么药了吧？""药也没吃过。""这可就怪了。""哦，因为春荒没粮，我吃了些日子的野草。""这就对啦，草就是药，你吃了多少天？""一个多月。""吃的是什么草啊？""我也说不清楚。""你领我看看去。""好吧。"他们走到山坡上，那人指着一片野草说："就是这个。"华佗一看，说道："这不是青蒿吗，莫非能治黄病？嗯，弄点回去试试看。"于是，华佗就用青蒿试着给黄痨病人下药治病。但一连试了几次，病人吃了没一个见好的。华佗以为先前那个病人准是认错了草，便又找到他，问："你真是吃青蒿吃好的？""没错儿。"

华佗又想了想问："你吃的是几月里的蒿子？""三月里的。""唔，春三月间阳气上升，百草发芽。也许三月的青蒿有药力。"第二年开春，华佗又采了许多三月间的青蒿试着给害黄病的人吃。这回可真灵！结果吃一个好一个，而过了春天再采的青蒿就不能治病了。为了把青蒿的药性摸得更准，等到第三年，华佗又一次做了试验：他逐月把青蒿采来，又分别按根、茎、叶放好，然后给病人吃。结果，华佗发现，只有幼嫩的茎叶可以入药治黄病。为了使人们容易区别，华佗便把可以入药的幼嫩青蒿取名叫"茵陈"。他还编了四句话，留给后人：三月茵陈四月蒿，传与后人切记牢。三月茵陈能治病，四月青蒿当柴烧。

退黄之最 —— 茵陈。

谚语：三月茵陈四月蒿，五月六月当柴烧。

二九四 银柴胡 —— 形似柴胡根色白，银柴胡治虚热来

银柴胡，为石竹科植物银柴胡的干燥根。

【别名】 银胡、山菜根、山马踏菜根、牛肚根。

【药性】 味甘，性微寒。归肝、胃经。

【功效】 清虚热、除疳热。

【主治】 阴虚发热、骨蒸劳热、疳积发热等。

柴胡和银柴胡均有祛邪退热的功能。但是在古代，柴胡和银柴胡并没有区分，而是混淆用的。

直到有一次，有一个叫刘翰的商人，经过银州，听说银州这里盛产柴胡。他心想，自己家乡的柴胡产量比较少，供不应求，这不正是一个发财的好机会吗？于是购进了大量的柴胡带回去。回去后，再高价卖给人们，由于当地药店的柴胡不足，所以有很多病人前来求购他的柴胡。

但好景不长，正当他生意红火的时候，村里的张老五把他告到了衙门。他是丈二和尚摸不着头脑，仔细一想，近来也没有得罪什么人啊。到了衙门才知道，前些日子，张老五因为发热，去药店抓药，不巧，药店里的柴胡缺药了，于是想到了刘翰，就来他这里购买了一些柴胡。奇怪的是，连服了好几天的药，病情也不见好转。以前得这个病时也是这个方子，并且很快就好了，是不是柴胡的问题。为了验证自己的想法，老五再去找其他药店，终于买了一些本地的柴胡，这回才吃一天，病就好得差不多了。所以，老五怀疑刘翰卖的是假药，将他告上了衙门。

刘翰直喊冤枉，他在银州购药的时候，都是通过正规渠道买的，并且专门请了大夫验了货。正在这时，张老四来到衙门，说是要感谢商人，说他的药好，药到病除。原来张老四长期发热，吃了不少本地的柴胡都不见好，前些日子，听说商人在外地购进了一些好柴胡，就买了试试，没想到，试了之后，发现这药效果真的是好，身体一天天在好转。适才听邻居说刘翰因卖假药被弟弟告了，不敢相信，这才赶过来跟县令大人说明。

正当县令大人左右为难的时候，门外有一鹤发童颜的老者求见。老者自称是一个云游四海的大夫，刚才在外面听说了事情的原委，心里已经有了数，于是毛遂自荐。县令大人看了看老者，觉得他是一个很有学问的人，便

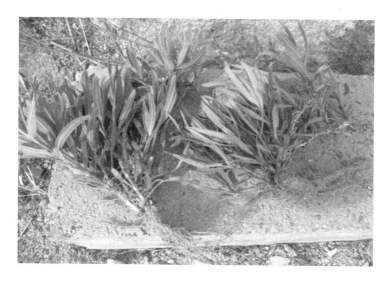

应允了他。老者要求看看刘翰从外地购进的柴胡和本地产的柴胡，过了一会儿，衙门的人就送来了不同产地的两种柴胡。老者看了看后，更加肯定了自己心里所想的，于是侃侃道来："大家仔细看这两种柴胡，虽然外貌相似，并且也都有退热的功能，但是刘翰从银州购进的柴胡根是白色的，这种柴胡善于清虚热、除疳热，而你们本地柴胡却长于解表退热。张老五是新病，感受了表邪而导致的发热，所以用刘翰的柴胡效果不好，而用本地的柴胡效果很好。张老四是久病，阴虚发热，所以用本地的柴胡效果不好，而用刘翰的柴胡却有奇效。"

听了老者的解释，大家才恍然大悟。后来，因为银子为白色，并且那种根为白色的柴胡也是在银州盛产，所以称之为"银柴胡"，以示区分其他柴胡。

二九五 淫羊藿 —— 羊儿食之思交合，补肾壮阳阳痿瘥

淫羊藿，为小檗科植物淫羊藿、心叶淫羊藿或箭叶淫羊藿的干燥叶。淫羊喜食此藿，故名。陶弘景曰："服之使人好为阴。"

【**别名**】刚前、仙灵脾。

【**药性**】味辛、甘，性温。归肝、肾经。

【**功效**】补肾壮阳、强健筋骨、祛风除湿。

【**主治**】肾阳虚衰、阳痿遗精、筋骨萎软、风寒湿痹、麻木拘挛等。

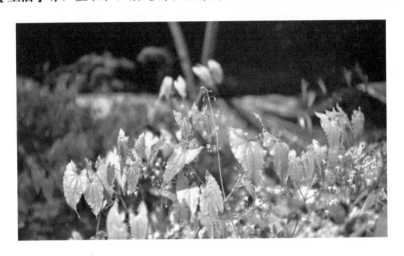

南北朝时的著名医学家陶弘景是个对中医药具有执着追求的人。一日采药途中，他忽听一个老羊倌对旁人说：有种生长在树林灌木丛中的怪草，叶青，状似杏叶，一根数茎，高达一二尺。公羊啃吃以后，阴茎极易勃起，与母羊交配次数也明显增多，而且阳具长时间坚挺不痿。谁知说者无心听者有意，陶弘景暗自思忖：这很可能就是一味还没被发掘的补肾良药。于是，他不耻下问，虚心向羊倌实地请教，又经过反复验证，果然证实这野草的壮阳作用不同凡响。因该草羊吃了后会淫乱母羊，故起名叫"淫羊藿"。

相传在西北部有一牧羊人婚后久无子。放牧时常见羊食一种如豆叶的草而好淫，一日百遍交合。思之，采其叶煎服之，阳果强举而有子。因牧之羊为淫羊，故称之为淫羊藿。

二九六 鱼腥草——性味辛寒略带腥，专入肺经治肺痈

鱼腥草，为三白草科植物蕺菜的新鲜全草或干燥地上部分。

【别名】蕺菜、猪鼻孔。

【药性】味辛，性微寒。归肺经。

【功效】清热解毒、消痈排脓、利尿通淋。

【主治】肺痈吐脓、痰热咳喘、痈肿疮毒、热淋和热痢等。趣记：青鸟弄鱼（填饱）肚：青，清，清热；鸟，尿，利尿通淋；弄，脓，消痈排脓；鱼，鱼腥草；肚，毒，清热解毒。

相传在春秋时期，越王勾践做了吴王夫差的俘虏，忍辱负重假意百般讨好夫差，方被放回越国。回国后勾践卧薪尝胆，发誓一定要使越国强大起来。传说勾践回国的第一年，越国碰上了罕见的荒年，百姓无粮可吃。为了和国人共渡难关，勾践亲自翻山越岭寻找可以食用的野菜。在三次亲口尝野菜中毒后，勾践终于发现了一种可以食用的野菜。并且这种野菜生长能力特别强，总是割了又长，生生不息。于是，越国上下竟然靠着这小小的野菜渡过了难关。而当时挽救越国民众的那种野菜，因为有鱼腥味，便被勾践命名为鱼腥草。

鱼腥草全株可以食用，由于荒年可以充饥又称"饥菜""蕺菜"。随着人们膳食结构的变化和保健意识的增强，鱼腥草以其独特的风味受到人们的青睐，成为人们餐桌上的特色菜。栽培的鱼腥草淀粉及可溶性纤维增多，制成可溶性纤维饮料是减肥的保健佳品。鱼腥草的医药产品目前开发成功的有：复方鱼腥草合剂、复方鱼腥草片等。

畜牧、水产养殖《猪经大全》中记载"治猪喉风气闭症法，以鱼腥草焙干研末，又合牙皂面以吹鼻，其效如神"，因此，鱼腥草又称猪鼻孔。鱼腥草既可作为饲料，也可作为兽药。鱼腥草作为猪饲料可用鲜品单喂，也可煮熟后和其他饲料合喂，具有健脾理肺、促进生长的作用。在兽医临床上，各种处方与习惯用法很多，鱼腥草用于牛肺炎发热、牛肺痈、猪肺炎咳嗽、猪风热感冒、猪喘气病的治疗，效果非常理想。多种鱼类的急、慢性肠炎及鳖的腮腺炎、红脖子病、白底板病和虾的多种细菌性和病毒性疾病等都选用含有鱼腥草的中药配方，以鱼腥草为主的方剂已成为这些常见病和多发病的常

规治疗。陶弘景谓："南人又呼平泽中有一种藤，叶如菝葜，根作块有节，似菝葜而色赤，根形似薯蓣。"

鱼腥草主产湖南，而又以怀化市各县最多，其地下茎成为人们最爱吃的桌上佳肴。近几年，在一些城市的商店里，还出现了真空包装的袋装鱼腥草食品。公路边，还有人用稻田大片进行鱼腥草人工栽培，很多农民靠种植鱼腥草走上了致富路。其实，吃鱼腥草是有个由来的。那是从古沅洲（即今芷江）开始流传的一个真实的故事。

相传宋代熙宁六年（1073）夏季，大雨滂沱，河水猛涨，泥沙淤塞，冲毁房屋，淹没农田，弄得沿河两岸侗民们流离失所，无家可归。传说雨停水退后，沿河两岸的侗民甚至牲畜大多患上了同样的一种病，整天拉稀。由于当时医疗条件很差，没有人知道得的是什么病，一时间，人心惶惶。

就在这紧要关头，在白马滩侗寨（今芷江新店坪镇白马铺村）里，有一个张姓后生手持一把鱼腥草，对寨子里的人说："这种草大概可以治这种病，大家不妨试试看吧。"

侗民们半信半疑，想了想，反正等死也是死，那就死马当作活马医吧，试一试也无妨。于是，侗民们就拖着病躯上山下地挖鱼腥草的根吃，果然病情见好。消息很快传遍了沅洲各寨，所有染病之人全都因吃了鱼腥草把病治好了。

原来，姓张的后生家常用房前屋后的鱼腥草喂猪，左邻右舍的猪都病了，唯独他家的猪没有发病，全家人都甚觉奇怪。由于他对草药也略知一二，他想：难道是吃了鱼腥草的缘故？难道鱼腥草可以清热解毒、通淋利尿？于是全家人试着挖鱼腥草吃。果然不出三天，全家人的病情大为好转。从此，沅洲侗民对鱼腥草特别珍爱，觉得越吃越好吃了。吃的方法也越来越讲究，把鱼腥草的地下茎洗净切短，拌上烤香的辣椒粉、生姜、芫荽、葱蒜、味精、香料、食醋等。就这样一直吃到今天，吃出了一种传统美味，吃出了一道药食同源的佳肴。

八百多年前，年过花甲的金代名医刘完素有一次带众弟子上山采药，遇狂风骤雨，回府后即暴病，又发高热，又打寒战，频频咳嗽，痰液浓稠。服苇茎汤、桔梗汤均不能奏效，令家人和众弟子惊慌失措。

当时，恰逢张元素采药路过，闻之忙入刘府探望，并送一帖草药，说此药已试用多人，甚灵。刘完素看那药像三白草，心想用它清热利水、消肿解毒尚可，怎能治肺痈重症？正犹豫之间，有一弟子已拿草药去煎汤，刘完素不好意思当面阻止，只好由他去。不一会儿，那弟子把药煎好了，刘完素一

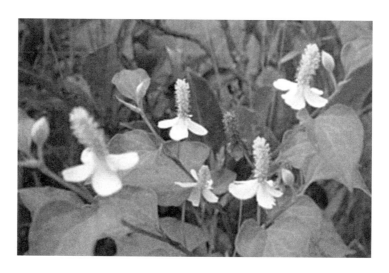

看药汤色如红茶，气味辛香，才知这药并不是三白草，刘完素这才将药汤服下。连服三天，果然热退痰消，咳嗽也变少了，病情化险为夷。

刘完素忙派人请来张元素当面道谢，并请教所用之妙药为何物。张元素从药筐里取出一束鲜草药，顿时鱼腥气扑鼻。张元素说："此乃蕺菜，俗称鱼腥草，能清热解毒，祛痰止咳，消痈排脓。此为鲜品，其气腥臭，阴干后腥气消失。前送老先生者为其干品也。"刘完素大开眼界，深感祖国药学博大精深，学无止境，他将这一药物的性状、功能、主治等认真记下，并在后来的行医生涯中常常使用，屡见奇效。该药如今仍是中医一味常用药物。

在半个多世纪前，美国在日本广岛投下了人类战争史上的第一颗原子弹。面对这突如其来的袭击和大批放射病死伤者的出现，毫无救治核爆炸经验的广岛人，在缺医少药且西医抢救不能奏效的情况下，纷纷采用民间疗法进行自救。据说当时广岛人服用最多的即是鱼腥草，其中有十一人幸存，以后都健康地活着。这十一人中距离爆炸中心最近的仅七百米，最远的两千五百米。有一对姊妹，姐姐在爆炸当天出现高热和鼻衄，三天后陷入昏迷，醒来时发现母亲正在给她喂服鱼腥草，此后她连服该药一年，身体渐渐地恢复了。妹妹在爆炸时身体尚好，未服鱼腥草，一个月后突然出现发热、脱发、腹泻、便血等放射症状，处于濒死状态，这时她开始自服鱼腥草，最终脱离死神生存了下来。广岛人用鱼腥草救治放射伤的经验公之于世后，许多科学家都称其是医学史和战争史上的一大奇迹。这不仅是人类防治核爆炸及其放射病的真实记录，也为今后研究核能源的开发、利用，防止核污染提供了不可多得的资料。

谚语：田园山边鱼腥草，肺热痰稠咳嗽好。

二九七 禹余粮 —— 大禹余粮化为石，止血痢泻和带湿

禹余粮，为氢氧化物类矿物褐铁矿的一种矿石，主含碱式氧化铁。本品为矿石，细粉如面，世传大禹治水，弃其所余食于江中，而为药，故名。

【**别名**】石脑、余粮石、太一禹余粮。

【**药性**】味甘、涩，性微寒。入胃、大肠经。

【**功效**】涩肠止泻、收敛止血。

【**主治**】久泻久痢、便血崩漏、带下清稀。

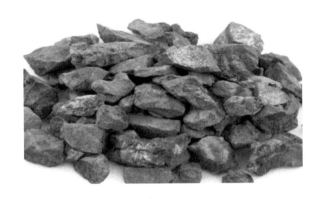

禹余粮质重而降，重可去怯，为镇固之剂。表面淡棕色或棕红色，味甘涩，入血分而止血，入大肠而涩肠，入脾胃而益脾，安脏气，故有涩肠止血之功。治久泻久痢、妇人崩漏带下、痔漏之病。

在浙江杭州古惠济桥上有一座新造的凉亭，亭的柱子上写着"余粮访禹，本草师农"八个大字。

相传大禹治水，功成之后令民工弃余粮于山谷，后化为石。石如拳，碎之内有赤掺，名"余粮石"。当然这应该是古代人的想象。据矿物学理论的研究，余粮石是一种含有氧化铁的褐铁矿经氧化分解后沉积而成。余粮石很早以前就得到应用，所以它被收载在我国最早的一部本草著作《神农本草经》中。

南宋著名诗人王十朋就写了关于"余粮山"的诗，诗中说："禹迹始台口，禹功终了溪。余粮散幽谷，归去锡元圭。"史籍《嘉泰会稽志》和《越绝书》中也有记载："大禹治水，功毕终了。"

　　"禹余粮"，传说是夏禹吃余之粮。相传受舜帝治水之命，夏禹拿着度天量地的"玉简"，背着生长不停的"息壤"，带着力大无比的"应龙"，骑着能漂洋过海的"玄龟"，从黄河"龙门"开始，东到太阳出生地"扶桑"，南抵沸水横流的"九阳山"，西临餐风饮露的"仙人乡"，北达终年积雪的"北海"。在漫长的治水生涯中，他踏遍了九州万国，经历了千难万险。为了治水，夏禹不但"三过家门而不入"，还准备了许多玉米、高粱粉做干粮。平日肚子饿了，便取出些与冰、雪、雨、霜调成稀粥充饥。洪水消退后，为了火速向舜帝禀报治水情况，他轻装简从只得将一些没有吃完的粮食抛在池沼和山谷间。这些粮食落地生根，见风就长，后来都附在池沼和山谷间的石头缝中，颗颗黄中带红，红里透黑，人们称它为"禹余粮"。

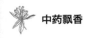

二九八 玉簪花 —— 润肺活血疗疮伤，效佳花妍美玉簪

玉簪花，为百合科植物玉簪花的花。玉簪花，清香莹白，形如冠簪，故名。

【**别名**】内消花、玉簪白鹤仙。

【**药性**】味甘，性凉。

【**功效**】润肺、活血。

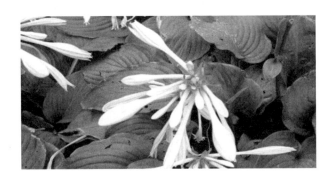

【**主治**】红崩白带、咽喉肿痛、疮毒、烧伤。

玉簪花有两个传说。一是说西王母宴请群仙，仙女们欢饮玉液琼浆，个个飘然入醉，云发散乱，头上的玉簪遗落凡尘，化为玉簪花。另一个是说，汉武帝曾为宠妃李夫人取玉簪花插头上，宫女们争相仿效，玉簪花便由此得名。

二九九 玉竹 —— 养阴润燥生津液，能使容颜若玉洁

玉竹，为百合科植物玉竹的干燥根茎。本品叶光莹而像竹，故名。新鲜玉竹以条长、肉肥、黄白色、光泽柔润者为佳。

【别名】委萎、女萎、萎、葳蕤、王马。

【药性】味甘，性微寒。入肺、胃经。

【功效】养阴润燥、生津止渴。

【主治】肺阴不足、燥热咳嗽、胃阴不足、咽干口渴、内热消渴等。

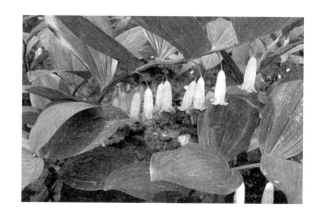

相传，唐代有一个宫女，因不堪忍受皇帝的蹂躏逃出皇宫，躲入深山老林之中。无食充饥，便采玉竹为食，久而久之，身体轻盈如燕，皮肤光洁似玉。

后来宫女与一猎人相遇，结庐深山，生儿育女，到六十岁才与丈夫子女回到家乡。家乡父老见她仍然是当年进宫时的青春容貌，惊叹不已。众乡亲追问宫女吃的何物，宫女也不知此物叫什么名字，她只形容此物黄白如玉，后来乡亲就把这物叫"玉竹"。

三国时代彭城的樊阿，从小就拜华佗为师。华佗传授给他一秘方，叫漆叶青粘散，服之利五脏、去虫、轻身益气，可长寿五百余岁。青粘生丰、沛、彭城及朝歌一带，一名地节，一名黄芝，主理五脏，益精气。本出于迷人之手，因入山见仙人服之以告华佗，华佗认为此方很好，告于樊阿，于是秘藏而不授。人们见樊阿酒醉误说，遂传于世，服之多有灵验。后方知乃玉竹、黄精之类尔。

三〇〇 延胡索 —— 可止全身各处痛，活血行气路路通

延胡索，为罂粟科植物延胡索的干燥块茎。

【**别名**】延胡索、玄胡索。

【**药性**】味辛、苦，性温。归肝、脾、心经。

【**功效**】活血、行气、止痛。

【**主治**】气血瘀滞、胸胁脘腹疼痛、胸痹心痛、经闭痛经、产后瘀阻、跌扑肿痛。

本品古为玄胡索，因避宋真宗讳改玄为延，故名。延胡索，色黄而入脾胃之经，入肝常醋制。温则能和畅，和畅则气行；辛则能润而走散，走散则血活。元胡味辛苦性温，故活血行气，破血而主产后诸病因血所为者。

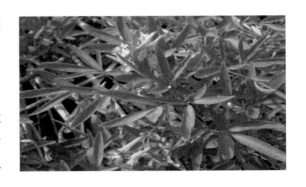

李时珍曰："延胡索，能行血中气滞，气中血滞，故专治一身上下诸痛，用之中的，妙不可言。"

荆穆王妃胡某，因食荞麦面后生气，得了胃脘疼痛，痛不可忍。有医生用吐法、下法和行气化滞等药物治疗，都是入口即吐，无法取效，大便三日不通。李时珍根据《雷公炮炙论》所说的"心痛欲死，速觅元胡"，用延胡索末三钱，温酒调服，药入未吐，不一会儿就大便下，疼痛遂止。又有一华老五十多岁，患下痢腹痛，病重垂死，连棺材都已备下，李时珍用延胡索三钱，用米汤饮送服，疼痛立即减半，后又经调理而安。

李时珍称赞延胡索真是活血化气的"第一品药"。欲治胃痛觅元胡。

止痛之最 —— 元胡。元胡之乡为浙江省东阳市。

谚语：不怕到处痛得凶，吃了延胡就轻松。

三〇一 芫花——内服利水外杀虫，疥癣疮痈涂之松

芫花，为瑞香科植物芫花的干燥花蕾。

【别名】芫、去水、败花、赤芫、儿草。

【药性】味苦、辛，性温，有毒。归肺、脾、肾经。

【功效】泄水逐饮，外用杀虫疗疮。

【主治】水肿胀满、胸腹积水、痰饮积聚、气逆咳喘、二便不利、疥癣秃疮、痈肿、冻疮。

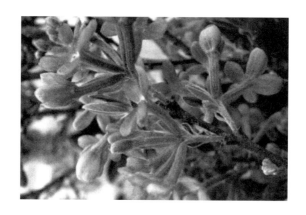

芫谐元。元，首也。《山海经》云："首山其草多芫。"

山西一带山坡路旁多芫花。古时有人争斗，被打者卧地被芫花擦摸，顿觉痒毒，皮肤浮肿，犹如遭重打，告于官府治罪，后经查验，乃明。至此，小儿争斗者，取叶摩擦皮肤，辄作赤肿如被伤，或和盐擦卵，则又染其外若血色，以诬人。人们又戏称芫花为儿草。

三〇二 月季花 —— 花中皇后月月红，活血消肿经血通

月季花，为蔷薇科植物月季的干燥花，被称为"花中皇后"。

【**别名**】月月红、四季花、胜春、斗雪红、月贵红、月贵花、月记、月月开、长春花、月月花、艳雪红、绸春花、月季缸、月光花、铜棰子、四季春、瘦容。

【**药性**】味甘，性温。归肝经。

【**功效**】活血调经、疏肝解郁。

【**主治**】气滞血瘀、月经不调、痛经、必经、胸胁胀痛等症。

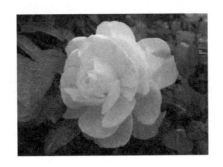

很久以前，神农山下有一高姓人家，家有一女名叫玉兰，年方十八，温柔娴静。很多公子王孙前来求亲，玉兰都不同意。因为她有一老母，终年咳嗽、咯血，多方用药，全然无效。于是，玉兰背着父母，张榜求医："治好吾母病者，小女愿以身相许。"一位名叫长春的青年揭榜献方。玉兰母服其药后，果然痊愈。玉兰不负约定，与长春结为秦晋之好。洞房花烛夜，玉兰询问什么神方如此灵验，长春回答说："月季月季，清咳良剂。此乃家传秘方：冰糖与月季花合炖，乃清咳止血神汤，专治妇人病。"玉兰点头记在心里。

中国十大名花中，月季被誉为"花中皇后"。而且它有一种坚韧不屈的精神，花香悠远。月季在中国传统文化中处于弱势地位，但新的考古发现，月季花是华夏先民北方系 —— 相当于传说中的黄帝部族的图腾植物。

月季花现已是北京等市的市花。每年的5月1日至5月20日，郑州都将举办月季花会。不仅有主办单位拿出的各色月季花，而且城中百姓也可以把自己家里培育多年的名品拿出来，届时满城皆花，公园、街巷处处都是美丽的鲜花，香气馥郁。

三〇三 芸香草——诸葛平乱立奇功，解表利湿咳喘平

芸香草，为禾本科植物芸香草的干燥全草。

【**别名**】诸葛草、香茅筋骨草、香茅草、臭草、韭叶芸香草、麝香草、石灰草。

【**药性**】味辛，性凉。归膀胱、肺经。

【**功效**】解表、利湿、平喘、止咳。

【**主治**】伤暑感冒、淋病、风湿筋骨酸痛、慢性气管炎等症。

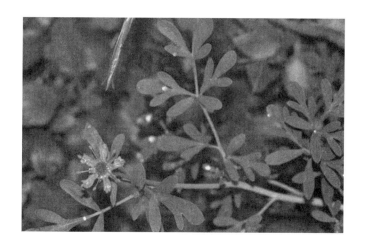

《三国志》载诸葛亮入滇平乱，七擒孟获而不杀，以感化使其永久太平。这里还有一段故事。云南山高林密，人烟稀少，常有邪蛊之气，害人性命。孟获早已料到，故引诸葛亮大军入不毛之地，使大军感疫之患，想不战而胜。诸葛亮亲自到山野村庄，遍访乡医老农，终得一草，令军卒多携此草，含于口中，以避疫气。最后大败孟获。后军中便将此草称作诸葛草。

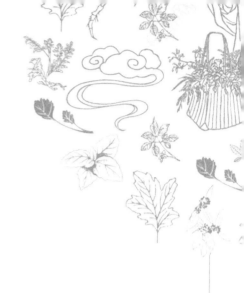

Z

三〇四 皂荚（附药：皂角刺）—— 吹鼻取嚏可通关，内服化痰亦非凡

皂荚，为豆科植物皂荚的干燥成熟果实和不育果实。

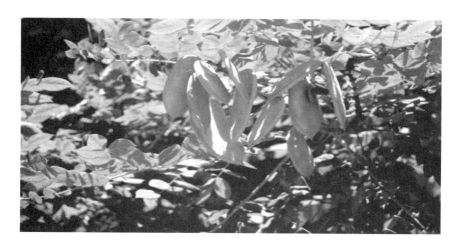

【**别名**】鸡栖子、皂角、大皂荚。

【**药性**】味辛、咸，性温。有小毒。归肺、大肠经。

【**功效**】祛痰开窍、散结消肿。

【**主治**】中风口噤、昏迷不醒、癫痫痰盛、官窍不通、痰阻喉痹、顽痰咳喘、咳痰不爽、大便燥结、痈肿。

相传南北朝时，一财主家的青年女婢，自缢而死，即将下葬，被当时名医梁革曾发现。人们深知其医术高明，开棺令其察看，梁大夫急用开关散吹于鼻中，死者复生，一时被传为佳话。开关散主药乃皂荚也。至今仍用为急救之药。

附药：皂角刺。

皂角刺为豆科植物皂荚的棘刺。本品为皂荚树上之刺，故名。

【**别名**】皂刺、天丁、皂角针、皂针。

《神仙传》云：左亲骑军崔言，一旦得大风恶疾，双目昏盲，眉发自落，鼻梁崩倒，势不可救。遇异人传方：用皂角刺三斤，烧灰，蒸一时久，日干为末。食后浓煎黄汤调一匕，饮之。一旬眉发再生，肌润目明。后入山修道，不知所终。

三〇五 泽泻 —— 长于沼泽功善泻，利水第一并泻热

泽泻，为泽泻科植物泽泻的干燥块茎。生长于沼泽地，而功善泻，故名。

【**别名**】水泻、芒芋、鹄泻、泽芝、禹孙。

【**药性**】味甘、淡，性寒。归肾、膀胱经。

【**功效**】利水渗湿、泻热、化浊降脂。

【**主治**】水肿胀满、小便不利、泄泻尿少、痰饮眩晕、热淋涩痛、遗精、高脂血症。

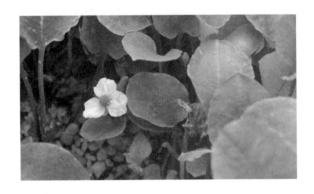

有古人云："此为利水第一良品，金为肾水之母，故云水出高源。"

相传大禹治水有一宝物，形圆而质坚，常随身携带，遇有大水，泡于水中，水即速退。龙王恨之，吞而服之，嚼成碎粒，泻于江河湖泊之中，辄生出一种草，就是泽泻。虽没有降水之功，但用于人体而利水泻湿却功大无比，后人便称其为"禹孙"。

谜语：天池洞水 —— 泽泻。

三〇六 知母 —— 实热虚热均可清，子知良母一片心

知母，为百合科植物知母的干燥根茎。

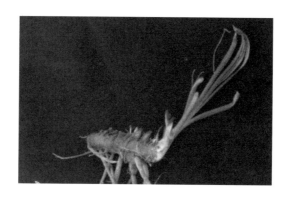

【**别名**】连母、毛知母、老娘脚后跟、孝梗。

【**药性**】味苦、甘，性寒。归肺、胃、肾经。

【**功效**】清热泻火、滋阴润燥。

【**主治**】外感热病、高热烦渴、肺热咳嗽、阴虚燥咳、骨蒸潮热、内热消渴、肠燥便秘等。

从前有个孤老太婆，无儿无女，年轻时靠挖药为主。由于她不图钱财，常把药草白送给生病的穷人，所以毫无积蓄。到年老体衰不能爬山采药时，她只好沿乡讨饭了。老太婆终日愁眉苦脸，这倒不是因为苦日子难熬。她担忧的是，自己认药的本事无人可传！想来想去，老太婆决心找一个可靠的人传授本事。于是，她逢人便说："谁认我做妈，我教他认药草。"

先后有贵公子和商人认其作母，但都不如她意。有年冬天，老太婆走到一个村子，一个樵夫把老太婆搀进屋中，端给老太婆稀饭，说："家里没什么好东西，先趁热喝点吧。"

老太婆吃了稀饭，浑身也暖和了，就住在樵夫家了。日子过得挺快，转眼春暖花开，老太婆对樵夫说："老吃你家的饭怎么行？还是让我走吧！"樵夫说："您老没儿没女，我们又没有老人，咱们凑成一家人过日子不是挺好吗？"就这样，老太婆过了三年的舒心日子。

一日，樵夫背着老太婆上了山。当他们来到一片野草丛生的山坡时，老

太婆让樵夫站住。她从樵夫背上下来，坐在一块石头上，指着一丛线形叶子、开雪白带紫色条纹花朵的野草，说："去，把它挖来！"

樵夫走过去扒开土，挖出一截儿黄褐色的根子。他问："妈，这是什么？"老太婆说："这是一种药草，它的根可以治肺热咳嗽、虚劳发热之类的病，用途可大啦。孩子，你知道为什么直到今天我才教你认识它吗？"樵夫想了想说："妈准是要找一个老实厚道的人才传药给他，怕心怀不良的人拿它去发财、坑害百姓！"

老太婆笑道："我找寻了多少年，也没碰见一个可信的人。孩子，你真懂得我的心思，这药就叫'知母'吧！"接着，老太婆又教樵夫认识了其他许多药草，樵夫就改行采药了。他一直记着老太婆的话，像老太婆那样为穷人治病。

谚语云：知母贝母款冬花，止咳化痰一把抓。既清虚热又清实热的药物除了知母外，还有黄柏、牡丹皮、地骨皮、青蒿、秦艽和胡黄连等。

歌曰：清热泻火除烦渴，滋阴润燥治干咳。滋阴降火盐水炙，配伍葛根解热渴。

三〇七 栀子 —— 泻火能除三焦热，解毒化湿疗心烦

栀子，为茜草科植物栀子的干燥成熟果实。

【**别名**】山栀、林兰子。

【**药性**】味苦，性寒。归心、肺、三焦经。

【**功效**】泻火除烦、清热利湿、凉血解毒，外用消肿止痛。

【**主治**】热病心烦、湿热黄疸、淋证涩痛、血热吐衄、目赤肿痛、火毒疮疡和扭挫伤痛等。

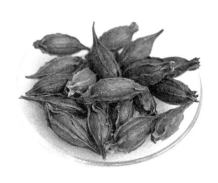

《神农本草经》中说它是味苦性寒，主五内邪气，胃中热气。面部多属阳明，因此主治症状的面赤、酒鼻等都是面部症状，提示栀子可应用于面部痤疮等。临床应用栀子需要注意栀子的导热下行，后世医家更形象地说栀子能引三焦之火屈曲下行从小便而走，如《得配本草》说栀子主屈曲下行，泻三焦之郁火，导痞块中之伏邪。所以栀子具备一方面清热，一方面利小便的作用。在治疗湿热的时候，栀子应用也非常广泛，比如我们治湿热类的发黄，茵陈蒿汤、栀子柏皮汤中都有栀子。在《金匮要略》的黄疸篇，发黄的方剂栀子大黄汤、大黄硝石汤方中同样有栀子。

后世脏腑辨证认为心与小肠相表里，所以清心的时候要利小便，而栀子恰恰具备清心火、利小便的作用，可以使心火下移小肠，所以我们在治心火炽盛的时候，栀子也是常用药。后世的凉膈散、黄连解毒汤、龙胆泻肝汤中都有栀子。

栀子主要是清阳明热，也有清心火作用，所以《伤寒论》中栀子豉汤适用的症状，如虚烦不得眠、必反复颠倒、心中懊恼、烦热、身热、虚烦等等，都是阳明内热而偏于心热，热扰心神。豆豉辛温发散，配合栀子苦寒清热，起到宣透气机的作用，所以栀子豉汤的清热除烦，在于栀子的清热，在于豆豉的宣透，并不是说栀子有透散作用，因为栀子是苦寒的。

"神州有玉花，美名牡丹栀。绿波绕冰馨，暑夏最销魂。"这是对栀子花的赞美。栀子为茜草科植物，可谓全身是宝，细实的木材可做雕刻的原料，花可熏茶和提取香料，且花根、叶、果皆可入药，为清热解毒佳品。

　　歌曰：泻火除反清湿热，凉血解毒肿痛克。热病烦躁淋证痛，脾胃虚寒不适用。

三〇八 枳椇子 —— 清热除烦入心脾，擅长解酒拐枣奇

枳椇子，为鼠李科植物枳椇的干燥成熟种子。

【别名】木蜜、树蜜、木饧。

【药性】味甘，性平。归胃经。

【功效】利水消肿、解酒毒。

【主治】水肿、醉酒等。

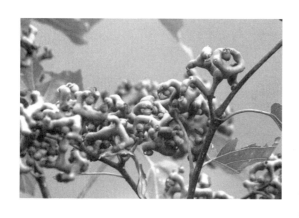

枳椇，徐锴《注说文》作穰橀，又作枳枸，皆屈曲不伸之意。此树多枝而曲，其子亦卷曲，故名。枳椇子，果柄膨大，肉质肥厚，红棕色，味甘酸。屈原的学生宋玉曾说"枳枸来巢"，是说鸟类也很喜欢吃枳椇子。《食疗本草》云："昔有南人，修舍用此，误有一片落在酒瓮中，其酒化为水味。"知其解酒之功也。

枳椇也叫拐枣，是我小时候吃过的野果之一。甜得很！上大学后才知道原来它还是一味中药啊。民间常用以浸制"拐枣酒"，能治风湿。种子为清凉利尿药，能解酒毒，适用于热病消渴、酒醉、烦渴、呕吐、发热等症。

苏东坡的同乡揭颖臣得了一种病，饮食倍增，小便频数，许多医生说是消渴病，但服消渴药多年不愈，病越来越严重。苏东坡介绍一个名叫张肱的医生给他治疗，张肱独认为患的不是消渴，而是慢性酒精中毒。遂用解酒药枳椇子而愈。问其故，张肱答道：酒必本热，因此喜欢饮水，饮水多，故小便亦多，症状消渴却不是消渴。

三〇九 朱砂 —— 色赤入心可安神，明目解毒辟邪瘟

朱砂，为硫化物类矿物辰砂族辰砂，主含硫化汞。

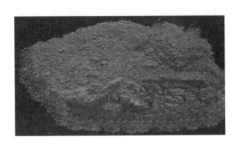

【药性】味甘，性微寒，有毒。归心经。

【功效】清心镇惊、安神、明目、清热解毒。孕妇及肝肾功能不全者禁用。

【主治】心悸易惊、失眠多梦、癫痫发狂、小儿惊风、视物昏花、口疮、疮疡肿毒、喉痹。

朱砂，古时称作"丹"。东汉之后，为寻求长生不老药而兴起的炼丹术，使中国人逐渐开始运用化学方法生产朱砂。朱砂的粉末呈红色，可以经久不褪。我国利用朱砂做颜料已有悠久的历史。朱砂"涂朱甲骨"指的就是把朱砂磨成红色粉末，涂嵌在甲骨文的刻痕中以示醒目，这种做法距今已有几千年的历史了。后世的皇帝们沿用此法，用辰砂的红色粉末调成红墨水书写批文，就是"朱批"一词的由来。

"守宫砂"一词总能在古装剧里遇见，大家也很熟悉了，这是古代民间用来证明女性是否处子的方式。据传说，用瓦罐把壁虎养起来，给它喂丹砂直至七斤，就把壁虎捣碎，接着点在女性的手臂上，殷红一小点，长久不消退，待到女子成婚，该红点则隐没不在。

朱砂红润亮丽的颜色也得到了画家们的喜爱，中国书画被称为"丹青"，其中的"丹"即指朱砂，书画颜料中不可或缺的"八宝印泥"，其主要成分也是朱砂。

辰砂的名字直接来自它的产地——辰州（今湖南沅陵），是中国最早发现辰砂的地方。辰砂主产于贵州、湖南、四川，传统以产于古之辰州（今湖南

沅陵）者为道地药材。

根据朱砂所具有的传统寓意，它不仅象征着吉祥如意、热情好运，而且可以平安护体、保驾护航，再加上本身十分精美，通红醒目，晶莹剔透，很多人将其制成佩戴饰品。世代相传，佩戴了朱砂饰品就可以化解太岁、安神助眠等等。但是又有人不免疑问，朱砂的主要成分不是硫化汞吗？佩戴这种东西产生的化学物对人体没有害吗？

其实朱砂分为黑色晶体和红色晶体，红色硫化汞即朱砂或丹砂，会在五百八十点五摄氏度升华，而黑色硫化汞受热至三百八十六摄氏度就转变为红色硫化汞，但它们在基本稳定状态下无毒，不挥发，也不溶于水。所以除非人的体温达到三百八十六摄氏度，否则不会提炼出汞。一般来说平时接触还是没问题的，只要使用过程恰当且保持平衡，就不会产生伤害。

紫草 —— 根花色紫专入血，凉血止血斑疹脱

紫草，为紫草科植物新疆紫草或内蒙古紫草的干燥根。

【**别名**】藐、紫丹、紫根、地血。

【**药性**】味甘、咸，性寒。归心、肝经。

【**功效**】清热凉血、活血解毒、透疹消斑。

【**主治**】血热毒盛、斑疹紫黑、麻疹不透、疮疡、湿疹、水火烫伤等。

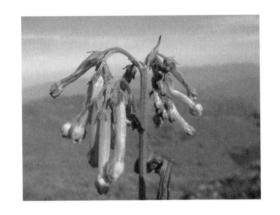

关于紫草有一个凄美的传说，很久以前一个小镇上有一对很相爱的男女。女孩突然得了一种病，躺在床上醒不来，男孩便天天跪在佛的面前乞求佛救救女孩。当男孩的膝盖都跪出血的时候，佛终于感动了，问男孩你愿意用自己的生命来救她吗？男孩毫不犹豫地答应了。佛说："那好吧，这里有一棵草，你每天必须用自己的鲜血来浇灌它，等它开花，用这棵花紫色的根熬成汤，让女孩喝下，女孩的病就会好了。"男孩开心极了，每天割破自己的手腕用鲜血来浇灌这棵草，小心翼翼地照料它，盼着它早日开花，夏天的时候，这棵草终于开出了紫色的小花。已奄奄一息的男孩激动地挖了根熬了汤给女孩喝，女孩醒了，男孩则带着幸福的微笑永远地闭上了眼。

三一一 紫花地丁 —— 花开色紫茎如钉，解毒凉血消疮痈

紫花地丁，为堇菜科植物紫花地丁的干燥全草。

【别名】地丁草、疗毒草、见肿消、剪刀菜、海地丁、罐头尖。

【药性】味苦、辛，性寒。归心、肝经。

【功效】清热解毒、凉血消肿。

【主治】疗疮肿毒、痈疽发背、丹毒、乳痈肠痈、毒蛇咬伤、肝热目赤肿痛、外感热病等。

从前，有个靠讨饭过日子的花郎，手指患了疗疮，红肿疼痛难忍，由于家贫无钱求医，他又不忍心让家人看到他的痛苦，便往山上跑，坐在山上哭，随手采了一些紫花塞嘴里嚼，觉得味很苦。俗话有良药苦口的说法，他就想能不能用这种草治我的病。于是就采了不少这种草揉烂敷在指头红肿处，一会指头觉得凉凉的，很快竟不痛了。他高兴地把这草连根带叶拔了一把，一半捣烂外敷，一半煎汤喝，三天后，肿就消了许多，又用了一段时间疮就全好了。由于这种草开紫花，根似钉子，因此，他干脆叫它"紫花地丁"。

谚语：犁头草，犁头草，砸碎一敷疮就好。紫花地丁药用全草，因药材的特点，像农民耕田用的犁，故又名犁头草，因犁的头是尖的，又名罐头尖。

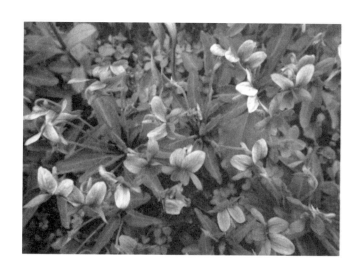

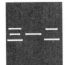 **三一二 紫石英**——女科要药擅暖宫，镇心安神温肺行

紫石英，为氟化物类矿物萤石族萤石，主含氟化钙。

【别名】氟石、萤石。

【药性】味甘，性温。归心、肺、肾经。

【功效】镇心安神、温肺平喘、温肾暖宫。

【主治】肾阳亏虚、宫冷不孕、崩漏带下、惊悸不安、虚寒咳喘。

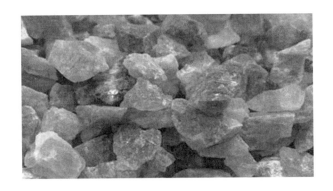

《神农本草经》载："紫石英，气味甘，温，无毒。主心腹咳逆邪气，补不足，女子风寒在子宫，绝孕十年无子。"《本草纲目》云："紫石英，手少阴、足厥阴血分药也，上能镇心，重以去怯也。下能益肝，湿以去枯也。心生血，肝藏血，其性暖而补，故心神不安，肝血不足，及女子血海虚寒不孕者宜之。"《本草便读》也说："温营血而润养，可通奇脉，镇冲气之上升。"因本品重可镇怯，有镇惊定风之效，温可祛寒，除血海积冷之疴，故为女科要药。

三一三 紫苏叶 —— 颜色为紫服之舒，解表行气名紫苏

紫苏叶，为唇形科植物紫苏的干燥叶。

【**别名**】白苏、赤苏。

【**药性**】味辛，性温。归肺、脾经。

【**功效**】解表散寒、行气和胃。

【**主治**】风寒感冒、脾胃气滞、妊娠呕吐、鱼蟹中毒等。

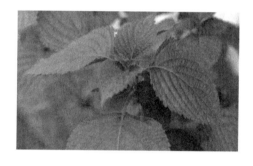

光阴荏苒，岁月如梭。潘越诗："荏苒冬春谢，寒暑忽流易。""荏"：一年生草本植物，茎方形，叶椭圆形，有锯齿，开白色小花。种子通称"苏子"，可榨油；嫩叶可食，亦称"白苏"。

在柔美时光里，苒苒物华休。很多事物，来了，走了。人生在世，总有一些温暖与美好，于纷繁之中让你静心温暖，犹如这随处可栽，随处繁茂，自成一体的紫苏，在需要的时候给予清香温暖。微风轻轻掠过，公园里的紫苏，在阳光下摇曳生姿，画出圈圈紫色涟漪。凑近叶片轻嗅，婉转淡雅的清香，钻入鼻孔，沁入脾肺，仿佛身体的每个细胞都在轻轻飞扬。

日本的餐食为何总是用紫苏叶包裹？有很多地方，烧腥荤鱼虾，必放苏叶，这又是为何呢？看过《女医明妃传》吗？紫苏忠心护主，让人怜惜。而在中药的世界里，紫苏却是一味很好的中药材。

东汉末年，九月九日重阳节，一群富家子弟在酒家里比赛吃螃蟹。他们越吃越香。吃空的蟹壳竟在桌上堆成了一座小塔。

华佗带着徒弟也到这儿来饮酒，看到后劝说道："螃蟹性寒，不可多吃。"这些醉醺醺的少年根本不听劝告，继续大吃大喝。等到半夜，那伙少年突然大喊肚子疼，有的疼得直冒汗，有的翻倒在桌下打滚儿。"快去找医生！"少年们喊道。

这时，华佗走过来说："我就是医生。""呀！"少年们大惊失色。华佗说："今后，你们得听从老人的劝告，再不胡闹！"少年们纷纷点头同意。华

佗带着徒弟到了荒郊野外，采了些紫草的茎叶回来，煎汤给少年们喝下。过了会儿，华佗问："喝了这药，觉得怎么样？"少年们都说："舒服多了。"华佗心想：这种药草还没名字，病人吃了它确实会感到舒服，今后就叫它"紫舒"吧！

华佗离开酒家，徒弟问道："这紫草叶子解蟹毒，出处在何书上？"华佗告诉徒弟这是他从动物那儿学来的。原来有一年夏天，华佗在江南的一条河边上采药。他看见一只水獭逮住一条大鱼。水獭吞吃了很长时间，把肚皮撑得像鼓一样。它一会儿钻到水里，一会儿又爬到岸上。看来，这水獭难受极了。可是后来，它爬到岸边一片紫草旁边，吃了些草叶，又躺会儿竟没事了。华佗心想，鱼类属凉性，紫草属温性，紫草可以解鱼毒，当然也可以解蟹毒。从此，他便记在了心上。

紫苏叶散发出一种很特别的诱人清香，让人感觉心情很愉悦，泡茶喝起来甘甜、清爽，又有轻微的辛辣感，很容易入口，能诱发人的食欲。海鲜味美，却性属大寒，若一时贪嘴吃得太多，轻则瘙痒起疹，重则会腹痛腹泻、呕吐不止。如果立即饮用几杯热腾腾的紫苏茶急救，它的热性会迅速中和海鲜的寒毒，缓解其中毒症状。平时在吃海鲜时，也可以搭配紫苏叶来中和。这下您能明白为何日式生鱼片料理都佐以紫苏叶了吧。

著名的中医温病学家王孟英所著食疗名著《随息居饮食谱》记载：紫苏叶能够"下气，安胎，活血定痛，和中开胃，止嗽消痰，化食，散风寒"。读着书里的一味药膳，仿佛眼前均是可治愈疾病的美味佳肴，健康与口福兼而有之，何等的享受。可有多少人知道，大师救治了无数霍乱患者，自己的至亲却因为没有得到及时医治，错失良机，就在他面前离去。在吃糠咽菜的时光里，他写下了这本中医药膳名著。中医从来都是心怀悲悯大爱救治苍生的。看着眼前的紫苏，想着大师的故事，瞬间更加肃然起敬，敬畏生命，敬畏这一株株能解人苦痛的良药。

谚语云："路边捡来紫苏菜，猫子咬了好得快。"

三一四 紫菀 —— 起死回生还魂草，止咳化痰平喘妙

紫菀，菊科植物紫菀的干燥根和根茎。以色紫、质柔韧者为佳。

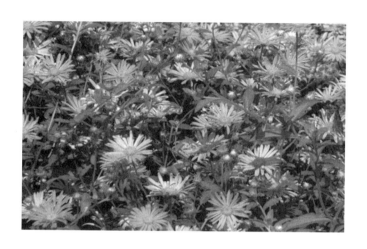

【**别名**】返魂草、还魂草、青菀、紫茜、小辫儿等。

【**药性**】味辛、苦，性温。归肺经。

【**功效**】润肺下气、化痰止咳。

【**主治**】痰多咳喘、新久咳嗽、劳嗽咯血等。

日本的《今昔物语》里有一则故事，讲一个孝子在亡父坟上种了很多紫菀花，父亲还魂，说明了冤死的真相，孝子最终得以为父申冤。自此日本人将紫菀叫作还魂草。而紫菀所代表的紫菀色是日本平安时代宫中女官的秋服的颜色。

传说，明熹宗年间，因奸臣陷害，忠臣杨涟全家遭到抄斩。杨涟之子杨冉逃出京城，但仍然摆脱不了追杀，被官兵一枪刺中，跌落崖下，昏死过去。隐匿深山的道长由此路过，将杨冉救走，并用草药敷治。数日之后，伤势痊愈，杨冉对道长感恩不尽。道长手持一种茎叶肉质状的草药对杨冉说："就是这种草药，还了你的魂，救了你的命。"杨冉叹曰："真乃还魂草也。"

参考书目

[1] 钟赣生 . 中药学 [M]. 北京：中国中医药出版社，2012.

[2] 王绪前 . 中药谚语集成 [M]. 北京：人民卫生出版社，2009.

[3] 孟琳升，孟仲岐 . 中药通俗演义 [M]. 北京：人民军医出版社，2012.

[4] 胡献国，王伟杰 . 读成语　学中药 [M]. 北京：人民军医出版社，2014.

[5] 罗兴洪，赵霞 . 中药传说 [M]. 北京：人民卫生出版社，2013.

[6] 段煦 . 采药去：在植物王国遇见中药 [M]. 北京：中国中医药出版社，2011.

[7] 王惟恒，强刚 . 画说百味中草药 [M]. 北京：人民军医出版社，2009.

[8] 沈长青 . 漫话中药 [M]. 北京：军事医学科学出版社，2011.

[9] 罗兴洪，赵霞 . 中医药诗词歌赋谜联集 [M]. 北京：人民卫生出版社，2013.

[10] 张虹 . 趣话中药 [M]. 北京：人民军医出版社，2012.